Dr. Carsten Schleh

VORSICHT, DA STECKT GIFT DRIN!

Wo in unserem Alltag Schadstoffe
versteckt sind, wie sie uns krank machen
und wie wir uns schützen

riva

Bibliografische Information der Deutschen Nationalbibliothek
Die Deutsche Nationalbibliothek verzeichnet diese Publikation in der Deutschen Nationalbibliografie.
Detaillierte bibliografische Daten sind im Internet über http://d-nb.de abrufbar.

Für Fragen und Anregungen
info@rivaverlag.de

Wichtige Hinweise
Dieses Buch ist für Lernzwecke gedacht. Es stellt keinen Ersatz für eine individuelle medizinische Beratung dar und sollte auch nicht als solcher benutzt werden. Wenn Sie medizinischen Rat einholen wollen, konsultieren Sie bitte einen qualifizierten Arzt. Der Verlag und der Autor haften für keine nachteiligen Auswirkungen, die in einem direkten oder indirekten Zusammenhang mit den Informationen stehen, die in diesem Buch enthalten sind.

Ausschließlich zum Zweck der besseren Lesbarkeit wurde auf eine genderspezifische Schreibweise sowie eine Mehrfachbezeichnung verzichtet. Alle personenbezogenen Bezeichnungen sind somit geschlechtsneutral zu verstehen.

Originalausgabe
1. Auflage 2021
© 2021 by riva Verlag, ein Imprint der Münchner Verlagsgruppe GmbH
Türkenstraße 89
80799 München
Tel.: 089 651285-0
Fax: 089 652096

Redaktion: Caroline Kazianka
Umschlaggestaltung: Karina Braun
Umschlagabbildungen: aksol/Shutterstock.com, Ford Design/Shutterstock.com, Morphart Creation/Shutterstock.com, Pinchuk Oleksandra/Shutterstock.com, AVA Bitter/Shutterstock.com, Epine/Shutterstock.com, Vector Tradition/Shutterstock.com, Varlamova Lydmila/Shutterstock.com
Illustrationen: Hans Winkler
Satz: abavo GmbH, Buchloe
Druck: CPI books GmbH, Leck
Printed in Germany

ISBN Print 978-3-7423-1684-4
ISBN E-Book (PDF) 978-3-7453-1370-3
ISBN E-Book (EPUB, Mobi) 978-3-7453-1371-0

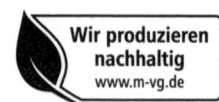

Weitere Informationen zum Verlag finden Sie unter

www.rivaverlag.de

Beachten Sie auch unsere weiteren Verlage unter www.m-vg.de

INHALT

Teil III

Teil IV

Teil V

VORWORT

Ich sehe jeden Tag Gifte, überall. Das ist meine »Berufskrankheit« als Toxikologe. Keinen Schritt kann ich unternehmen, ohne zu überlegen, was mich und meine Lieben vergiften könnte. Egal, ob ich meinen Garten bepflanze, mit meiner Tochter spiele, eine Mahlzeit zu mir nehme, in den Urlaub fahre oder schlicht und einfach eine Runde spazieren gehe. Benutze ich Sonnencreme, fühle ich sofort, wie mein Gehirn aufweicht. Esse ich eine Aprikose, spüre ich die Blausäure, die sich in meinem Körper bildet. Würze ich mit Muskatnuss, bereite ich mich schon auf das anschließende Treffen mit meinem imaginären Freund aus Kindertagen vor. Und wenn ich bei einer Schnupfennase Nasenspray anwende, fürchte ich den ekelerregenden Gestank, der meiner Nase bald entströmen könnte. Das klingt verrückt und überzogen? Ich gebe zu, ein wenig ist es das. Aber ganz unbegründet sind diese Gedanken nicht.

Leider ist es heutzutage oftmals sehr schwierig, die tatsächlichen Gefährdungen durch Gifte realistisch für uns selbst oder unsere Kinder einzuschätzen. Eines der größten Hindernisse, um der wahren Natur der vermeintlich giftigen Übeltäter auf die Spur zu kommen, ist die Flut an Informationen in unserer Welt. Über jedes Tier, jede Pflanze und jedes Toxin gibt es unzählige Abhandlungen, Artikel und Schlagzeilen. Sie beschreiben die Giftigkeit, die Risiken und die Notfallmaßnahmen. Leider erscheint es beim Lesen oftmals so, als würden die Autorinnen und Autoren verschiedener Berichte in Paralleluniversen leben. Sonnencreme, die in einem Artikel das Gehirn aufweicht, ist in einem anderen Artikel lebensnotwendig, um Hautkrebs vorzubeugen. Die Nanopartikel, die wiederum in einer Abhandlung Krebs auslösen, werden in einem anderen Bericht als ultimatives Heilmittel bei Krebs angesehen. Und die Zimtsterne, die beim Verzehr die Leber zerstören, sind auf der anderen Seite doch überhaupt nicht giftig.

Damit Sie die theoretischen Gefahren, die von Giften ausgehen, richtig einordnen können, weist dieses Buch auf Widersprüche hin, räumt mit Gerüchten auf und erläutert die theoretischen sowie realistischen Gefährdungen durch Gifte im Alltag. Und kommt es doch einmal hart auf hart, gibt dieses Buch auch Hilfestellungen bei einer akuten Vergiftung. Hierbei ist es mir besonders wichtig, Ihnen auch die wissenschaftlichen Grundlagen durch knappe Beleuchtung der spezifischen Gifte, inklusive deren Wirkweise in unserem Körper, zu vermitteln. Sollten Expertinnen oder Experten auf diesem Gebiet unter Ihnen sein, bitte ich jedoch schon einmal vorab um Verzeihung. Ich habe meine Beschreibungen bewusst allgemeinverständlich gehalten, sodass Laien einen guten Einblick in das Wirken der spezifischen Gifte bekommen. Aus wissenschaftlicher Perspektive mögen daher vielleicht einige meiner Beschreibungen zu oberflächlich, manche Vergleiche zu plakativ oder verwendete Begrifflichkeiten zu umgangssprachlich erscheinen. Ich halte dieses Vorgehen für dieses Buch jedoch für geboten und hoffe, die Fachleute sehen es mir nach.

»Schau mal, ich habe mir vorhin dieses Zeug über die Hand geschüttet, soll ich damit zum Arzt fahren oder geht die Rötung von allein wieder weg?«, »Ist es schlimm, wenn mein Kind das verschluckt hat?«, »Ich habe in der Zeitung gelesen, dass ich sterben kann, wenn ich Muskatnuss esse. Stimmt das?«, »Warum verursacht Alkohol eigentlich Leberschäden? Kannst du das mal so erklären, dass ich das als Normalmensch verstehe?« – solche und ähnliche Fragen, die mir bei gemütlichen Abenden im Freundeskreis oder einfach auf der Straße von Nachbarn immer wieder gestellt werden, waren der Auslöser für dieses Buch. Ich habe es für alle geschrieben, die keine Lust haben, sich die Antworten auf diese Alltagsfragen aus unzähligen Quellen mühsam zusammenzutragen. In diesem Werk sind viele interessante

Fakten und Informationen für Leserinnen und Leser, die neugierig auf die verschiedenen Gifte unseres täglichen Lebens sind, zusammengetragen. Hierbei stehen vor allem Gifte im Fokus, mit denen wir täglich in Kontakt kommen können – mit einigen spannenden Ausnahmen für Ihre Urlaubsreisen.

Ich wünsche Ihnen nun unterhaltsame und lehrreiche Stunden mit diesem Buch.

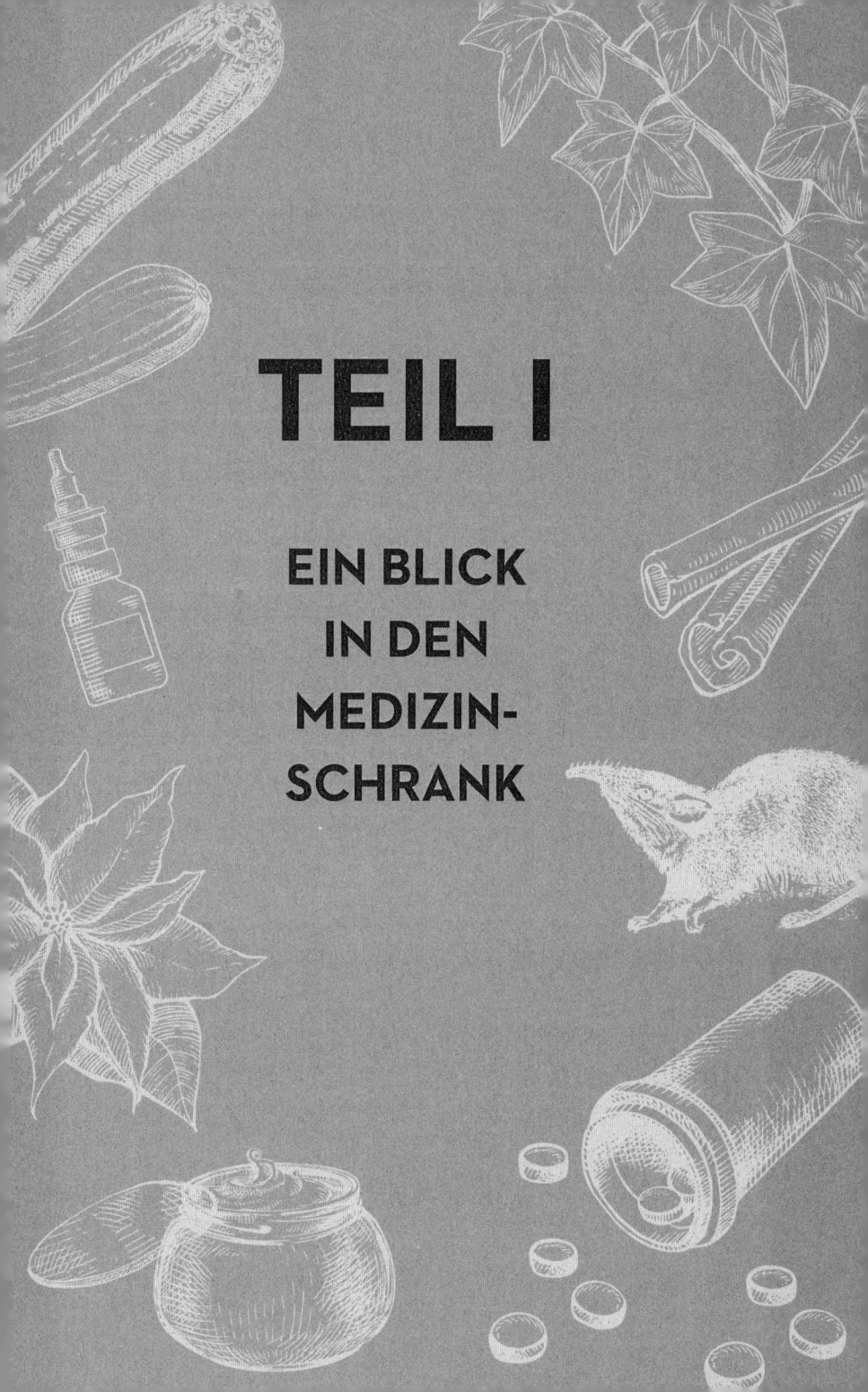

TEIL I

EIN BLICK IN DEN MEDIZIN- SCHRANK

1. PARACETAMOL

Was	Paracetamol
Giftige Bestandteile	Bei Überdosierung der Wirkstoff selbst
Toxische Dosis	Bei gesunden Erwachsenen ab 150 mg/kg Körpergewicht. Bei Vorerkrankungen, bei Alkoholkonsum oder bei einer Schwangerschaft ab 100 mg/kg Körpergewicht oder ab 4 g Tagesdosis. Bei Kindern ab 100 mg/kg Körpergewicht
Symptome	Anfänglich Magen-Darm-Probleme und Übelkeit. Nach einer dann folgenden symptomfreien Periode Blutungsneigungen, Gelbsucht, Bewusstseinsstörungen. Im Extremfall Leberversagen, Tod
Erste Hilfe	Giftnotruf oder Notruf kontaktieren

Die Vereinigten Staaten von Amerika sind das Land der unbegrenzten Möglichkeiten. Als Teenager konnte ich mich der Faszination, die von den USA ausging, nur schwer entziehen. Ich lechzte nach neuesten technischen Geräten, die dort schon sehr viel früher auf dem Markt waren als in Deutschland. Auch der Superbowl übte einen – heute für mich nicht mehr nachvollziehbaren – magischen Reiz auf mich aus. Und das, obwohl ich den Sport bis zum heutigen Tag nicht richtig verstanden habe und aus Desinteresse ehrlich gesagt noch nie versucht habe, ihn zu verstehen. Ich wollte einfach nur mit meinen Freunden nachts aufstehen, Junkfood essen und die riesige Party miterleben – wenn auch lediglich am Fernseher. Das, was die Amerikaner da veranstalten, dachte ich voller Wehmut, hat nichts mit einem vergleichsweise drögen Fußballspiel in der Bundesliga zu tun.

Irgendwann schwappte meine Begeisterung auf die in Amerika üblichen Großpackungen über. Ein 10-Liter-Kanister eines Energydrinks? Muss ich haben! Ein 2-Kilogramm-Eimer Kartoffelchips? Wie konnte ich bisher ohne leben? Seit ich erwachsen bin, gebe ich meiner Faszination in manchen Bereichen nach. Allerdings weniger impulsgesteuert und mit ein wenig Einfluss meiner (im Ansatz vorhandenen) geistigen Reife. Der Sinn eines 10-Liter-Kanisters voller Energydrink erschließt sich mir nicht mehr (außer man ist Trainer einer Sportmannschaft und muss einen ausgeben), und beim Gedanken an 2 Kilogramm Kartoffelchips sehe ich förmlich den missbilligenden Blick meines Hausarztes vor mir. Aus meiner beruflich geprägten Erwachsenenperspektive kann ich den Hang zu amerikanischen Superlativen auch in puncto Medikamente nur irritiert bestaunen. In den Vereinigten Staaten sind verschiedene Großpackungen an Schmerztabletten erhältlich, die wie saure Drops angepriesen werden. In Supermärkten wie dem Walmart kann man beispielsweise Ibuprofen oder Paracetamol in Packungen zu 1000 Stück kaufen. In Deutschland apothekenpflichtig und teilweise in der Abgabemenge reguliert, sind diese Pillen in den USA völlig frei im Laden um die Ecke in Großmengen verfügbar.

Ein kurzer Überschlag im Kopf ergibt, dass Sie mit diesen 1000 Paracetamol-Tabletten mit jeweils einem Wirkstoffgehalt von 500 Milligramm pro Tablette eine derart hohe Wirkstoffmenge vorrätig haben, dass Sie die Bewohner eines mittelgroßen Wohnhauses tödlich vergiften könnten. Zwar haben die Pillendosen im Normalfall eine Kindersicherung im Öffnungsmechanismus integriert, diese Menge erscheint mir trotzdem hinsichtlich eines Haushaltsbedarfs völlig surreal und zudem gefährlich.

Jeder mag Paracetamol

Wieso ist dieses Medikament eigentlich so populär? Paracetamol, im Ausland auch bekannt als Acetaminophen, wirkt schmerzstillend und fiebersenkend. Es ist schon seit den 1950er-Jahren zugelassen und ist – bei korrekter Dosierung – als sehr gut verträgliches und effektives Mittel bekannt. Bereits Kleinkindern wird es in Form von Zäpfchen oder Saft bei Fieber verabreicht. Ich bin mir sicher, auch Sie haben (oder hatten schon mal) dieses Medikament in Ihrem Arzneimittelschrank stehen.

Die nachfolgende Information würde unser ehemaliger Innenminister Thomas de Maizière vermutlich mit folgenden Worten umschreiben: »Ein Teil dieser Informationen könnte die Bevölkerung verunsichern.« Wenn Sie also zu den Menschen gehören, die sich leicht beunruhigen lassen, sollten Sie die Lektüre vielleicht an dieser Stelle beenden. Aber ich versichere Ihnen, es werden Ihnen dann ein paar interessante Informationen entgehen.

Die Art und Weise, wie Paracetamol in unsere Vorgänge im Körper eingreift, die Biochemie verändert und chemische Reaktionen auslöst, ist bis heute nicht eindeutig und vollständig geklärt[1]. Lassen Sie diese Information erst einmal ein wenig sacken. Für mich als Wissenschaftler ist dies – nach heutigen Maßstäben – völlig unbegreiflich. Tausende Menschen in Deutschland, Millionen weltweit schlucken täglich ein beliebtes Medikament. Dieses Medikament greift in die komplizierten und sensiblen Mechanismen unseres Körpers ein und beeinflusst diese. Und dabei ist es nicht vollständig klar, was genau in unserem Körper geschieht. Dieser Fakt, kombiniert mit dem Wissen, dass Paracetamol in Tierversuchen relativ schnell zu schweren toxischen Schäden führt, sind Gründe, warum Paracetamol, wäre es nicht bereits zugelassen, heute nicht mehr zugelassen werden würde. Heutzutage wollen wir verstehen, was ein Medikament im Körper genau anstellt. Weiterhin versuchen wir bei Neuzulassungen tunlichst Medikamente, die bei relativ geringer Dosis zu schweren Schäden führen können, zu vermeiden.

Bevor Sie jetzt aber Ihre Paracetamol-Packungen in den Restmüll werfen, überlegen Sie sich dies noch einmal. Trotz der gerade beschriebenen Bedenken nutze ich für mich selbst und auch für meine Familie den schmerzstillenden und fiebersenkenden Segen von Paracetamol. Gerade aufgrund seiner langen Zeit auf dem Markt und des großflächigen Gebrauchs gibt es nämlich unglaublich viele Erfahrungswerte, wie es sie ansonsten für nicht viele Medikamente gibt. Diese Erfahrungswerte zeigen, dass Paracetamol bei korrekter Verwendung unbedenklich ist. Sofern Sie ansonsten körperlich gesund sind, ist das Medikament in den vorgesehenen Mengen sicher und gut verträglich.

Was wir wissen

Es ist natürlich nicht so, dass überhaupt nichts vom Wirkmechanismus des Paracetamols bekannt ist. Viele Wissenschaftler arbeiten weltweit an der Erforschung seiner Wirkungen im Körper. Eine schnelle und oberflächliche Suche ergibt eine Anzahl von rund 30 000 wissenschaftlichen Publikationen, die sich mit Paracetamol beschäftigt haben.

Gesichert scheint, dass eine der Wirkungen offenbar über eine Hemmung bestimmter chemischer Verbindungen, der sogenannten Cyclooxygenasen (es gibt da verschiedene), abläuft. Cyclooxygenasen (der Einfachheit halber nennen wir sie lieber Cox) sind Enzyme, also Proteine (Eiweiße), die eine chemische Reaktion im Körper vermitteln. Jetzt werden Sie beim Stichwort »chemische Reaktion« vielleicht

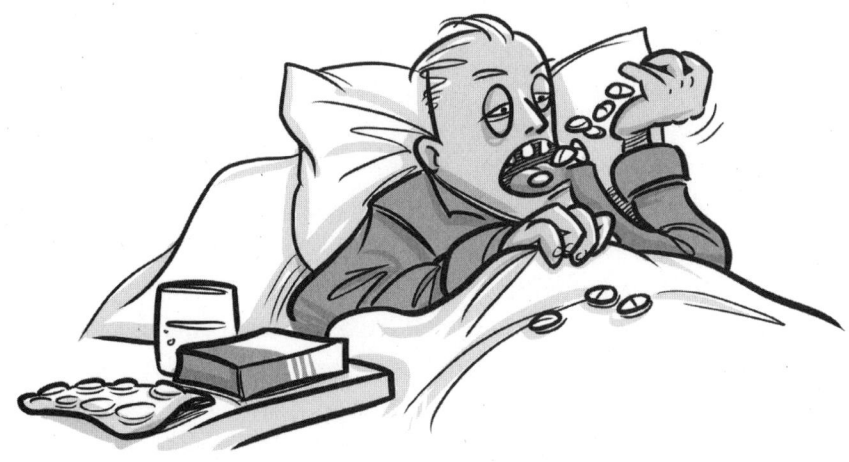

an Medienberichte denken, in denen es aufgrund einer chemischen Reaktion zu einem Gasaustritt oder sonstigen schlimmen Ereignissen kommt. Chemische Reaktionen führen in Nachrichtenmeldungen oder Filmen oftmals dazu, dass ein Gemisch von Substanzen überläuft und Menschen verätzt oder Industriemüllanlagen zu brennen beginnen und erst nach Tagen wieder gelöscht werden können. Wie aber kann so eine chemische Reaktion im Inneren unseres Körpers ablaufen?

Die Antwort ist so simpel wie viele Dinge unseres Lebens. Gemäß verschiedenen Definitionen, die sich in den unendlichen Weiten unseres Internets finden lassen, ist eine chemische Reaktion ein Vorgang, bei dem aus chemischen Verbindungen oder Elementen andere chemische Verbindungen entstehen. So können sich eben, wenn zwei Stoffe zusammenkommen, giftige Gase bilden oder Stoffe anfangen zu brennen. Es gibt aber auch »kleinere« chemische Reaktionen im menschlichen Körper. Diese laufen täglich millionenfach in unserem Inneren ab. Und die meisten geschehen nicht von allein, sondern benötigen eine Art Starthelfer, einen sogenannten Katalysator. Solch ein Katalysator ist das Enzym Cox. Nur durch die Hilfe von Cox kann beispielsweise die körpereigene Substanz Arachidonsäure in Prostaglandin G2 umgewandelt werden. Wichtig ist für uns an dieser Stelle, dass Prostaglandine der Gruppe 2 (ganz einfach an der Ziffer 2 im Namen zu erkennen) erheblich an der Schmerzwahrnehmung beteiligt sind. Also ganz vereinfacht dargestellt: Je mehr Prostaglandin G2 vorliegt, desto stärker nehmen wir Schmerzen wahr.

Dies wird unter anderem durch eine Stimulierung unserer Schmerzrezeptoren vermittelt. Schmerzrezeptoren sind verzweigte Enden von Nervenfasern, welche Schmerzreize in das zentrale Nervensystem weiterleiten. Prostaglandine der Gruppe 2 sorgen dafür, dass Schmerzrezeptoren empfindlicher reagieren und der Schmerz deshalb stärker empfunden wird.

Sie fragen sich nun bestimmt, was Paracetamol mit der ganzen Sache zu tun hat. Grob gesprochen, hemmt Paracetamol unser Cox[2] und verhindert so die chemische Umwandlung der Arachidonsäure im Körper, was zu einer verminderten Bildung von Prostaglandinen der Gruppe 2 führt[3]. Das Ergebnis dieser reduzierten Prostaglandin-G2-Menge ist eine geringere Schmerzwahrnehmung. Wird also die Entstehung von Prostaglandinen der Gruppe 2 durch die Einnahme von Paracetamol gehemmt, können die Prostaglandine nicht ihre normale Funktion übernehmen und Schmerzrezeptoren empfindlicher machen. Wir nehmen den Schmerz also weniger stark wahr beziehungsweise der Schmerzreiz wird erst gar nicht gesetzt.

Dieser Mechanismus ist nur ein Beispiel für die bereits erforschten Wirkungen von Paracetamol, welche zur Schmerzlinderung beitragen. Aber es ist beileibe nicht der einzige Mechanismus, der nach der Einnahme von Paracetamol in unserem Körper ausgelöst wird, und das gesamte Wirkungsnetzwerk des Mittels bleibt uns nach aktuellem Forschungsstand leider noch verborgen.

Und wann wird es schädlich?

Gehören Sie auch zu den Menschen, die mit grippalem Infekt weiter ins Büro gehen, oft mit der Unterstützung von einem Kombipräparat mit irgendeinem wohlklingenden Namen à la Schnupfowohl, Schmerzofreikomplett oder Gesundomedin? Falls Marketingexperten unter Ihnen sind, können Sie mich für eine Vermarktung dieser wohlklingenden Produktnamen gerne kontaktieren. Doch Spaß beiseite. An dieser Stelle möchte ich zunächst erwähnen, dass dieses Verhalten nicht empfehlenswert ist. Erstens ist es Raubbau am Körper und zweitens können Sie so Ihre Kolleginnen und Kollegen anstecken. Worauf ich aber eigentlich hinaus will, ist, dass viele dieser Kombipräparate Paracetamol enthalten. Ersichtlich ist dies leider oftmals erst auf den zweiten Blick – und einen zweiten Blick investieren nicht alle Konsumenten. Diese Tatsache – kombiniert mit den sehr niederschwelligen Kaufangeboten auch in Deutschland, die oft sogar durch Werbung unterstützt werden – sorgt immer wieder für unbeabsichtigte Überdosierungen von Paracetamol.

Eine Überdosierung von Paracetamol ist in Europa sowie den USA die häufigste Ursache für einen akuten Leberschaden[4]. Bei gesunden Erwachsenen gilt eine Dosis ab 150 Milligramm pro Kilogramm Körpergewicht als potenziell gesundheitsschädigend. Ab dieser Menge wird eine Krankenhauseinweisung empfohlen. Für eine Person mit 60 Kilogramm Gewicht wären dies beispielsweise 9 Gramm Paracetamol. Bei der oft üblichen Dosierung von 500 Milligramm Wirkstoff pro Tablette sind dies 18 eingenommene Tabletten. Bei bestimmten Vorerkrankungen sowie bei gleichzeitigem Konsum von Alkohol oder bei einer Schwangerschaft sinkt diese gesundheitsschädigende Dosis auf 100 Milligramm pro Kilogramm Körpergewicht oder auf 4 Gramm Paracetamol am Tag – je nachdem, welche Grenze früher erreicht wird. Es wird davon ausgegangen, dass auch bei Kindern eine gesundheitlich bedenkliche Wirkung schon bei aufgenommenen Dosen von 100 Milligramm pro Kilogramm Körpergewicht erreicht ist[5]. Nehmen Sie diese Werte bitte nur als ungefähre Rahmenwerte. Die exakten Grenzen sind schwer festzulegen, da sie von vielen kleinen und individuellen Faktoren abhängen. Am besten ist es, Sie versuchen, im Krankheitsfall gar nicht erst in die Nähe dieser Grenzen zu kommen. Sprechen Sie daher bitte mit Ihrer Ärztin oder Ihrem Arzt, wenn Sie mehr oder stärkere Schmerzmittel benötigen.

Alarm für die Leber

Kommen wir nun zum Casus knacksus der ganzen Sache. Was macht das Zeug mit unserer Leber? Um das zu verstehen, muss Ihnen bewusst sein, dass das reine Paracetamol zwar in unseren Körper hereinkommt, aber nur schwer wieder heraus. Das können Sie sich so ähnlich wie die Wespen im Sommer vorstellen. Sobald Sie das Fenster nur wenige Sekunden geöffnet haben, sind die Wespen im Inneren der Wohnung. Sie können das Fenster dann aber stundenlang auflassen, raus finden die Wespen scheinbar nur in den seltensten Fällen. Sie müssen also nachhelfen. Sie können die Wespen beispielsweise mit einem Glas einfangen und so nach draußen bringen und in die Freiheit entlassen.

Das Paracetamol, nachdem es seine Wirkung ausgelöst hat, muss ebenfalls wieder aus uns heraus. Unser Körper hat nun leider kein Glas in seinem Inneren, mit dem er es einfangen kann. Aber er besitzt chemische Substanzen wie Glucuronsäure und Sulfat. Vereinfacht gesagt bindet Glucuronsäure oder Sulfat an Paracetamol, und durch diese Bindung kann der gesamte Komplex über die Nieren oder die Galle ausgeschieden werden[6]. Die Glucuronsäure oder das Sulfat sind also ähnlich dem Glas, mit welchem die Wespen heraustransportiert werden.

Ein anderer Mechanismus zur Elimination von Paracetamol ist die Familie der Cytochrom-P450(Cyp)-Enzyme[7]. Die hier benötigten Familienmitglieder sorgen für eine Umwandlung von Paracetamol in einen Stoff mit dem abgekürzten, unbequemen Namen NAPQI. NAPQI an sich ist leider ziemlich gefährlich und kann zum Zelltod in der Leber und zu einem Leberschaden führen. Zum Glück gibt es einen weiteren Stoff, der Glutathion heißt. Unmittelbar nach der Umwandlung von Paracetamol in NAPQI hat das NAPQI gar keine Zeit, unsere Leber zu schädigen, da Glutathion an das NAPQI bindet, es auf diese Weise unschädlich macht und aus dem Körper heraustransportiert. Dies ist völlig unproblematisch und für unseren Organismus gut machbar.

Irgendwann kommt aber leider der Moment, in dem unsere Paracetamol-Ausscheide-Mechanismen, im Speziellen der letzte beschriebene Mechanismus, überlastet sind. Kommen wir zurück zu Ihrer Wohnung: Mit einer oder zwei Wespen in Ihrer Wohnung kommen Sie gut klar. Aber was machen Sie, wenn ein ganzer Wespenschwarm den Weg in Ihr Wohnzimmer findet? Selbst wenn sich Ihre Gläser von allein über die Wespen stülpen würden, irgendwann gehen Ihnen die Gläser aus. Und genau das passiert in Ihrem Körper. Bei einer Überdosis an Paracetamol wird alles Glutathion, das an NAPQI bindet und es dadurch unschädlich macht, verbraucht. Das dann freie und ungebundene NAPQI führt schließlich zum Schaden in Ihrer Leber.

Reden wir über Alkohol

Wenn ich Paracetamol geschluckt habe, meide ich das Trinken von Alkohol wie der Teufel das Weihwasser, der 1. FC Köln die Fanfreundschaft mit Bayer Leverkusen oder Jean-Luc Picard ein Abendessen mit der Borg-Königin. Beim Konsum von Alkohol werden verschiedene Mechanismen im Körper in Gang gesetzt. Unter anderem wird ein bestimmtes Enzym, nämlich genau das, was Paracetamol zu NAPQI umwandelt, verstärkt im Körper gebildet. Je nachdem, wie viel Alkohol Sie getrunken haben, reicht Ihr Vorrat an Glutathion dann nicht mehr aus, um alles NAPQI unschädlich zu machen[8]. Es kommt zum Frontalangriff auf Ihre Leberzellen und somit zu einem Leberschaden. Zwar ist die Leber ein überaus faszinierendes Organ, das nach einem Schaden große Teile wieder regenerieren kann. Ich würde Ihnen trotzdem davon abraten, dies überzustrapazieren. Irgendwann ist die Grenze des Möglichen einfach erreicht, und es kann zum kompletten Leberversagen kommen.

Die Erfahrung der heilenden Leber musste übrigens schon der griechischen Sage gemäß Prometheus machen. Nachdem er den obersten olympischen Gott mithilfe eines Riesenfenchels ausgetrickst hatte, verbannte ihn dieser in den Kaukasus, wo täglich ein Adler vorbeischaute und einen erheblichen Teil seiner Leber fraß. Leider erneuerte sich Prometheus' Leber aber immer wieder, sodass der Adler tagein, tagaus an der Leber herumnagen konnte – äußerst schmerzhaft für unseren armen Sagenhelden.

Einen habe ich noch

Wann haben Sie das letzte Mal eine riskante Entscheidung getroffen? Überlegen Sie mal genau, ob Sie vorher Paracetamol eingenommen haben. US-amerikanische Wissenschaftler haben berichtet, dass die Einnahme von 1000 Milligramm Paracetamol die allgemeine Risikofreudigkeit erhöht[9]. Diejenigen Versuchspersonen, welche den Arzneistoff geschluckt hatten, waren im Rahmen einer wissenschaftlichen Studie eher bereit, höhere Risiken einzugehen als diejenigen Probanden, die kein Paracetamol zu sich genommen hatten. Ob sich dies verallgemeinern lässt, wird sicherlich in weiteren wissenschaftlichen Studien untersucht werden. Sollten Sie also in der Situation sein, dass Sie am heutigen Abend einen Heiratsantrag von Ihrem oder Ihrer Liebsten erwarten, werfen Sie lieber vorher kein Paracetamol ein – Sie könnten Ihre Antwort morgen bereuen. Um der Vollständigkeit Genüge zu tun, muss ich an dieser Stelle noch erwähnen, dass die oben genannte Studie nicht ganz unumstritten ist. Wissenschaftler der University of Virginia haben nach dem Erscheinen dieser Forschungsergebnisse die Limitationen der Studie hervorgehoben und eine generelle Risikofreudigkeit nach der Einnahme von Paracetamol infrage gestellt[10].

Reden wir Tacheles

Was bedeutet das nun im Detail? Auch wenn der Wirkmechanismus nicht vollständig geklärt ist, können Sie, sofern Sie keine Vorerkrankung haben, aller Voraussicht nach Paracetamol gut verträglich einnehmen. Bewegen Sie sich dabei aber exakt innerhalb der vorgeschlagenen Dosierung. Sollten Sie Zweifel über Ihre Dosierung haben, holen Sie ärztlichen Rat ein. Informieren Sie sich vor der Einnahme von Kombipräparaten auf jeden Fall, ob und wie viel Paracetamol enthalten ist. Und verzichten Sie auf Alkohol, wenn Sie Paracetamol einnehmen.

Sollte es bei Ihnen zu einer akuten Überdosierung gekommen sein, verspüren Sie in den ersten Stunden unspezifische Magen-

Darm-Probleme sowie Übelkeit. Dieser Phase folgt eine relativ symptomfreie Zeit, bis es zu Symptomen der Leberschädigung kommt: Blutungsneigungen, Gelbsucht, Bewusstseinsstörungen bis hin zu Bewusstlosigkeit und Koma.

Geben Sie besonders bei Babys und Kleinkindern acht. Viele versehentliche Vergiftungen mit Paracetamol geschehen aufgrund falscher Dosierung zum Beispiel des oben bereits erwähnten Saftes.

Vermuten Sie, dass Sie oder eine andere Person zu viel Paracetamol eingenommen haben? Rufen Sie den Giftnotruf oder gleich einen Krankenwagen. Bringen Sie die betreffende Person nicht zum Erbrechen. Eine rasche Reaktion kann im Ernstfall lebensrettend sein.

2. NASENSPRAY

Was	Nasenspray mit dem Inhaltsstoff Xylometazolin
Giftige Bestandteile	Der Inhaltsstoff Xylometazolin bei unsachgemäßem Gebrauch
Toxische Dosis	Ab einem Gebrauch von mehr als einer Woche oder mehr als dreimal täglich
Symptome	Trockenheit der Nase, Nasenbluten, Infektion der Nase, »Stinknase«, Absterben von Knorpelgewebe, Abhängigkeit
Erste Hilfe	Entwöhnung vom Nasenspray: entweder kalter Entzug oder unterstützend. Die Hausarztpraxis ist hierbei ein guter Ansprechpartner.

Was denken Sie, von welcher Droge die meisten Menschen in Deutschland abhängig sind? Ich habe diese Frage meinen Freundinnen und Freunden gestellt und die meisten nannten die Alltagsdrogen Alkohol und Zigaretten (also Nikotin; wobei wir hier vortrefflich darüber diskutieren könnten, ob Nikotin allein die süchtig machende Komponente ist oder eher das Gesamtkonstrukt Zigarette. Die Antwort auf diese Frage liegt, wie so häufig, irgendwo in der Mitte, allerdings mit klarer Tendenz zum Nikotin).

Die Recherche nach absoluten und verlässlichen Zahlen zu diesem Thema ist nicht ganz einfach. Denn die Dunkelziffer der abhängigen, also süchtigen Menschen ist hoch. Niemand kann zu 100 Prozent genau alle Menschen zählen, die von diesem oder jenem Stoff abhängig sind. Es gibt aber zum Glück recht zuverlässige Schätzungen, und auch wenn die absoluten Zahlen sicher nicht bis ins letzte Detail korrekt sind, so sind die Größenordnungen, von denen wir reden, doch recht tauglich zur Einordnung der Dimensionen.

Das Deutsche Bundesgesundheitsministerium berichtet auf seiner Internetseite im Jahr 2021 von 1,6 Millionen alkoholabhängigen

Menschen in Deutschland. Demgegenüber stehen etwa vier Millionen körperlich stark abhängige Rauchende. Allerdings gibt es neben der körperlichen, also der physischen Sucht, auch eine psychische Komponente, die eine nicht unerhebliche Rolle spielt. Wir könnten hier jetzt noch stundenlang (oder seitenlang) über Definitionen der unterschiedlichen Arten von Sucht diskutieren, aber darauf möchte ich gar nicht hinaus, sonst würde ich mich immer mehr vom ursprünglichen Thema entfernen. Ich kann Ihnen allerdings versichern, dass sich dieses Thema vortrefflich für einen lebhaften Diskussionsabend eignet.

Gegenüber diesen hohen Zahlen von Alkohol- und Nikotinabhängigen liest sich die Anzahl von 120 000 süchtigen Menschen gar nicht so dramatisch, was nach Aussagen des Bremer Pharmakologen Prof. Dr. Gerd Glaeske die Zahl der Menschen ist, die in Deutschland süchtig nach Nasenspray sind[11]. Und auch wenn diese Zahl im Vergleich relativ gering ist, erstaunt sie mich immer wieder. Es ist diese Banalität, die vom Gebrauch eines Nasensprays ausgeht, diese schnelle und einfache Linderung unserer körperlichen Pein, wenn wir mit einer Grippe oder auch nur einem grippalen Infekt darniederliegen.

Um das Ganze zu präzisieren: Wir sprechen hier nicht von einem Salzwassernasenspray oder einem Kortison-haltigen Spray, sondern von einem apothekenpflichtigen, jedoch nicht verschreibungspflichtigen abschwellenden Nasenspray mit dem Wirkstoff Xylometazolin.

Die Stinknase

Nasenspray zerstört bei bestimmungsgemäßem Gebrauch nicht unsere Leber, es bewirkt keinen Lungenkrebs und hat auch keine schweren Entwicklungsstörungen bei Kindern zur Folge, nur weil diese nebendran stehen, wenn Sie Ihr Spray anwenden. Allerdings kann auch Nasenspray zu körperlichen Gesundheitsstörungen und gar zu ekelerregenden Begleiterscheinungen führen.

Sobald ich einen Menschen sehe, der ein Nasenspray benutzt, erscheinen vor meinem inneren Auge Scharen von Schmeißfliegen, die in Schwärmen um die Nase des Betroffenen kreisen. Warum? Lassen Sie uns die potenziell schädigenden Auswirkungen von Nasenspray einmal im Detail anschauen.

Durch missbräuchliche Anwendung kann es zu Störungen in Ihrem Geruchssinn kommen, was gleichzeitig auch Ihren Geschmackssinn beeinträchtigt. Wer einmal eine vorübergehende Einschränkung des Geschmackssinns, beispielsweise durch einen Virusinfekt, erlebt hat, weiß, welche Lebensqualität verloren geht, wenn das Essen nicht mehr schmeckt.

Nasenspray trocknet zudem Ihre Nasenschleimhaut aus. Über die Zeit ist es auch äußerst unangenehm, dass der enthaltene Wirkstoff die Durchblutung in der Nase vermindert, was mit anhaltender Anwendung das Absterben von Knorpelgewebe bedingen kann. So kann sich etwa ein Loch in Ihrer Nasenscheidewand bilden. Die Aussicht darauf, die so manchem Piercing-Fan vielleicht ein Funkeln in die Augen treibt, erscheint mir persönlich jedoch wenig erstrebenswert. Durch den ständigen Stress, den Ihre Nasenschleimhaut erfährt, durch das Austrocknen und die verminderte Durchblutung kann auch die Ansiedelung von Bakterien gefördert werden. Diese Keime erzeugen dann einen schmierigen Belag in Ihrer

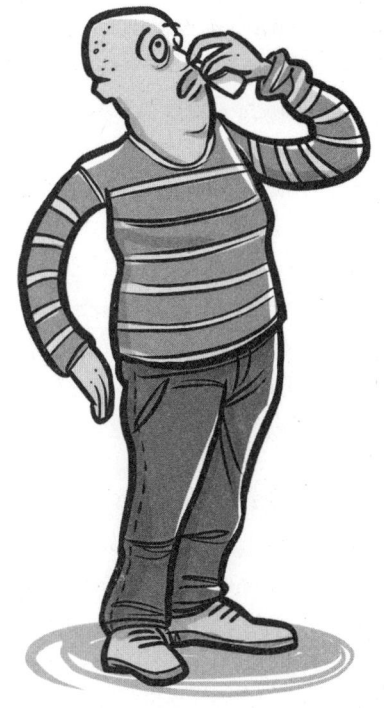

Nase und verströmen einen üblen Fäulnisgeruch (hier betreten meine imaginären Schmeißfliegen die Bühne). Geschickterweise riechen Sie diesen Fäulnisgeruch selbst nicht, da sich Ihr Geruchssinn daran gewöhnt und ihn als Normalzustand annimmt. Aber glauben Sie mir, Ihre Mitmenschen nehmen diesen ekelerregenden Gestank, der Ihrer Nase entweicht, sehr deutlich wahr. Umgangssprachlich spricht man deshalb von einer »Stinknase«.

Zwei denkwürdige Fälle

Es sind durchaus auch dramatische Fälle nach (versehentlich) missbräuchlichem Gebrauch von Nasenspray bekannt. Durch diese sollten Sie sich aber nicht übermäßig beunruhigen lassen. Bei ordnungsgemäßem Gebrauch müssen Sie diese schwerwiegenden Nebenwirkungen nicht befürchten. Vorenthalten möchte ich Ihnen zwei dieser Schilderungen dennoch nicht.

Eine Publikation von Wissenschaftlern aus London aus dem Jahr 1980 beschreibt beispielsweise einen tragischen Todesfall nach dem Gebrauch – oder sagen wir besser Missbrauch – von Nasenspray[12]. Demnach fand der Besitzer eines Cafés einen 23 Jahre alten Mann schlafend an einem Tisch vor. Dieser Mann (also der Schläfer, nicht der Café-Besitzer) wird als gut genährt und gepflegt im Aussehen beschrieben. Offenbar war der Mann wirklich sehr müde, denn er schlief bereits volle drei Stunden und war kaum wach zu bekommen. Der Besitzer des Cafés bat den Mann zu gehen, da er seinen wohlverdienten Feierabend einläuten wollte. Obwohl der Gast sichtlich schlaftrunken war, verließ er widerspruchslos das Etablissement. Nachdem der Inhaber alles sauber gewischt hatte, machte er sich zusammen mit seiner Frau auf den Heimweg, wobei die beiden den Mann, erneut schlafend, auf dem Bürgersteig vorfanden. Mit einem großen Maß an Hilfsbereitschaft gesegnet, nahmen sie den Mann kurzerhand mit in ihre Wohnung und boten ihm eine Matratze zum Ausschlafen an (sicherlich bequemer als ein Stuhl im Café oder der

Bürgersteig). 30 Minuten später jedoch war der Mann tot. Insgesamt vergingen etwa sechs Stunden zwischen dem Bemerken des schlafenden Mannes im Café und seinem Versterben. Die darauffolgende gerichtsmedizinische Untersuchung (Professor Börne aus dem Münsteraner *Tatort* lässt grüßen) offenbarte den Inhaltsstoff von Nasenspray in seinem Blut und auch eine geringe Menge in seinem Urin. In der Jackentasche des Mannes wurden Spritzen, eine davon gebraucht, gefunden. Seine Ellenbeuge zierten mehrere Einstichstellen. Anscheinend hatte sich der Mann Nasenspray direkt in die Armvene gespritzt.

Da der Mann – wie sich im Nachhinein herausstellte – auch heroinabhängig gewesen war, hatte er das Nasenspray wohl genutzt, um sich zu berauschen beziehungsweise seine Entzugserscheinungen zu lindern. Aufgrund des tragischen Ausgangs dieses Versuchs können Sie leicht erkennen, dass dies zur Nachahmung nicht empfohlen ist. Und ich bin mir ehrlich gesagt auch nicht sicher, ob es den gewünschten Effekt wirklich erzielt. (Mein Geheimtipp an dieser Stelle: Das Wort »Nase« in »Nasenspray« hat einen bestimmten Grund.)

Eine weitere Publikation Bonner Wissenschaftler beschreibt eine Vergiftung mit Nasenspray von drei kleinen Kindern im Alter zwischen vier Monaten und zwei Jahren[13]. Die Eltern wandten das Mittel vermeintlich korrekt nach Packungsbeilage an. Die Kinder schliefen direkt nach der Gabe ein und waren auch nach Stunden kaum wach zu bekommen. Und auch wenn es grundsätzlich etwas Gutes ist, wenn Kinder tief und fest schlafen, war es in diesem Fall höchst beängstigend. Eine Rettungswagenfahrt ins Krankenhaus und einige Stunden Zeit ließen die Kinder jedoch wieder bei guter Gesundheit aufwachen. Das Problem in diesem speziellen Fall war, trotz richtiger Dosierung durch die Eltern, eine massive Überdosierung des Nasensprays. Das Nasenspray war offenbar frisch von einem Apotheker angemischt worden. Diesem war dabei wohl ein kleiner, aber fataler Fehler unterlaufen und er hatte den Hauptwirkstoff des Nasensprays falsch dosiert. So war der Wirkstoff in 40-facher Überdosis im Nasenspray vorhanden. Diese Vergiftung, so glimpflich sie am Ende ausgegangen ist, hätte leicht verheerende Auswirkungen haben können. Um zu verstehen, wieso das der Fall ist, ist es wichtig, einen Blick auf die Wirkweise des Nasensprays werfen.

Was macht Nasenspray?

Der entscheidende Inhaltsstoff, sozusagen der Januskopf des Nasensprays, ist das Xylometazolin. Es ist unser Begleiter während eines grippalen Infektes. Ganz persönlich ist es mein Held, der mich in diesen Zeiten schlafen und vor allem frei atmen lässt. Enge Freunde, wie ich es bin, dürfen es Xylo nennen. Wenn Sie sich nun einen Schub aus dem Nasenspray in die Nase geben, benetzt die Flüssigkeit – normalerweise ist es gereinigtes Wasser – Ihre Nasenschleimhaut im Inneren Ihrer Nase. Xylo ist in dieser Flüssigkeit gleichmäßig verteilt vorhanden und bedeckt damit großflächig die Nasenschleimhaut. Auf und in Ihrer Nasenschleimhaut befinden sich die sogenannten α1-Adrenorezeptoren. Die genaue, leicht kryptische Bezeichnung dieser Rezeptoren ist für uns nicht wichtig. Sie sollten sich einfach merken, dass es bestimmte Rezeptoren, welche Xylo ziemlich gerne hat, in der Nase gibt.

Ein Rezeptor ist eine Struktur, die durch irgendeine Art von Reiz aktiviert wird, um dann eine Reaktion auszulösen. Bei unserem speziellen Rezeptor mit dem oben genannten kryptischen Namen ist der aktivierende Part unser Xylo. Xylo bindet an den Rezeptor und aktiviert diesen dadurch[14]. Dies führt zum Zusammenziehen von bestimmten Muskelzellen, den sogenannten glatten Muskelzellen. Das sind diejenigen Muskelzellen, welche um unsere Blutgefäße herum liegen. Diese Kontraktion der glatten Muskelzellen sorgt für eine Verengung der Blutgefäße. Das wiederum bedingt ein Abschwellen der Nasenschleimhaut und – Abrakadabra, Simsalabim – die verengte Nase wird wieder frei, und ein Atmen ist möglich.

Und was genau ist das Problem?

Sofern Sie das Nasenspray exakt nach Dosierungsanleitung anwenden, haben Sie im Normalfall keine Probleme mit dem Spray. Sicher, Ihre Nasenschleimhaut erscheint Ihnen vielleicht etwas trocken und eventuell auch leicht schmerzhaft. Dies können Sie aber mit einer pflegenden Nasensalbe oder einem kombinierten Präparat mit Xylo und einem zusätzlichen pflegenden Inhaltsstoff behandeln. Lassen Sie sich hier am besten in der Apotheke Ihres Vertrauens beraten.

Wie genau Sie das Spray verwenden sollen, entnehmen Sie bitte der Packungsbeilage oder holen Sie sich auch hierzu in der Apotheke Rat. Im Normalfall lautet die Dosierung: bis zu drei Sprühstöße am Tag über maximal sieben Tage. Bitte hören Sie nach dieser vorgegebenen Anwendungsdauer auf alle Fälle damit auf, das Präparat zu nutzen – selbst wenn Sie noch immer unter einer verstopften Nase leiden und ohne Spray nur schlecht schlafen können. Doch warum eigentlich, höre ich sie fragen.

Sind Sie verheiratet? Haben Sie sich im Laufe der vergangenen Jahre an die Macken und Schrullen Ihres Partners gewöhnt? Genauso gewöhnt sich Ihre Nasenschleimhaut bei längerer oder auch häufigerer Anwendung an das Nasenspray. Xylo kann die Rezeptoren dann nicht mehr auf die gleiche Art und Weise aktivieren wie noch zuvor. Die Folge ist, dass Sie immer größere Mengen an Nasenspray anwenden müssen, um den gewünschten Effekt – eine freie Nase – zu erreichen. Und als sei das nicht schon schlimm genug, werden auch noch trotz immer höherer Dosierung die Zeitspannen, in denen Ihre Nase frei ist, kürzer. Sie müssen also nicht nur mehr Nasenspray in sich hineinpumpen, Sie müssen dies auch häufiger tun, um frei atmen zu können. Sie haben also eine immer stärkere und längere Verengung der Blutgefäße in Ihrer Nase.

Durch diese permanente Anwendung des Nasensprays kommt es nun zu einer dauerhaft schlechteren Durchblutung der Nasenschleimhäute. Diese werden trocken und mit der Zeit rissig. Nasenbluten sowie das Bilden von Krusten und einer großen Menge an Borken (Sie kennen Borken wahrscheinlich unter dem Namen »Popel«) sind die Folge. Dies wiederum schwächt die Immunabwehr Ihrer Nase, welche nun anfälliger für verschiedene Infekte wird. Im Extremfall (bei sehr starkem Missbrauch von Nasenspray) schädigen Sie die Nasenschleimhaut so stark, dass dies zum Abbau von Knorpelgewebe in Ihrer Nase führen kann. Die geschädigte und ausgetrocknete Nasenschleimhaut, die keine nennenswerte Immunabwehr mehr aufweist, ist nun – wie oben bereits beschrieben – ein optimaler Platz, an dem sich Bakterien niederlassen und vermehren können. Oftmals bilden die Bakterien einen schleimigen Film in Ihrer Nase. Das ist ein sogenannter Biofilm und soll die Bakterien im Inneren schützen. Die Besiedelung mit Bakterien kann, je nachdem welche Bakterien Sie beherbergen, von einem fauligen Geruch begleitet werden, der Ihrer Nase entströmt.

Die Sucht, die Sie durch Nasenspray entwickeln können, ist eine Mischform aus körperlicher und psychischer Abhängigkeit. Ihr Körper verlangt das Nasenspray, da er ansonsten nicht frei atmen kann. Sie selbst haben das Gefühl, sehr schlecht Luft zu bekommen, gar zu ersticken, und spüren einen starken Drang nach dem Spray. Betroffene berichten immer wieder, dass sie das Spray nicht absetzen können. Sie müssen es nehmen, um atmen zu können. Teilweise wird das Spray dann jahrelang regelmäßig genutzt.

Kalter Entzug

Was können Sie nun tun, wenn Sie süchtig nach Nasenspray sind oder das Gefühl haben, süchtig zu sein? Nun, das hängt davon ab, wie lange Sie das Spray schon anwenden. Je länger Sie abhängig sind, desto schwieriger wird das Aufhören. Am besten ist ein kalter Entzug. Starten Sie die Entwöhnung deshalb eher heute als morgen. Haben Sie gerade das Nasenspray in der Hand? Legen Sie es weg. Widerstehen Sie dem Drang, sich einen Sprühstoß zu geben.

Leider wird das Gefühl der verstopften Nase und des Nicht-At-men-Könnens mehrere Tage bis Wochen anhalten. Dies ist oftmals gepaart mit schlechtem Schlaf, was natürlich auf Dauer sehr zermür-bend ist. Ansonsten können Sie die Entwöhnung auch unterstüt-zen, indem Sie beispielsweise in der Übergangszeit Kortison-haltige Sprays ohne Xylo nutzen. Oder verwenden Sie Sprays mit geringerer Dosierung – zum Beispiel Kindersprays. Ein Geheimtipp (der gar nicht so geheim ist, da ihn jede Apotheke kennt) ist, dass Sie die Na-senlöcher nacheinander entwöhnen. So haben Sie immer mindestens ein freies Nasenloch, was zumindest eine gewisse freie Atmung er-laubt. Am besten gehen Sie eine solche Entwöhnung zusammen mit Ihrer Hausarztpraxis an, die Sie beraten und begleiten wird.

Und falls Sie noch einen letzten Motivationsschub für die sachge-mäße Benutzung benötigen: Nasensprays mit Xylo richtig eingesetzt sind eine wahre Wohltat. Sobald Sie jedoch einmal in der Abhängig-keitsphase beziehungsweise der Missbrauchsphase waren, werden Sie nie mehr unbeschwert auf Xylo zurückgreifen können. Ihre Nasen-schleimhaut erinnert sich rasch an den vergangenen Missbrauch, und der Gewöhnungseffekt setzt sehr schnell wieder ein. Berauben Sie sich also nicht dieser tollen Arznei. Sie werden sie sicher noch einige Male in Ihrem Leben benötigen. Und ja – schonen Sie Ihre Mitmen-schen. Eine Stinknase ist wirklich widerlich.

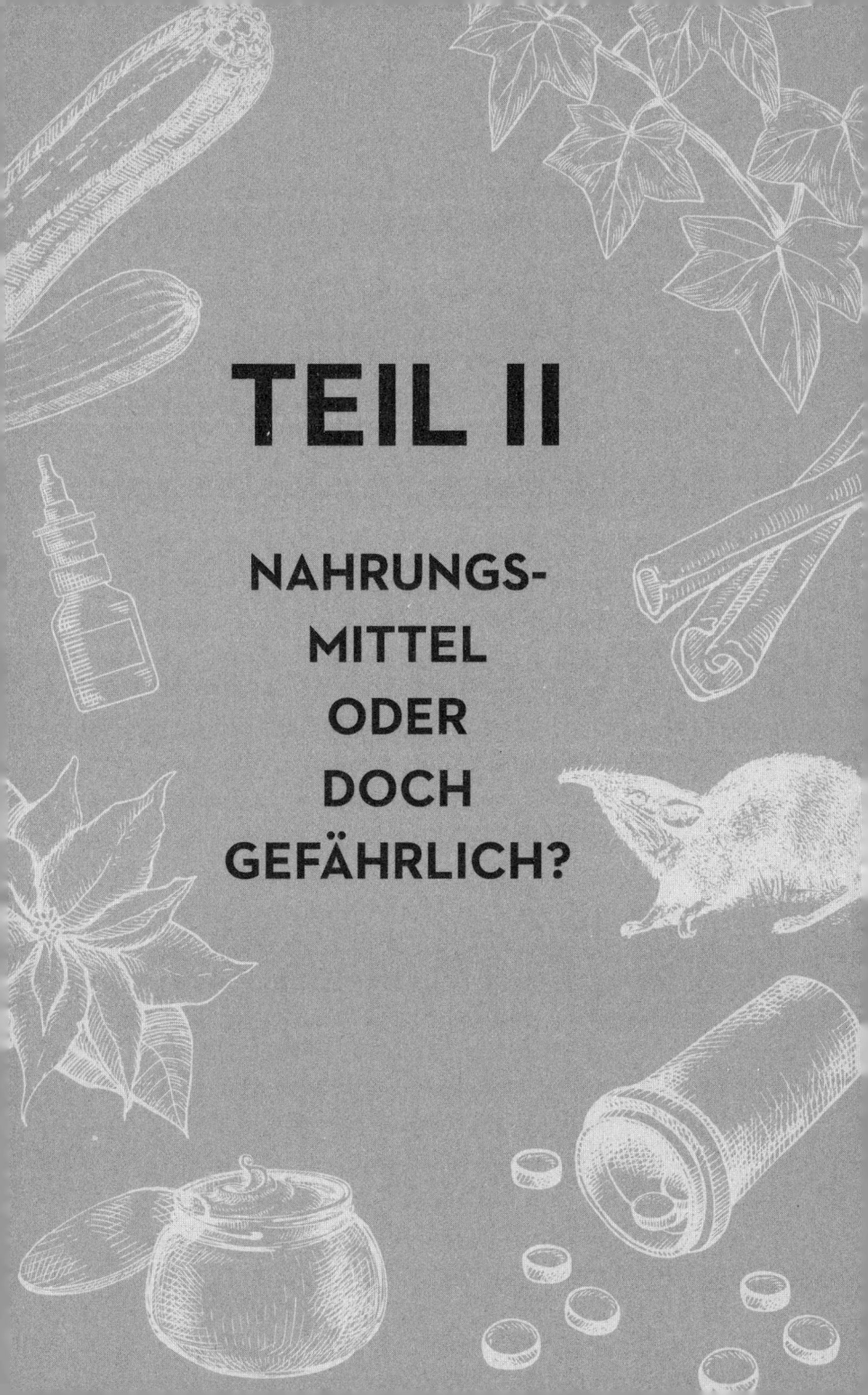

TEIL II

NAHRUNGS-MITTEL ODER DOCH GEFÄHRLICH?

3. APRIKOSENKERNE GEGEN KREBS (MIT EINEM EXKURS ZU APFELKERNEN UND BITTERMANDELN)

Was	Bittere Aprikosenkerne
Giftige Bestandteile	Enthalten den giftigen Stoff Amygdalin, der im Körper zu Blausäure umgewandelt wird
Toxische Dosis	Bei Erwachsenen ab einem Verzehr von zwei großen bitteren Aprikosenkernen. Kinder sollten überhaupt keine bitteren Aprikosenkerne essen
Symptome	Akute Vergiftung: Kopfschmerzen, Müdigkeit, Übelkeit, Koma, Atemprobleme, Herz-Kreislauf-Probleme
Erste Hilfe	Bei akuter Vergiftung mit schweren Symptomen Krankenwagen rufen. Bei leichten Symptomen Giftnotruf wählen oder Arztpraxis aufsuchen

In einer bekannten Online-Apotheke kann man 250 Gramm bittere Aprikosenkerne für etwa 9 Euro erwerben. In einem großen Online-Kaufhaus kostet 1 Kilogramm knapp 17 Euro. Die Kundenbewertung liegt hier aktuell bei 4,4 von maximal 5 möglichen Sternen – also ziemlich gut. In den Details der Kundenbewertungen findet man Aussagen wie: »Ich bin voller Hoffnung … Waffe gegen meinen Krebs«, »Ich benutze diese Kerne für krebskranke Kinder«, »Ich esse diese Kerne als Prophylaxe, ca. 20 Stück täglich« oder »Meine Partnerin nimmt sie als Mittel gegen ihren Krebs«.

Wenn ich solche Bewertungen lese, steigen mir angesichts der traurigen Beschreibungen Tränen in die Augen. Offenbar verzweifelte Menschen erhoffen sich von Aprikosenkernen Heilung von ihrem Krebsleiden oder gar einen präventiven Schutz vor einem Tumor. Und so sehr ich die Hoffnungen dieser Menschen nachvollziehen kann, sind sie doch arglistigen Täuschern oder einfach nur Berichten anderer verzweifelter Menschen auf den Leim gegangen. Nicht nur, dass diese Kerne keinen nachweisbaren Einfluss auf Linderung oder gar Heilung eines Krebsleidens haben, eine zu große verzehrte Menge kann dem Körper im Gegenteil sogar Leid antun. Dies ist nicht nur bei gesunden Menschen ein Problem, sondern gerade auch bei krebskranken Menschen, die mit ihren Kraftreserven haushalten müssen. Jede zusätzlich schädigende Wirkung kann den Erfolg der medizinischen Behandlung negativ beeinflussen.

Eine kurze Recherche im Internet ergibt, dass es offenbar auch zahlreiche Heilpraktiker gibt, die Aprikosenkerne anstelle einer Chemotherapie empfehlen. Ich möchte hier an dieser Stelle nicht mit Kritik am Berufsstand der Heilpraktiker aufwarten. Allerdings finde ich es schockierend, wenn Vertreter dieser Zunft Menschenleben aufs Spiel setzen, indem sie nachgewiesen wirksame Behandlungen ablehnen und schädigende Substanzen als Ersatz empfehlen. Und leider – auch das soll nicht verschwiegen werden – gibt es auch immer wieder studierte Medizinerinnen und Mediziner, die für den Einsatz von Aprikosenkernen in der Krebstherapie werben. Ein jahrelang, fundiertes Studium schützt anscheinend ebenfalls nicht zwangsläufig vor Torheit. Deshalb ist es mir ein Herzensanliegen, hier deutlich zu sagen: Lassen Sie die Finger von Aprikosenkernen. Es gibt keinen eindeutigen Nachweis für eine Wirkung gegen Krebs – weder in der Praxis noch in der Theorie. Das Risiko, dass Sie sich mehr schaden, als es Ihnen nützen könnte, ist viel zu hoch!

Die Mär von den heilenden Aprikosenkernen

Es gibt zwei Arten von Aprikosenkernen – die süßen und die bitteren. Die süßen Kerne entstammen im Normalfall den gebräuchlichen Aprikosen, welche in Lebensmittelgeschäften zum Verzehr angeboten werden. Die bitteren stecken in den kleinen, säuerlichen Wildaprikosen. Beide Aprikosenkern-Arten enthalten einen Stoff Namens Amygdalin. Allerdings ist das Amygdalin in den süßen Aprikosenkernen nur in relativ geringen Konzentrationen vorhanden, in den bitteren jedoch in einer sehr viel größeren Menge. Und genau um dieses Amygdalin geht es. Den Stoff umweht in vielen Schilderungen im Internet ein Hauch von Rebellentum. Das Wissen darüber soll demnach von der Pharmaindustrie unterdrückt werden, da sich damit kein Geld verdienen lässt. All das ist hanebüchener Unfug.

Die oben genannten Mitglieder der Esoterik-Szene, welche mit der Aprikosenkern-Krebsbehandlung werben, argumentieren in puncto Nutzen beziehungsweise Wirkung von Amygdalin meist mit zwei Argumenten[15]:

1. Tumore entstehen aufgrund eines Vitamin-B17-Mangels. (Hierzu müssen Sie wissen, dass das Amygdalin heroisch auch Vitamin B17 getauft wurde.) Also kann durch Amygdalin-Aufnahme die Entstehung von Tumoren gestoppt beziehungsweise präventiv verhindert werden.
2. Aufgenommenes Amygdalin schädigt spezifisch Tumorzellen.

Beides ist, verzeihen Sie bitte meine grobe Wortwahl, gequirlte Grütze. Zum einen ist Amygdalin überhaupt kein Vitamin. Die Fantasiebezeichnung Vitamin B17 wurde dem Amygdalin fälschlicherweise zugeschrieben und hält sich seitdem hartnäckig. Die Definition von Vitaminen besagt, dass Vitamine lebenswichtige Stoffe darstellen, die überwiegend nicht selbst vom Körper gebildet werden. Wir müssen sie also über die Nahrung aufnehmen. Und hier kommen wir schon zum entscheidenden Punkt, denn: Amygdalin ist nicht lebensnotwendig, es ist kein Vitamin und es kann daher keinen Mangel im Körper geben. Sie können auch ohne die Aufnahme von Amygdalin ein wundervolles und gesundes Leben führen.

Um den zweiten Punkt zu entkräften, müssen wir ein wenig mehr ins Detail gehen. Verschlucken Sie Amygdalin, zum Beispiel in Aprikosenkernen, wird dieses Amygdalin in einem ersten Schritt durch ein kleines Helferlein in Ihrem Körper (mit Namen Glucosidase) zuerst in Prunasin und dann durch ein anderes Helferlein in Mandelonitril umgewandelt[16]. Beide Zwischenprodukte sollen uns nicht weiter interessieren. Vergessen Sie die Namen einfach wieder. Wichtig für uns ist allerdings (Achtung, jetzt besonders gut aufpassen), dass im Laufe der weiteren Umwandlung von Mandelonitril als Endprodukt unter anderem Cyanid entsteht. Das schockiert Sie nicht? Dann benötigen Sie unbedingt die folgende Information: Ein anderer Name für das Cyanid ist (grob vereinfacht) Blausäure. In aller Deutlichkeit gesprochen heißt das: Essen Sie Aprikosenkerne, dann wird in Ihrem Körper Blausäure gebildet. Und Blausäure ist pures Gift für unseren Körper – dazu komme ich gleich noch.

Aber was bitte hat das jetzt mit einer Krebstherapie zu tun? Die Menschen, die Aprikosenkerne als Heilmittel gegen Krebs propagieren, argumentieren dies auch mit dem Abbau der giftigen Blausäure. Wie wir wissen, ist unser Körper tunlichst bestrebt, einen giftigen Stoff, sofern er in den Körper hineingeraten ist, auch wieder herauszubekommen. Ein extrem wichtiger Helfer ist hierbei das Enzym Rhodanase. Es ist unser Held in der Not und rettet uns vor einer Vergiftung durch die Blausäure. Es nimmt sich die Blausäure, also Cyanid, vor und wandelt sie in Thiocyanat um[17]. Und genau dieses Thiocyanat kann dann in unserem Urin gelöst und ausgeschieden werden.

Zusammengefasst (und stark vereinfacht) bedeutet das: Aufgenommenes Amygdalin (in Aprikosenkernen) wird in Blausäure umgewandelt, die leider recht giftig ist. Zum Glück rettet uns ein Helferchen, die Rhodanase, die Blausäure in einen Stoff verwandelt, der dann über den Urin ausgeschwemmt werden kann.

Die von mir oben kritisierten Teile der Esoterik-Szene argumentieren nun, dass in entarteten Krebszellen die Ausstattung mit unseren kleinen Helferchen dermaßen unterschiedlich ist (im Vergleich zu normalen gesunden Körperzellen), dass – je nachdem, wen Sie fragen – entweder mehr Blausäure gebildet wird oder auch Blausäure schlechter abgebaut und ausgeschieden wird. Der Gehalt an Blausäure soll demnach in Tumorzellen höher sein als in normalen Körperzellen. Folglich soll Blausäure – nach dem Genuss der Aprikosenkerne – vornehmlich Krebszellen und nicht gesunde Körperzellen abtöten. Wissen Sie, was der Haken an dieser schön klingenden Erklärung ist? Diese unterschiedliche Ausstattung an kleinen Helferchen konnte bisher nicht wissenschaftlich bewiesen werden. Tumorzellen sind durchaus in vielen Punkten entartet und anders als normale Körperzellen. Aber genau diese spezielle unterschiedliche Ausstattung, welche die Blausäure direkt beeinflusst, konnte bislang nicht gezeigt werden. Und glauben Sie mir, viele Wissenschaftler haben dies bereits unter die Lupe genommen.

Sie werden jetzt vielleicht sagen: »Ja schön und gut, aber nur weil Wissenschaftler die unterschiedliche Ausstattung an den Helferchen noch nicht nachgewiesen haben, bedeutet das nicht, dass sie nicht da ist.« Natürlich haben Sie damit recht. In der Wissenschaft gibt es keine allwissende Absolution, vor allem nicht bei Tumorzellen. Jeder Tumor ist anders und weist verschiedene biochemische Charakteristika auf. Vielleicht ist da ja doch etwas ... Okay, dann werfen wir doch einmal einen Blick auf wissenschaftliche Studien, welche die Wirksamkeit von Amygdalin im Tierversuch und auch beim Menschen untersucht haben. Wohlgemerkt: In diesen Studien geht es nicht um den Nachweis komplexer Mechanismen. Hier geht es ganz einfach darum, ob Amygdalin gegen Krebs hilft oder nicht.

Und die ersten Ergebnisse sahen gar nicht so schlecht aus. In den 1970er-Jahren konnten erste vorsichtige Hinweise im Tierversuch auf einen positiven Effekt gegen Krebs hoffen lassen. Leider waren diese Ergebnisse aber nicht richtig eindeutig (bei einem Tier war es so und beim anderen wieder nicht). Schwierig macht eine heutige Begutachtung dieser Ergebnisse auch, dass diese ersten Studien zu Amygdalin oftmals nur unzureichend beschrieben sind. Wir können also heute nicht mehr sicher nachvollziehen, was genau damals im Detail gemacht wurde, das heißt, wie die Versuche geplant und durchgeführt wurden. Und wenn wir nicht wissen, was genau getan wurde, können wir die Ergebnisse nicht eindeutig einordnen. Die Aussagekraft ist dadurch leider sehr eingeschränkt.

1978 wurde dann eine vielversprechende wissenschaftliche Studie von Wissenschaftlern aus New York publiziert[18], auf die ich etwas näher eingehen möchte. In einem ersten Ansatz wurde hier Mäusen mit Brustkrebs Amygdalin direkt mit einer Spritze injiziert. Am Ende der Studie gab es dann vorsichtige Hinweise auf verringertes Tumorwachstum und auf weniger Metastasen bei den Mäusen, die Amygdalin bekommen hatten, im Vergleich zur Kontrollgruppe ohne Amygdalin. Seltsamerweise waren die Effekte bei geringerer Amygdalin-Gabe stärker ausgeprägt als bei hoher. Auch waren die Ergebnisse insgesamt nicht hundertprozentig eindeutig, da eben keine Heilung, sondern nur »geringeres Tumorwachstum« beziehungsweise »weniger Metastasen« beobachtet werden konnten. Und selbst diese Ergebnisse waren nicht so stark ausgeprägt, dass es zu spontanen Jubelrufen kommen konnte. Innerhalb der wissenschaftlichen Arbeitsgruppe gab es deswegen auch Unstimmigkeiten aufgrund der Ergebnisse und wie diese interpretiert werden sollen.

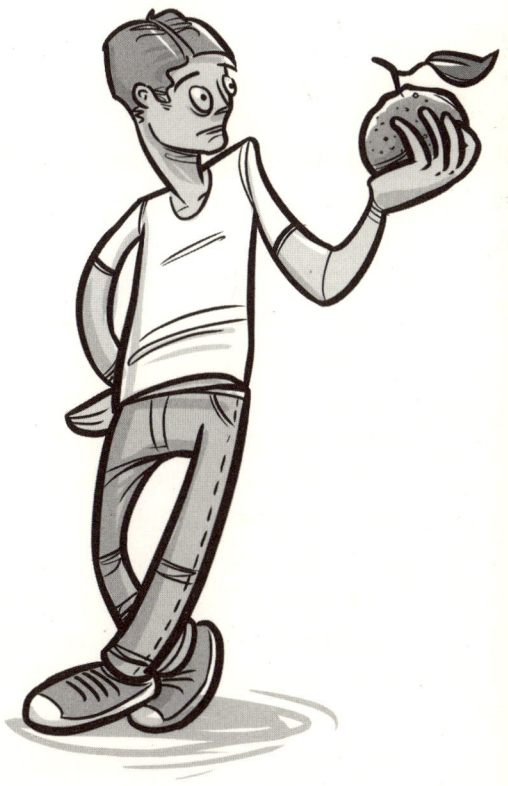

Der Vorwurf, dass die positive Interpretation der Ergebnisse von Wunschdenken geprägt war, lag in der Luft und konnte bis heute nicht entkräftet werden.

Die Studie wurde deshalb ein zweites Mal durchgeführt, jedoch lediglich mit der hohen Dosierung. Wir erinnern uns: Die hohe Dosierung zeigte zwar Effekte, diese waren aber geringer ausgeprägt als bei der niederen Dosis. Und diese zweite Studie konnte nun – im Gegensatz zur ersten Studie – keine Effekte mehr aufweisen. Es kam also nicht zu geringerem Tumorwachstum oder geringerer Zahl der Metastasen. Die Bewertung war logischerweise deshalb: kein Nutzen durch Amygdalin. Allerdings gab es auch gegenüber dieser Studie Kritik. Warum wurde nur die »ineffektivere« Dosis genutzt? Wieso wurde nicht die vermeintlich effektivere Dosis untersucht. Und ich muss gestehen, das ist eine gute Frage, die ich nicht beantworten kann. Der Versuchsansatz war nicht wirklich logisch und wurde gemäß meinen Recherchen auch nicht begründet.

Im Anschluss kam es noch zu weiteren wissenschaftlichen Versuchen an Tieren, die allesamt keine eindeutigen Ergebnisse geliefert haben – weder für einen Nutzen von Amygdalin noch dagegen. Anhand dieser Versuche muss man also feststellen: Ein eindeutig nachweisbarer Effekt auf die Tumore, wie es von jedem Krebsmedikament für die Zulassung auf dem Arzneimittelmarkt bewiesen werden muss, konnte nicht erkannt werden. Vor allem konnte keine komplette Heilung festgestellt werden. Ein Nutzen von Amygdalin in der Krebstherapie konnte also nie wirklich belegt werden.

Diese widersprüchlichen Daten werden jedoch seitdem von Gegnern und auch von Befürwortern der Krebstherapie mittels Amygdalins herangezogen und für die eigenen Zwecke interpretiert. Befürworter der Therapie verweisen auf die ersten Daten, Gegner auf die letzten Studien und vor allem auf die Inkonsistenz der Ergebnisse. Auch weitere wissenschaftliche Tierversuche, welche zur Klärung dieser Thematik im Laufe der Folgejahre durchgeführt wurden, konnten keine Klarheit bringen. Was allerdings klar ist, ist das Folgende: Eine eindeutige Wirkung gegen Tumore gibt es nicht! Es gibt hingegen Dutzende Medikamente, die eine tatsächlich nachgewiesene Wirkung gegen Krebs haben. Eine Gabe von Amygdalin oder das Verspeisen von bitteren Aprikosenkernen gehört nicht dazu und kann sich kontraproduktiv auf eine richtige Therapie auswirken.

Wie schaut es mit Daten bei Menschen aus?

Die aussagekräftigsten Studiendaten zu Krebs in uns Menschen sind natürlich solche, die am Menschen erhoben wurden. Auch wenn Tierversuche eine Relevanz in der (medizinischen) Forschung besitzen, sind wir doch letztendlich keine 80 Kilogramm schwere Maus und keine 60 Kilogramm schwere Ratte. Insgesamt sind klinische Studien am Menschen mit Amygdalin rar gesät, und viele der vorhandenen Studien (hauptsächlich aus den 1960er- und 1970er-Jahren) sind wieder einmal schlecht beschrieben, was eine eindeutige Interpretation der Ergebnisse schwierig macht. Die wissenschaftlichen Standards waren damals einfach nicht vergleichbar mit den heutigen. Diese Ergebnisse, die in der Tumorbehandlung mit Menschen erzielt wurden, komplettieren das Bild der Tierversuche. Immer mal wieder kommt es zu einer einzelnen positiven Nachricht, was Tumorwachstum oder Metastasierung angeht. Alles in allem scheinen dies aber Einzelfälle zu sein, die eher zufällig als aufgrund der Therapie auftreten. Die überwiegende Mehrheit der Probandinnen und Probanden zeigte keine positiven Reaktionen auf die Amygdalin-Gabe.

Wir fassen also noch einmal die Erkenntnisse zusammen: In der Theorie (Sie erinnern sich an die zwei Mechanismen, wie Amygdalin wirken soll? Ein Mangel an Vitamin B17 in Tumorzellen und eine spezifische Schädigung von Tumorzellen) hat Amygdalin keine krebsheilende Wirkung. Auch im Tierversuch und beim Menschen wurden keine eindeutigen positiven Wirkungen nachgewiesen. Die Ergebnisse reichen also hinten und vorne nicht aus, um Aprikosenkerne oder Amygdalin direkt in der Tumortherapie einzusetzen. Sie werden jetzt vielleicht sagen: Ja und, besser eine klitzekleine uneindeutige Chance auf Besserung als gar keine. Schaden kann es ja nicht. Doch leider muss ich Ihnen da widersprechen. Denken Sie an die Blausäure, das Cyanid. Sie können sich dadurch nämlich erheblichen Schaden zufügen.

Die Toxikologie der Aprikosenkerne

Kommen wir zum Kern des Kapitels, der Toxikologie. Blausäure im Körper führt zu dem sogenannten inneren Ersticken. In (fast) jeder Ihrer Körperzellen gibt es die Mitochondrien, in welchen die sogenannte Atmungskette abläuft. Diese Kette besteht aus aneinandergereihten biochemischen Reaktionen (von einem Glied der Kette zum anderen), welche am Ende der Gewinnung von Energie dienen, die für alle Vorgänge im Körper gebraucht wird. Die Mitochondrien sind also die Kraftwerke in Ihren Körperzellen. Die Atmungskette ist dann vergleichbar mit der Generierung oder gar Verbrennung des Holzes im Inneren des Kraftwerks. Die Blausäure greift nun genau in diese Atmungskette ein. Eines der essenziellen Kettenglieder ist ein Helferchen, das als eines seiner Bestandteile ein positiv geladenes Eisen-Teilchen innehat. Und an dieses positiv geladene Eisen-Teilchen bindet die Blausäure und blockiert damit die gesamte Arbeit des Helferchens. Die Atmungskette kann nicht weiter ablaufen[19]. Und damit geht Ihrer Zelle die Energie aus.

Ein anderer Vergleich hierfür, den ich gerne mal heranziehe, ist eine Reihe von Dominosteinen. Sie stoßen den ersten an, dieser kippt gegen den nächsten und der stößt wiederum an den dritten und so weiter, bis das Ende der Reihe gekommen ist und der letzte Dominostein ins Leere fällt. Blockieren Sie nun aber zum Beispiel durch Festhalten mit Ihrer Hand einen einzelnen Stein in der Mitte der Reihe, dann stoppt die Kette der umfallenden Steine an dieser Stelle. Alle weiteren Steine bleiben stehen. Nichts passiert mehr. Die

Blausäure ist die Hand, die den Dominostein festhält. Die gesamte Atmungskette stoppt, es wird keine Energie mehr produziert. Die Körperzellen können nun deshalb nur noch erheblich weniger Energie produzieren als für die Aufrechterhaltung der Vorgänge im Körper benötigt wird.

Ein weiterer schädigender Mechanismus von Blausäure ist die Bindung an roten Blutfarbstoff in den roten Blutkörperchen. Diese sind dafür zuständig, den eigeatmeten Sauerstoff zu binden und in alle möglichen Bereiche unseres Körpers zu transportieren. Blausäure verhindert nun die Bindung des Sauerstoffes an den roten Blutfarbstoff. Der Transport des Sauerstoffes wird verhindert. Alles in allem führt Blausäure so zum sogenannten „inneren Ersticken".

Immer wieder Vergiftungsfälle

Leider sind dies nicht nur theoretische toxische Auswirkungen. Immer wieder kommt es zu Vergiftungen mit Amygdalin. US-amerikanische Wissenschaftler berichteten 1977 von einem elf Monate alten Mädchen, das Amygdalin-Tabletten zu sich genommen hat und nach drei Tagen verstarb[20]. 1978 wurde der Fall eines zwei Jahre alten Kindes beschrieben, das Amygdalin-Tabletten zu schlucken bekam sowie zusätzliche rektale Einläufe mit Amygdalin[21]. Auch dieses Kind starb. 2015 wurde ein Vergiftungsfall eines vier Jahre alten Jungen beschrieben, dem Amygdalin und Aprikosenkerne verabreicht wurden und der daraufhin ums Leben kam[22]. Ohne die genauen Hintergründe zu kennen, vermute ich, dass die Erziehungsberechtigten ihre Kinder in diesen Fällen nicht absichtlich schädigen wollten und eventuell sogar – durch falsche Ratgeber motiviert – dachten, ihren Kindern etwas Gutes zu tun. Dies macht die fatalen Auswirkungen jedoch nicht weniger erschreckend.

Ich könnte jetzt hier noch etliche Seiten mit medizinischen Fallberichten nach einer Amygdalin-Vergiftung an Kindern und auch an

Erwachsenen füllen. Aber ich denke, Sie haben verstanden, dass ein Aprikosenkern und das darin enthaltene Amygdalin kein harmloses Vitamin ist, das man bedenkenlos schlucken beziehungsweise verabreichen sollte. Dies gilt nicht nur für gesunde, sondern erst recht für geschwächte und kranke Körper. Aprikosenkerne sind nicht für eine Prävention geeignet, und eine Krebstherapie gehört in die Hände eines erfahrenen Onkologen oder einer Onkologin.

Ab wann wird es gefährlich?

Interessanterweise scheint es bei Menschen sehr hohe Schwankungen zu geben, ab welcher Menge an Amygdalin mit toxischen Auswirkungen zu rechnen ist. Generell ist eine Schwankung natürlich logisch. Wir sind alle unterschiedliche Wesen mit individueller biochemischer Ausstattung. Wir ernähren uns verschieden, treiben unterschiedlichen Sport und haben diverse Grunderkrankungen. Bei Amygdalin scheinen die Unterschiede in der tolerablen Dosis allerdings besonders ausgeprägt zu sein. Bei gängigen Empfehlungen über die maximal verzehrbare Dosis wird deshalb immer auf die empfindlichste Gruppe eingegangen.

Manchmal wird von zehn Aprikosenkernen für erste toxische Auswirkungen gesprochen, ein anderes Mal von 50 Aprikosenkernen bei Erwachsenen und fünf bis zehn Kernen bei Kindern hinsichtlich der Gefahr des Todes. Die Europäische Behörde für Lebensmittelsicherheit berichtet von einer tödlichen Blausäure-Dosis von 0,5 bis 3,5 Milligramm pro Kilogramm Körpergewicht (bei einem Erwachsenen)[23]. Das Bundesinstitut für Risikobewertung geht hingegen von einer maximalen unbedenklichen Dosis bei empfindlichen Personen von 75 Mikrogramm Blausäure pro Kilogramm Körpergewicht aus[24]. Dies sind bei einem 80 Kilogramm schweren Menschen also etwa 6 Milligramm Blausäure. Bei diesem Wert sind wir weit unter der vermuteten tödlichen Dosis der oben erwähnten Europäischen Behörde. Gemäß einer wissenschaftlichen Publikation des Bundesinstituts für Risikobewertung werden mit dem Verzehr eines Aprikosenkerns mittlerer Größe etwa 1,5 Milligramm Blausäure aufgenommen und mit einem großen Aprikosenkern bis zu 2,3 Milligramm Blausäure[25]. Allerdings sind dies nur Näherungswerte, und der genaue Gehalt an Blausäure hängt von den individuellen Wachstumsbedingungen der Aprikosen ab.

Um auf der sicheren Seite zu sein, sollten deshalb von einem Erwachsenen maximal zwei große Aprikosenkerne pro Tag verzehrt werden. Damit bleiben wir wirklich auf der absolut sicheren Seite. Die allermeisten Erwachsenen vertragen wahrscheinlich mehr – aber eben nur wahrscheinlich. Wollen Sie das Risiko eingehen? Ich nicht, vor allem nicht bei zweifelhaftem Nutzen. Kinder sollten auf jeden Fall überhaupt keine bitteren Aprikosenkerne essen. Je leichter und jünger sie sind, desto dramatischer können die Auswirkungen sein.

Klitzekleiner Exkurs zum Abschluss

Erlauben Sie mir noch einen Kommentar zu den süßen Aprikosenkernen. Oben habe ich Ihnen geschildert, dass in diesen fast kein Amygdalin enthalten ist. Es gibt aber dennoch immer wieder süße Aprikosenkerne zu kaufen, welche hohe Gehalte an Amygdalin aufweisen. Der Verdacht liegt nahe, dass in diesen Fällen süße und bittere Aprikosenkerne vor dem Verkauf durchmischt wurden. Leider können Sie diese äußerlich nicht unterscheiden.

Bei Apfelkernen, die auch Amygdalin enthalten, müssen Sie weniger auf eingeschränkten Verzehr achten. Erstens sitzt das Amygdalin im Inneren des Kerns und solange Sie die Kerne nicht zerkauen, wird der Stoff nicht freigesetzt. Und zweitens sind die Mengen in den kleinen Kernen nicht sehr hoch. Im Rahmen einer gemeinsamen Forschungsarbeit haben englische und nigerianische Wissenschaftler berichtet, dass Apfelkerne ca. 1 bis 4 mg Amygdalin pro Gramm getrockneter Apfelkerne enthalten[26]. Weiterhin wird in diesem Artikel berichtet, dass sich durch das gründliche Zerkauen und Verschlucken eines Gramms Apfelkerne zwischen 0,06 und 0,2 Milligramm Blausäure im Körper bilden können. Wie oben festgestellt, sind bei einem 80 Kilogramm schweren Menschen etwa 6 Milligramm Blausäure unproblematisch. Gehen wir nun von einem maximalen Blausäuregehalt in Apfelkernen aus, könnten wir mindestens 30 Gramm Apfelkerne gut zerkauen und schlucken. Bei Äpfeln müssen Sie sich also keine Sorgen machen. Und wenn Sie doch dazu tendieren, täglich sehr viele zu konsumieren, dann lassen Sie einfach die Kerne weg. Bei Bittermandeln, die ebenfalls Amygdalin aufweisen, geht man übrigens von etwa fünf bis zehn verzehrten Bittermandeln bei Kindern[27] und ungefähr 50 bis 60 Stück bei einem Erwachsenen als Menge für eine mögliche tödliche Dosis aus.

Erste Hilfe

Bei einer akuten Blausäure-Vergiftung kommt es meist anfangs zu Kopfschmerzen, Müdigkeit sowie Schwindel und Übelkeit. Bei hohen Dosierungen sind Koma sowie Atem- und Kreislauf-Versagen und schlimmstenfalls der Tod die Folgen. Haben Sie nach der Lektüre dieses Kapitels Sorgen, dass Sie sich aufgrund einer dauerhaften Aufnahme von Amygdalin-haltigen Kernen langfristig vergiftet haben? Dann suchen Sie Ihre Hausarztpraxis auf und schildern Sie dort die Thematik. Auch den Giftnotruf können Sie immer kontaktieren. Schlussendlich noch einmal der Hinweis: Vorsicht ist besser als Nachsicht. Es gibt keinen Beweis dafür, dass Aprikosenkerne bei Krebsleiden helfen. Die Datenlage spricht sogar eher dagegen. Die Gefahr, dass Sie sich beim Verzehr von Aprikosenkernen selbst schaden, ist auf jeden Fall sehr viel höher. Holen Sie unbedingt ärztlichen Rat ein, falls Sie trotzdem damit liebäugeln. Dann werden Ihnen die Nachteile und Gefahren noch einmal erläutert. Bei den Vorteilen wird es schwierig, denn die gibt es eher nicht.

4. ROHMILCH

Was	Rohmilch und Produkte aus Rohmilch (bspw. Rohmilch-käse)
Giftige Bestandteile	Infektiöse Mikroorganismen können enthalten sein.
Toxische Dosis	Schon eine kleine Menge kann Krankheiten auslösen.
Symptome	Von Magen-Darm-Problemen über Hirnhautentzündung bis hin zu einer Fehlgeburt ist alles dabei.
Erste Hilfe	Wenn Sie vermuten, infizierte Rohmilch getrunken zu haben, holen Sie ärztliche Hilfe. Prävention: Zumindest Risikogruppen sollten auf den Verzehr von Rohmilch und Produkten aus Rohmilch verzichten.

Dieses Kapitel ist ein Exot innerhalb dieses Buches. Wie Sie wissen, ist meine Profession die Toxikologie. Ich liebe es, mich mit den Interaktionen zwischen Giftstoffen und unserem Körper zu beschäftigen und diese zu beschreiben. Ich schwelge für mein Leben gerne in alten Kriminalfällen, bei denen ein Gift im Mittelpunkt des Geschehens steht. Ich möchte einfach darüber Bescheid wissen, was mich in der Natur empfindlich schädigen kann. Und ich bin ein alter Klugscheißer, der sein Wissen am liebsten mit anderen teilt.

Mein beruflicher Lebensweg hat aber nicht mit der Toxikologie begonnen. In den 1990er-Jahren habe ich ein Studium der Biologie angefangen und erfolgreich abgeschlossen. Und auch wenn einer meiner Schwerpunkte im Studium die Toxikologie war, bekomme ich den Biologen nicht komplett aus mir heraus. Und der interessiert sich besonders für Bakterien, Viren und Parasiten. Eine gewisse Konstanz ist da doch zu erkennen. Es handelt sich wieder einmal um kleine Dinge, die uns Menschen schädigen oder gar töten können. Als junger Doktorand durfte ich meine ersten Schritte auf dem Parkett der wissenschaftlichen Kongresse in Deutschland ausüben. Bei einem meiner ersten Kongresse handelte es sich um die Jahrestagung der

Deutschen Gesellschaft für Pneumologie und Beatmungsmedizin im Jahre 2007 in Mannheim. Das Besondere bei dieser Jahrestagung war (und ist es vermutlich immer noch), dass nicht – wie bei internationalen wissenschaftlichen Kongressen sonst üblich – fast ausnahmslos in der Wissenschaft Arbeitende dort anzutreffen waren. Es war eine bunte Mischung aus Wissenschaftlerinnen und Wissenschaftlern sowie praktizierenden Ärztinnen und Ärzte verschiedener Disziplinen zugegen.

Ich weiß nicht mehr viel von dem, was auf dieser Jahrestagung behandelt wurde. Aber an eine nachmittägliche Veranstaltung erinnere ich mich noch sehr gut. Dabei ging es – zumindest am Rande – um die Gefährlichkeit von verzehrter Rohmilch. Es entwickelte sich eine äußerst spannende und auch etwas skurrile Diskussion zwischen einer hochdekorierten Professorin, wohnhaft in einer deutschen Großstadt, und einem Hausarzt aus dem tiefsten Allgäu. Während die Professorin nicht nachließ, die tödlichen Gefahren, die von Rohmilch ausgehen, zu beschwören, entlockte dies dem Hausarzt nur ein müdes Lächeln. Ich erinnere mich noch an Sätze wie »Sie sind weltfremd« oder »Verlassen Sie doch bitte einmal Ihren Elfenbeinturm« und letztendlich »Ich habe einen Bauernhof und trinke täglich Rohmilch. Da ist noch nie etwas passiert«. Die Professorin, sichtlich irritiert angesichts der in der Praxis fundierten, aber wissenschaftlich wenig haltbaren Argumente des Hausarztes, bekam im Laufe der Diskussion einen mehr und mehr verzweifelten Gesichtsausdruck und brach die Diskussion am Ende völlig entnervt und um viele Jahre gealtert ab. Ich glaube, für sie war es ebenfalls der erste Besuch auf dieser Jahrestagung und vermutlich auch der letzte.

Ich muss heute noch oft an diese Diskussion denken. In schöner Regelmäßigkeit fahren wir für einen kürzeren oder auch längeren Urlaub auf einen Bauernhof im Ostallgäu. Während dieses Urlaubs gibt es stets die Gelegenheit, Rohmilch direkt nach dem Melken zu trinken beziehungsweise mit in die Ferienwohnung zu nehmen. Ein

Angebot, das wir noch nie genutzt haben. Wir geben uns auch stets große Mühe, die Milchflaschen aus dem örtlichen Supermarkt an der Bäuerin vorbeizuschmuggeln, um nicht unhöflich zu wirken. Und jedes Mal frage ich mich: »Übertreibe ich? Wieso zum Geier schleppe ich literweise Milch aus dem Supermarkt herbei, wenn ich doch auf einem Milch produzierenden Bauernhof wohne? Ist meine Sorge wegen der Rohmilch berechtigt?« Spoiler: Sie ist es!

Das Problem mit der Rohmilch

Rohmilch ist unbehandelte Milch von Nutztieren, meistens von Kühen. Diese Milch kann mit Keimen belastet sein, die auf unterschiedlichem Weg in die Milch gelangen können. Problematisch sind hier beispielsweise der Gesundheitszustand des Tieres oder die Hygiene beim Melken, wie beispielsweise ein verunreinigtes Euter.

Die Menge und Art der potenziell enthaltenen Keime in der Rohmilch können variieren. Beispiele hierfür sind Bakterien mit den klangvollen Namen *Staphylococcus aureus*, *Listeria monocytogenes* oder Shigatoxin-produzierende *Escherichia coli*. Selbst die Frühsommer-Meningoenzephalitis (FSME), welche durch Viren übertragen wird, kann durch Rohmilch zum Menschen gelangen. Sogar die Rohmilch in sogenannten Rohmilchabgabeautomaten ist nicht sicher vor einer Kontamination mit Keimen. Diese Automaten halten die Milch zwar kühl und verhindern auf diese Weise eine starke Vermehrung eventuell enthaltener Keime, die Kühlung tötet jedoch keine vorhandenen Keime ab. Und bevor Sie extra fragen müssen: Auch Rohmilchkäse, also Käse, der aus Rohmilch hergestellt wird, kann keimbelastet sein. Es wurden schon etliche Käse aus dem Handel zurückgezogen, da in ihnen potenziell gesundheitsschädigende Keimen gefunden worden waren.

Ein geringeres Risiko gibt es bei sogenannter Vorzugsmilch, welche im Einzelhandel erhältlich ist. Hierbei handelt es sich um abgepackte Rohmilch aus besonders kontrollierten Betrieben. Die Gewinnung und die Abfüllung dieser Vorzugsmilch dürfen nur unter Einhaltung strenger hygienischer Vorgaben erfolgen. Zudem sind mikrobiologische Kontrollen durchzuführen. Aufgrund dieser zusätzlichen Schutzmaßnahmen ist die Wahrscheinlichkeit geringer, sich durch den Genuss von Vorzugsmilch durch einen enthaltenen Keim zu schädigen. Hundertprozentig ausgeschlossen ist dies jedoch nicht.

Für die im Supermarkt verkaufte konventionelle Milch wird die sogenannte Pasteurisierung eingesetzt. Das bedeutet, die Milch wird auf 60 bis 100 Grad Celsius erhitzt, um eventuell enthaltene Mikroorganismen abzutöten beziehungsweise zu inaktivieren. Die Erwärmung soll dabei schonend und nur kurz erfolgen, damit die Aromen der Milch möglichst unangetastet bleiben. Ob die volle Geschmacksvielfalt in der Praxis tatsächlich erhalten bleibt, sei an dieser Stelle einfach mal dahingestellt.

Die wichtigsten Keime

Theoretisch sind Dutzende, wenn nicht Hunderte krank machende Keime in Rohmilch denkbar. Ich möchte im Folgenden in aller Kürze aber nur auf vier verschiedene, besonders relevante beziehungsweise interessante Keime eingehen: *Staphylococcus aureus*, *Listeria monocytogenes*, Shigatoxin-produzierende *Escherichia coli* und FSME-Viren. Hierbei handelt es sich um drei Bakterien und einen Virus.

Bakterien, sind sie erst einmal in den menschlichen Körper hineingekommen, können sich mit rasender Geschwindigkeit vermehren. Dies machen sie – im Gegensatz zu den Viren – auf recht einfallslose Weise. Ähnlich wie unsere eigenen Körperzellen verdoppeln sich Bakterienzellen einfach. Okay, ganz so simpel ist das natürlich nicht, aber ich finde es dennoch recht einfallslos. Viren hingegen sind sehr viel tiefsinniger. Sie sind der Mastermind unter unseren Keimen. Wären Keime Tischgespräche, dann wären Bakterien der Smalltalk über das Wetter, Viren hingegen eine lebhafte Diskussion über die Toxikologie. Wären Keime Musikinstrumente, so wären Bakterien

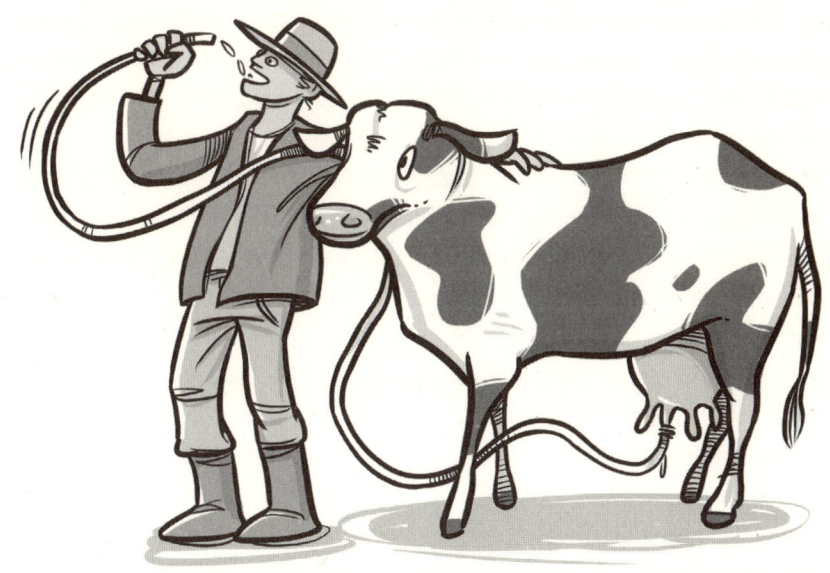

eine einzelne Pauke, ein Virus hingegen ein ganzes Streicherensemble. Okay, ich denke, Sie haben verstanden, wie ich es meine …

Ohne an dieser Stelle tiefer in die Virologie eindringen zu wollen (und zu können), nur so viel: Ein Virus vermehrt sich in unserem Körper, indem er zuerst in eine unserer Körperzellen eindringt. Im Anschluss daran wird das Erbgut des Virus innerhalb unserer Körperzelle freigesetzt. Dieses Erbgut ist im Prinzip nichts anderes als ein Bauplan für virale Bestandteile. Und genau dieses Viren-Erbgut wird nun von unseren eigenen Körperzellen abgelesen, was dazu führt, dass diese danach während der Zell-Vermehrung Viren anstelle anderer wichtiger Substanzen produzieren. Um das an dieser Stelle einmal klar auszudrücken: Es handelt sich um eine feindliche Übernahme. Wie ein Zombie in den einschlägigen Filmen nur den Verzehr Ihres Gehirns als Ziel hat, haben – nach erfolgter feindlicher Übernahme – unsere Zombie-Körperzellen nur noch ein Ziel: zu hocheffektiven Virus-Produktionsmaschinen zu werden.

Wenn das nicht faszinierend und zugleich überaus gruselig ist, dann weiß ich auch nicht. Ich würde sogar so weit gehen, zu behaupten, dass dieser Vorgang fast genauso faszinierend ist wie die Toxikologie – aber nur fast. Diese Mechanismen, die ich Ihnen hier grob dargestellt habe, sind in echt natürlich um einiges komplizierter. Und vor allem bei Viren gibt es noch verschiedene Arten, die sich hinsichtlich der Vorgehensweise bei der feindlichen Übernahme unterscheiden. Aber ich glaube, wir belassen es erst mal dabei. Schließlich ist dies immer noch ein Toxikologie-Buch. Kommen wir zu den oben genannten Keimen zurück, die ich Ihnen kurz etwas näher vorstellen möchte:

Staphylococcus aureus ist ein Bakterium. Es ist 0,8 bis 1,2 Mikrometer groß (also verdammt klein) und erscheint unter dem Mikroskop wie eine wohlgeformte Traube. Offenbar sind diese Bakterien die Texas-Ranger unter den Bakterien und von recht großer Widerstandsfähigkeit. Temperaturen von etwa 60 Grad Celsius halten sie mühelos bis zu 30 Minuten stand und auch Austrocknung schadet ihnen eher weniger. Sofern Sie das Bakterium eingenommen haben, können Sie verschiedene Symptome erwarten. Übelkeit und Erbrechen, eventuell kombiniert mit einem schönen Durchfall, sind dabei gesetzt. Häufig treten die ersten Symptome schon ab zwei Stunden nach Verzehr auf. Das Gute an der Sache ist, dass das Ganze im Normalfall nach 24 bis 48 Stunden überwunden ist. Langfristigere Komplikationen sind eher selten.

Listeria monocytogenes sehen unter dem Mikroskop wie kleine Brausestäbchen aus. Ihre Breite beträgt 0,4 bis 0,5 Mikrometer, ihre Länge 0,5 bis 2 Mikrometer. Eine Besonderheit dieser Bakterien ist, dass sie sich auch bei Kühlschranktemperaturen vermehren können – wenn auch verlangsamt. Sie kommen zwar gut mit diesen kalten Temperaturen klar, pudelwohl fühlen sie sich dabei aber nicht. Diese Listerien sind hauptsächlich für vier verschiedene Krankheitsbilder verantwortlich. Das erste ist eine sogenannte Schwangerschafts-Listeriose. Diese Krankheit ist heimtückisch und besonders gravierend.

Schwangere Frauen, welche die Listerien aufgenommen haben, weisen keine, allerhöchstens aber Symptome eines milden grippalen Infekts auf. Für das ungeborene Kind kann es jedoch zu schrecklichen Auswirkungen bis hin zum Versterben kommen. Die einzige gute Nachricht an dieser Stelle ist: Bei einem frühzeitigen Erkennen der Infektion kann durch eine ärztliche Behandlung der Schaden für das Kind verhindert werden. Das zweite Krankheitsbild ist eine mögliche Hirnhautentzündung. Das dritte geht mit Fieber und anderen eher unspezifischen Symptomen einher. Das vierte und letzte schließlich ist das, was wir alle bei einem verunreinigten Lebensmittel erwarten. Ein schön unangenehmer Brechdurchfall. Jedes dieser Krankheitsbilder kann einzeln für sich auftreten oder auch mal kombiniert. Je nachdem, wie viele Keime Sie aufgenommen haben und wie fit Ihr Immunsystem ist, können Sie auch komplett verschont bleiben.

Bei Shigatoxin-produzierenden *Escherichia coli* handelt es sich wieder um kleine stäbchenförmige Gebilde mit den ungefähren Maßen von 1,5 mal 4 Mikrometern. Diese Bakterien bilden, nachdem sie sich im Darm häuslich eingerichtet haben, fiese Giftstoffe. Eine Infektion und anschließende Vergiftung mit den Toxinen kann sich auf verschiedenartige Weise zeigen. Von einer leichten Durchfallerkrankung bis hin zu schweren blutigen Durchfällen mit lebensbedrohlichen Komplikationen wie einem Nierenversagen ist alles drin.

FSME-Viren: Bei der Frühsommer-Meningoenzephalitis (FSME) denken wir zuallererst an Zecken. In verschiedenen Teilen Deutschlands kann ein Zeckenbiss die FSME-Viren und die damit einhergehende Hirnhautentzündung übertragen. Was viele Menschen nicht wissen, ist, dass auch durch den Verzehr von Rohmilch FSME-Viren aufgenommen werden können. In der Vergangenheit kam es immer wieder zu Fällen, bei denen es durch den Konsum von Rohmilchkäse nachweislich zu einer FSME-Erkrankung kam. Die Art der Übertragung ist hier ein wenig anders als durch einen simplen, mit Keimen verunreinigten Euter. In diesem Fall muss die Kuh vor der Milchabgabe von einer Zecke, die FSME-Viren enthält, gebissen werden. Normalerweise werden die Kühe nicht selbst krank. Allerdings können die FSME-Viren während der ersten Tage in die Milch übergehen. Trinken Sie nun diese Milch als Rohmilch oder essen Sie den Käse als Rohmilchkäse, haben Sie eine gewisse Wahrscheinlichkeit, abhängig von der Anzahl der aufgenommenen Viren und dem Status Ihres Immunsystems, an FSME zu erkranken.

Wie hoch ist das Risiko?

Grundsätzlich muss man sagen, dass die Wahrscheinlichkeit, sich durch Rohmilch mit Keimen zu infizieren, relativ gering ist. Und selbst wenn ein Keim mit der Rohmilch in uns eindringt, kommt unser Immunsystem im Normalfall gut damit klar. Allerdings ist dies keine Absolution für Risikofreiheit, und auch gesunde Erwachsene können schlimme Erkrankungen durchleiden. Ich kann Ihnen also nicht das ruhige Gewissen für hemmungslosen, literweisen Verzehr von Rohmilch schenken.

Was ich Ihnen jedoch sagen kann, ist, dass der Genuss kontaminierter Rohmilch gerade für Säuglinge, Kleinkinder, ältere Menschen und Menschen mit Vorerkrankungen, die mit einer Immunschwäche zusammenhängen, riskant ist. Es ist bekannt, dass bei diesen Gruppen potenzielle Erkrankungen besonders schwer verlaufen können. Auch schwangere Frauen gehen ein Risiko für ihr ungeborenes Kind ein. Bei unserer Risikoabschätzung haben wir also eine typische Gefährdungsmatrix zu beurteilen. Wir müssen das Risiko, infiziert zu werden, mit dem Schaden, der daraus resultieren kann, ins Verhältnis setzen. Und dann muss jeder für sich eine individuelle Entscheidung treffen, wie er sich verhalten möchte. Das Risiko einer Infektion ist – wie oben schon erwähnt – recht gering. Nur die wenigsten Produkte sind mit besorgniserregenden

Keimen verunreinigt. Eine genaue Prozentzahl kann ich Ihnen leider nicht nennen. Es werden jedoch immer wieder Verkeimungen gefunden. Der Schaden kann bei besonders empfindlichen Personen gravierend sein. Auch der eigene Tod oder das Versterben des ungeborenen Kindes gehören dazu. Als gesunder Erwachsener können Sie zwar ebenfalls schwer erkranken, meist bleibt es aber bei einer Magen-Darm-Krankheit.

Lange Rede, kurzer Sinn: Risikogruppen sollten meines Erachtens auf den Rohmilchkonsum eher verzichten. Gesunde Erwachsene sollten sich bei der Entscheidung für einen Verzehr zumindest über das Risiko bewusst sein – daher habe ich dieses Kapitel als Exot mit in das Buch aufgenommen. Wenn Sie mich fragen: Ich selbst verzichte komplett auf Rohmilch und größtenteils auf Rohmilchkäse. Ab und zu kommt aber ein besonders leckerer Rohmilchkäse trotzdem auf meinen Teller.

5. ZUCCHINI (MIT EINEM EXKURS ZU KÜRBISSEN UND MELONEN)

Was	Zucchini, Kürbisse, Melonen (generell Kürbisgewächse)
Giftige Bestandteile	Die Zucchini an sich kann unter Umständen ein Gift bilden.
Toxische Dosis	Eine definierte Menge ist nicht bekannt.
Symptome	Bei Verzehr: Bauchschmerzen, Übelkeit, Erbrechen, (evtl. blutiger) Durchfall, Magenkrämpfe
Erste Hilfe	Prävention: Essen Sie die Zucchini nicht, wenn sie ungewöhnlich bitter schmeckt. Bei leichten Symptomen ist keine Behandlung notwendig. Ansonsten ärztliche Hilfe suchen oder Giftnotruf kontaktieren

Mein gärtnerischer Erfolg ist mittelmäßig und von Zufall geprägt. In dem einen Jahr kann ich tagelang eine Großfamilie mit meinen gärtnerischen Erzeugnissen ernähren, und in einem anderen Jahr habe ich Probleme, mich allein über die Runden zu bringen. Schwierig sind nach meiner Erfahrung Kürbisse (bis ich sie ernten möchte, sind sie immer komplett von Schnecken zerfressen), Tomaten (Mehltau lässt grüßen) oder auch Gurken (keine Ahnung, warum das bei mir nicht funktioniert). Relativ gut gehen dafür Pflücksalat (so viel Salat kann kein Mensch essen, wie bei mir wächst), Möhren (im Beet immer genug Platz nach unten lassen) und auf alle Fälle Zucchini. Wenn nichts anderes mehr funktioniert, dann gehen diese immer.

So lecker und leicht anzubauen Zucchinis sind, so gefährlich können sie in seltenen Fällen aber auch sein. In unschöner Regelmäßigkeit wird in den Medien von Hobbygärtnerinnen und -gärtnern berichtet, die sich mit einer selbst angebauten Zucchini vergiftet haben. »Rentner (79) stirbt an Killer-Zucchini« – diese äußerst seriöse Schlagzeile lesen Sie in einer Ausgabe der *BILD* vom August 2015[28].

Ich finde den Titel definitiv ansprechend und werde bei künftigen toxikologischen Publikationen ab sofort häufiger das Wörtchen »Killer« verwenden. Meine Diplomarbeit hatte beispielsweise den eher langweiligen Namen »Lipidperoxidation als Endpunkt toxischer Partikelwirkung«. Wie hätte ich vor dem Prüfungsausschuss doch glänzen können, wenn ich stattdessen »Lipidperoxidation als Endpunkt toxischer Wirkung von Killer-Partikeln« gewählt hätte ...

Die Zucchini kann aber wirklich ein wahrer Killer sein. Im Jahr 2020 wurde beispielsweise ein Vergiftungsfall von Medizinern aus Göttingen beschrieben[29]. Demnach wurde eine 66 Jahre alte Patientin in eine Klinik in Göttingen eingewiesen. Die Patientin war benommen, musste erbrechen, hatte blutigen Durchfall und niedrigen Blutdruck. Sie gab an, am Vortag gegen 13 Uhr ein Zucchini-Schnitzel gegessen zu haben, welches ungewöhnlich bitter geschmeckt habe. Die Symptome Übelkeit, Erbrechen und Unterbauchkrämpfe hatten zwei Stunden nach dem Verzehr begonnen. Blutige Durchfälle waren stündlich über 24 Stunden hinweg aufgetreten. Die Diagnose, welche schnell getroffen wurde, war die einer akuten Lebensmittelvergiftung aufgrund des Verzehrs der Zucchini. Als Hauptdiagnoseparameter – neben den typischen Symptomen – nahmen die Autorinnen und Autoren den ungewöhnlich bitteren Geschmack der Zucchini in den Fokus. Dieser ist ein sehr aussagekräftiges Anzeichen für das Vorhandensein von giftigen Cucurbitacinen in Zucchini oder anderen Kürbisgewächsen. Cucurbitacine, für uns im Folgenden kurz Cucu, sind ein Sammelbegriff für eine ganze Reihe von giftigen Stoffen, die von diversen Kürbisgewächsen wie Zucchini, Gurken oder Melonen (und auch anderen Pflanzen) gebildet werden können. Die Patientin hatte Glück im Unglück und war im Klinikum in Göttingen gut aufgehoben. Nach drei Tagen Aufenthalt in der Klinik wurde sie als genesen entlassen.

Die Medien und auch wissenschaftliche Literatur berichten jedoch leider auch von Menschen, die aufgrund einer Lebensmittelvergiftung durch Zucchini verstorben sind. Allen voran der oben genannte Bericht über die Killer-Zucchini aus dem Jahr 2015. Auch Nutztiere verenden in unschöner Regelmäßigkeit an den Giftstoffen der Kürbisgewächse.

Was macht Cucu im Körper?

Cucu ist bekannt dafür, dass es eine zelltoxische Wirkung besitzt, also Körperzellen zum Sterben bringt[30]. Dies haben verschiedene wissenschaftliche Arbeitsgruppen auf recht einfache Art und Weise herausgefunden. Man nehme eine Kultur von Körperzellen in einem Reagenzglas, kippe ein wenig Cucu darauf und schaue, was passiert – stark vereinfacht beschrieben. Dieses Experiment kombiniert man noch mit weiteren Versuchsansätzen zum Vergleich. Vornehmlich sollten Sie hier Ansätze mit Stoffen, von denen man das Ergebnis schon kennt, nutzen. Im Normalfall wird dabei ein Stoff verwendet, der überhaupt keine zelltoxische Wirkung hat, sowie ein Stoff, der bekanntermaßen stark zelltoxisch ist. Dies sind die sogenannten Kontrollgruppen, von denen man schon im Vorfeld den Ausgang des Experimentes kennt. Das eine ist die Negativkontrolle (keine Wirkung), das andere die Positivkontrolle (auf alle Fälle eine Wirkung). Diese Kontrollgruppen liefern, obwohl der Ausgang der Versuche schon bekannt ist, zwei immens wichtige Aussagen: Erstens zeigt sich, ob das Experiment normal verlaufen, also kein Fehler passiert ist. In der Negativgruppe darf keinerlei Wirkung auftreten, und in der Positivgruppe sollte viel passieren. Zweitens kann die zelltoxische Wirkung von Cucu hinsichtlich der Intensität eingeordnet werden. Liegt die Wirkung nahe der Positivkontrolle oder doch eher in der Mitte zwischen Positiv- und Negativkontrolle? Und – Simsalabim – schon haben Sie ein wissenschaftliches Experiment gemacht mit der Aussage: »Cucu tötet Körperzellen in einer Kultur im Reagenzglas.«

Okay, ganz so einfach ist es natürlich nicht, und der Weg zu einer wissenschaftlichen Publikation in einem angesehenen wissenschaftlichen Journal ist steinig. Aber ich glaube, Sie verstehen, auf was ich hinaus will. Der Zelltod ist ein sehr niederschwelliger und leicht erhältlicher Parameter. So richtig viel sagt er aber erst mal nicht aus. Viel interessanter und auch schwieriger ist es, die Ursache für den Zelltod herauszufinden. Durch welchen Mechanismus schädigt Cucu die Zellen so sehr, dass sie absterben? Das herauszufinden, ist die wahre Wissenschaft. Und für Cucu gibt es da so einige interessante Publikationen.

In unseren Körperzellen gibt es die sogenannten Actinfilamente. Dieser zweiteilige Name ist recht einfach zu erklären. Erstens bestehen Actinfilamente aus Actin. Ohne mehr ins Detail zu gehen, nur so viel: Actin ist der Name für ein spezifisches Protein, welches in unserem Körper vorkommt. Und Filament kann grob mit dem Wörtchen »Faser« übersetzt werden. Actinfilamente sind also Fasern, die aus dem Protein Actin bestehen. Eine ihrer Hauptaufgaben ist es, unsere Körperzellen zu stabilisieren. Sie bilden knapp unterhalb der äußeren Zellmembran ein stabiles, allumspannendes Netzwerk. Weiterhin sind sie dafür zuständig, den Transport von verschiedenen Stoffen über kurze Strecken innerhalb der Körperzellen mitzuorganisieren.

Wissenschaftler der Universität Heidelberg haben nachgewiesen, dass Cucu direkten Einfluss auf das Protein Actin nimmt und mit diesem interagiert[31]. Durch diese Interaktion werden die wichtigen, stabilisierenden Actinfilamente strukturell verändert. Dies sorgt für eine generelle Instabilität der Zelle, mit der unser Körper nur schwer klarkommt. Deshalb schickt dieser über verschiedene Signale diese Zellen in den Zelltod und lässt sie damit koordiniert absterben. Frei nach dem Motto: Bevor die Zelle außer Rand und Band gerät und irgendetwas anstellt, recycle ich sie lieber und ersetze sie.

Ein weiterer Effekt, den Cucu hat, ist ein gewisser Einfluss auf die Mikrotubuli, die im Kapitel über die Eibe noch einmal eine wichtige Rolle spielen werden. An dieser Stelle möchte ich sie nur kurz umreißen. Mikrotubuli sind ein Teil des Zellskeletts. Ihre Aufgabe ist es, die Zelle stabil in ihrer Form zu halten (wie das Actin). Außerdem sind sie entscheidend am Prozess der Zellvermehrung durch Verdopplung beteiligt. Im Rahmen dieser Verdopplung der Zelle sorgen die Mikrotubuli beispielsweise dafür, dass viele wichtige Inhaltsstoffe der Zelle an ihren dafür vorgesehenen Platz kommen. Ohne die Mikrotubuli wäre die Zellvermehrung nicht möglich.

Unter anderem die oben bereits erwähnten Heidelberger Wissenschaftler konnten zeigen, dass Cucu über eine Wirkung auf die Mikrotubuli Einfluss auf die Zellvermehrung nimmt. Das Resultat ist, dass die Zellverdoppelung mitten im laufenden Prozess stagniert. Es geht nichts mehr vor und nichts zurück, was zwangsläufig zu zwei halbfertigen Zellen und somit zum vom Körper befohlenen Untergang der Zelle beziehungsweise der Zellen führt.

Es wird übrigens versucht, diese Eigenschaft von Cucu für Krebsmedikamente nutzbar zu machen[32]. Krebszellen verdoppeln sich im Vergleich zu normalen Zellen sehr viel häufiger, sie wuchern regelrecht und infiltrieren auch durch dieses enorme Wachstum den Körper. Dies bedeutet, dass Cucu, da es auf die Zellvermehrung Einfluss nimmt, auch sehr viel intensiver auf Krebszellen wirkt als auf normale, gesunde Körperzellen. Was in der Theorie sehr einfach und logisch klingt, ist in der Praxis aber leider sehr viel schwieriger. Der Kollateralschaden (in diesem Fall auf die anderen Körperzellen) ist recht hoch (wie es leider bei allen Krebsmedikamenten der Fall ist). Kommen Sie deshalb bitte nicht auf die Idee, eine Selbstmedikation mit bitteren Zucchinis durchzuführen. Der Schaden für den ohnehin geschwächten Körper wäre dramatisch. Eine Krebstherapie gehört sowieso immer in die Hände eines Onkologen oder einer Onkologin. Interessanterweise werden für Cucu noch viele andere Einsatzmöglichkeiten in der Medizin diskutiert und getestet. Untersuchungen legen nahe, dass Cucu beispielsweise Entzündungen im Körper entgegenwirkt oder bei Diabetes genutzt werden könnte.

Sind Zucchini jetzt tabu?

Selbstverständlich dürfen Sie weiterhin Zucchini essen, und auch ich freue mich schon auf die Gartensaison und meine Riesen-Zucchinis. Allerdings sollten Sie zu Ihrer eigenen Sicherheit einige grundlegende Dinge beachten. Lassen Sie uns erst einmal beleuchten, warum und wann unsere Zucchini Cucu bilden. Prinzipiell können alle Zucchini (und andere Kürbisgewächse) Cucu enthalten. Allerdings wurde der Stoff aus unseren Kulturpflanzen über viele Jahre systematisch herausgezüchtet. Die Zucchini wäre nun mal kein Verkaufsschlager, wenn die Menschen nach dem Verzehr gehäuft sterben würden. Das wäre schlecht fürs Geschäft.

Bei im Supermarkt erworbenen Zucchini können Sie also im Normalfall davon ausgehen, dass diese kein Cucu mehr aufweisen. Sofern Sie die Zucchini selbst anbauen, sollten Sie gekauften Samen verwenden. Auch hier können Sie ziemlich sicher sein, dass Cucu herausgezüchtet wurde. Problematisch kann es bei einer sogenannten Rückkreuzung beziehungsweise einer spontanen Mutation werden. Im Gegensatz zu den kommerziell erhältlichen Zucchini oder Spei-

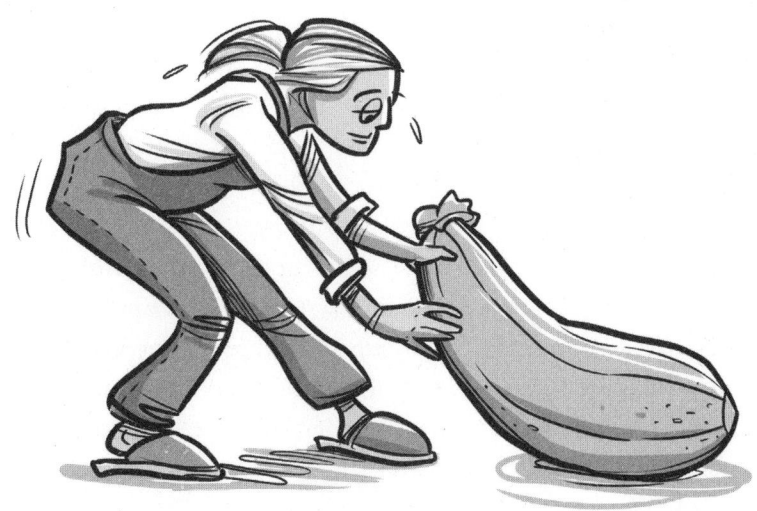

sekürbissen, bei denen das Cucu herausgezüchtet wurde, ist dies beispielsweise bei Zierkürbissen, die nicht zum Verzehr gedacht sind, nicht der Fall. Wenn es nun bei Ihren Zucchini zu einer Kreuzung mit Zierkürbissen aus Nachbars Garten kommt, kann eine Rückentwicklung von Cucu in der Zucchinipflanze die Folge sein. In diesem Fall würden Sie bei der Verwendung der Samen Ihrer Pflanze für einen Anbau im Folgejahr wahrhaftig eine »Killer-Zucchini« heranzüchten.

Sie brauchen jedoch trotzdem keine allzu große Angst zu haben. Denn Cucu warnt uns durch seinen extrem bitteren Geschmack. Ich selbst habe zwar eine solche Zucchini noch nie gekostet, aber viele Berichte beschreiben dies. Es handelt sich nicht um eine leichte Bitterkeit, sondern offenbar um einen extrem unangenehmen Geschmack. Sollten Sie diesen Geschmack beim Verzehr einer Zucchini, einer Gurke oder eines Kürbisses wahrnehmen, werfen Sie Ihr Essen weg. Gehen Sie kein Risiko ein und hauen Sie das Gemüse in die Tonne. Und sofern Sie vorhaben, Ihre Zucchini zum Beispiel in einer schmackhaften Sahnesoße zu ertränken, probieren Sie zuvor ein Stückchen Zucchini pur. Die Soße könnte den bitteren Geschmack nämlich zumindest teilweise überdecken. Kochen oder Backen schützt übrigens nicht vor den giftigen Auswirkungen von Cucu. Leider schadet die große Hitze dem Giftstoff nicht.

Symptome und Erste Hilfe

Ich kann es gar nicht oft genug wiederholen (und nerve Sie an dieser Stelle gerne damit). Sollte Ihre Zucchini, Ihr Kürbis oder Ihre Melone ungewöhnlich bitter schmecken, lassen Sie die Finger davon. Haben Sie dennoch Zucchini mit Giftstoffen gegessen, kann es zu den folgenden Symptomen kommen: Bauchschmerzen, Übelkeit, Erbrechen, Durchfall (eventuell blutig), Magenkrämpfe. Bei leichten Symptomen ist keine Behandlung notwendig. Sollten die Symptome aber schwerer sein, suchen Sie im Zweifel besser eine Arztpraxis auf oder kontaktieren Sie den Giftnotruf.

Eine genaue kritische Dosis ist nicht bekannt. Im Allgemeinen sind Menschen, die schon eine Grunderkrankung wie Diabetes mellitus haben, eher in Gefahr für schwerere Symptome. Ältere Menschen und Kinder reagieren ebenfalls häufig heftiger auf den Verzehr von Cucu. Mit diesen Empfehlungen kann ich nun ein Kapitel abschließen, in dem ausnahmsweise mal die Lektion lautet, dass Selbstgemachtes nicht zwangsläufig besser ist. Also kaufen Sie lieber den Samen im Fachhandel oder geben Sie beim Verzehr besonders gut auf geschmackliche Veränderungen acht.

6. ZIMT

Was	Zimt
Giftige Bestandteile	Cassia-Zimt beinhaltet das giftige Cumarin. Ceylon-Zimt ist unbedenklich.
Toxische Dosis	Ab einer Aufnahme von ca. 2 g Cassia-Zimt bei einem 60 kg schweren Erwachsenen und 0,5 g Cassia-Zimt bei einem 15 kg schweren Kind
Symptome	Langfristige irreparable Schädigung der Leber. Allergische Reaktionen sind möglich.
Erste Hilfe	Prävention: Verwendung von Ceylon-Zimt anstelle von Cassia-Zimt. Bei einer schweren allergischen Reaktion den Notruf verständigen

Zwei mittelgroße Eiweiße, 100 Gramm gesiebter Puderzucker, 350 Gramm gemahlene Mandeln, zwei Teelöffel Zimt (wobei diese Menge ganz nach Belieben nach oben angepasst werden kann) und für die Glasur noch mal 100 Gramm gesiebter Puderzucker plus ein weiteres Eiweiß. Die Kenner unter Ihnen haben es sicherlich schon erraten. Dies sind Zutaten, welche für das Backen von Zimtsternen benötigt werden. Zumindest sind es Zutaten für ein beispielhaftes Rezept. Weitere Variationen sind massenhaft in den Tiefen des Internets verfügbar, und viele Familien geben Rezepte für Zimtsterne über Generationen hinweg weiter. Ich denke, ich übertreibe nicht, wenn ich sage: Die Deutschen haben in der Weihnachtszeit ein nahezu fetischistisches Verhältnis zu Zimtsternen. Die Bundesregierung schrieb im Jahr 2020 auf ihrer Homepage www.bundesregierung.de sogar: »Sie sind wortwörtlich die Stars der deutschen Weihnachtsküche, ihre Zutaten [sind] Luxus pur.«[33]

Ich selbst bin vollkommen unbegabt, was das Backen angeht. Außer hin und wieder mal ein Brot (aber das schmeckt wirklich gut) halte ich mich in dieser Disziplin von Experimenten fern. Auch

Zimtsterne sind nicht wirklich mein bevorzugter Weihnachtssnack. Was ich hingegen sehr gerne mag (und zwar an 365 Tagen im Jahr) ist das Gewürz Zimt an sich. Eine Prise Zimt in eine Bolognese-Sauce ist (neben Muskatnuss) der Geheimtipp für meine edle Komposition, die die Geschmacksknospen Achterbahn fahren lässt. Ich habe übrigens das Genießen des Zimt-Aromas über Jahre hinweg erst wieder lernen müssen. Wenn Sie wie ich in den 1990ern ein Teenager waren, dann kennen Sie sicher diese Kaugummisorte, die ein äußerst penetrantes Zimtaroma hatte. Ich habe diesen Kaugummi geliebt und in Massen gekaut. Der Niedergang dieses Kaugummis auf dem deutschen Markt begann meiner Vermutung nach an dem Tag, als ich aufgehört habe, all mein Taschengeld dafür auszugeben. Leider hatte ich im Anschluss über Jahre hinweg beim bloßen Geruch von Zimt eine starke Assoziation mit Kaugummi (und einem pickligen Jugendlichen). Und glauben Sie mir, eine Bolognese-Sauce mit starker Assoziation mit Kaugummi ähnelt eher einer Geisterbahn- als einer Achterbahnfahrt.

Zimt werden allerlei gesundheitsfördernde Eigenschaften zugeschrieben. In Asien beispielsweise geht man diversen Berichten zufolge davon aus, dass Zimt eine Art Wundermittel und bei verschiedensten kleinen und auch größeren Leiden zu empfehlen ist. Demnach hilft es gegen oxidativen Stress im Körper, entzündliche Erkrankungen, mikrobielle Infektionen und wird sogar als Wunderwaffe gegen Tumore verwendet. Ich möchte auf diese Eigenschaften nicht näher eingehen (Schuster bleib bei deinen Leisten), möchte Ihnen aber trotzdem davon abraten, auf Zimt als alleinige Waffe gegen Krebs oder ähnliche schwere Leiden zu setzen. Wenn es so einfach wäre, gäbe es schon lange keine Tumore mehr. Bei einer massiven Erkrankung ist der Gang zu einem Arzt, dem Sie vertrauen, die beste Maßnahme.

Womit ich mich hingegen ausgezeichnet auskenne, ist, wie Sie sich mit Zimt vergiften können. Das Bundesinstitut für Risikobewertung in Berlin (BfR) empfiehlt beispielsweise, dass Kleinkinder nicht mehr als sechs kleine Zimtsterne am Tag essen sollten, weil ansonsten die Gefahr eines Gesundheitsschadens entsteht[34]. Erwachsene sollten demnach nicht mehr als 24 kleine Zimtsterne am Tag verzehren. Freunde von mir haben mich schon – mit einem Augenzwinkern – verflucht, weil ich ihnen diese Mengen mitgeteilt und so »die größte Freude an der Adventszeit« geraubt habe. Ihren Aussagen gemäß ist es schlichtweg unmöglich, nur 24 Zimtsterne am Tag zu konsumieren. Ich bin da eher leidenschaftslos. Aber lassen Sie uns diese Höchstmengen mal ein wenig aufdröseln. Wie berechnen sich diese? Was ist eigentlich das Problem mit Zimt?

Das Problem mit dem Zimt

Es gibt einige wissenschaftliche Studien über die schädigenden Auswirkungen von Zimt. Eine Schlagwortsuche bei der naturwissenschaftlichen Datenbank PubMed.gov mit den Suchworten »cinnamon« und »toxic«, also »Zimt« und »giftig«, ergibt mehr als 280 Treffer. Koreanische Wissenschaftler haben beispielsweise Ratten über 13 Wochen lang hohe Dosen an Cassia-Zimt verfüttert[35]. Cassia-Zimt ist eine von zwei sehr gebräuchlichen Zimtsorten. Unter Gabe von sehr hohen Dosen dieser Zimtsorte zeigten die wissenschaftlichen Experimente, dass Zimt gehörig auf Leber und Nieren schlägt. Allerdings müsste eine 80 Kilogramm schwere Person etwa 160 Gramm Zimt am Tag verzehren, um in die Bereiche zu gelangen, die die Ratten in der Studie erhalten haben. Gehen wir davon aus, dass in 24 kleinen Zimtsternen zwei Gramm Zimt enthalten sind, kommen wir auf 1920 Zimtsterne am Tag. Dies erscheint mir selbst für Zimtstern-Liebhaber eher unrealistisch.

Nichtsdestotrotz ist es in der Tat so, dass Zimt Ihrer Leber erheblichen Schaden zufügen kann. Insbesondere durch pflanzliche Arzneimittel, welche in hohen Konzentrationen Zimt aufweisen, kommt es immer wieder zu nekrotischem Gewebe, also komplett abgestorbenen Teilen, in der menschlichen Leber. Auch allergische Reaktionen können gesundheitlich relevant sein. In den Jahren 2015 und 2016 gab es vornehmlich in den USA in den sozialen Netzwerken einen idiotischen (bitte verzeihen Sie die Ausdrucksweise) Aufruf, an einer Zimt-Challenge teilzunehmen. Demnach sollten die Jugendlichen einen vollen Löffel mit Zimtpulver ohne Flüssigkeit schlucken. Mindestens ein Todesfall ist aufgrund dieser Challenge bekannt. Das Zimtpulver trocknete den Mund derart aus, dass der Staub in die Lunge geriet und zur Atemnot führte. Das Gewürz in der Lunge kann dort auch Entzündungen und schwere allergische Reaktionen hervorrufen.

Die Dosis macht das Gift

Zimt enthält einen giftigen Inhaltsstoff, das Cumarin. In welcher Menge dies im Zimt genau vorhanden ist, kann ich Ihnen leider nicht im Detail beantworten. Denn das Gewürz ist die zerriebene Rinde des Zimt-Baumes, und wie bei allen Stoffen, die natürlich in Pflanzen vorkommen, ist die Menge variabel. Sicher ist nur eines: In Cassia-Zimt ist sehr viel mehr Cumarin als in Ceylon-Zimt. Das Bundesinstitut für Risikobewertung berichtet beispielsweise, dass Cassia-Zimt im Mittel rund 3 Gramm Cumarin in 1 Kilogramm Zimt aufweist[36]. Allerdings wurden auch schon Spitzenwerte von 12,2 Gramm Cumarin pro Kilogramm Zimt gemessen. In Ceylon-Zimt wurden hingegen sehr niedrige Gehalte bis maximal 0,3 Gramm Cumarin pro Kilogramm Zimt gefunden.

Da Zimt, und somit auch Cumarin, in vielen Speisen (übrigens auch in Arzneimitteln) vorkommt, wurde ein sogenannter TDI-Wert (*tolerable daily intake*) festgelegt. Wörtlich übersetzt bedeutet TDI die tolerierbare tägliche Aufnahme. Das ist die Menge eines Stoffes (hier eben des Cumarins), welche maximal täglich konsumiert werden kann, ohne dass ein Gesundheitsschaden die Folge ist. Der TDI geht dabei von einer lebenslangen Aufnahme des betreffenden Stoffes aus. Für Cumarin beträgt dieser TDI-Wert 0,1 Milligramm pro Kilogramm Körpergewicht. Wenn Sie also beispielsweise 70 Kilogramm wiegen, dann können Sie 70 mal 0,1 Milligramm, also 7 Milligramm Cumarin täglich verzehren, ohne dass Sie Angst haben müssen, davon krank zu werden. Für Menschen, die eine Vorerkrankung aufweisen, kann dieser Wert auch geringer sein. Hierbei denke ich vor allem an Leberschäden, da Cumarin die Leber belastet, wie Sie gleich sehen werden.

Was bewirkt Cumarin in der Leber?

Nach der Aufnahme von Cumarin versucht unser Körper, den Stoff wieder loszuwerden. Denn der Körper kann mit Cumarin einfach nichts anfangen und möchte keine Langzeit-Deponie dafür werden. Doch ist der Stoff einmal aufgenommen, kann er als Reinsubstanz nur schwer wieder ausgeschieden werden. Er ist schlecht in Wasser und somit auch schlecht in unserem Urin zu lösen. Deshalb wird er von einer der fleißigen Arbeiter-Bienen (einem sogenannten Enzym), die wir in der Leber haben, modifiziert. Dieses Bienchen trägt den sperrigen Namen CYP2A6 (es ist Bestandteil einer ganzen Familie mit dem Namen Cytochrom P450, die wir der Einfachheit halber Cyp nennen) und steht nicht sehr auf abwechslungsreiche Tätigkeiten. Cyp ist ein absoluter Spezialist und beherrscht genau einen einzigen Arbeitsgang: In unserer Leber fügt es ein Sauerstoff- und ein Wasserstoff-Teilchen an das Cumarin an. Durch diesen Vorgang, Hydroxylierung genannt, wird Cumarin wasserlöslicher und kann mit beziehungsweise in unserem Urin aus dem Körper ausgeschieden werden[37]. Bei vielen Menschen (vor allem aus dem europäischen Raum) ist dies der hauptsächliche Mechanismus, mit dem unsere interne Müllabfuhr das Cumarin beseitigt. Dies geschieht in der Regel unkompliziert, schnell und sicher.

Personen mit erhöhter Empfindlichkeit

Wie bei allen Stoffen, hängt die gesundheitsschädigende Wirkung von Cumarin von der Dosis ab, die Sie aufnehmen. Wenig Cumarin schadet Ihnen normalerweise nicht und hat vielleicht sogar eine gesundheitsfördernde Wirkung, zu viel kann Sie allerdings töten. Doch wie viel ist zu viel? Offenbar gibt es Menschen, die besonders empfindlich auf das Cumarin im Zimt reagieren und sehr viel leichter schon bei geringeren Konzentrationen einen Leberschaden bekommen als die meisten anderen Menschen. In einem Fachartikel ist die Anzahl auf etwa 6 Prozent aller Menschen beziffert[38]. Was genau bei diesen anders ist, weiß man leider nicht. Bis heute hat man die Mechanismen noch nicht im Detail identifiziert, die hierfür verantwortlich sind. Aber natürlich beschäftigen sich einige wissenschaftliche Arbeitsgruppen mit diesem Phänomen.

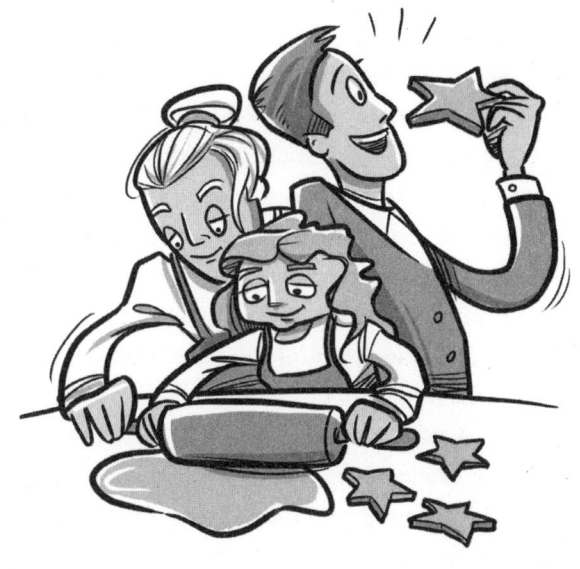

Lange Zeit hatte man die Vermutung, dass das bereits genannte Cyp, das fleißige Bienchen in der körpereigenen Müllabfuhr, bei diesen Betroffenen aufgrund einer Mutation im Körper geschädigt ist. Das Enzym, so dachte man, würde dann nicht einfach nur ein Sauerstoff- und ein Wasserstoff-Teilchen an das Cumarin anhängen, sondern dieses in ein anderes, sehr viel gefährlicheres Substrat umwandeln. Von dieser These kommt man jedoch aufgrund neuerer Erkenntnisse immer mehr ab.

Eine alternative Theorie ist, dass Cyp bei den betroffenen Personen defekt ist und überhaupt nicht mehr seiner Aufgabe nachkommen kann. Deshalb würden stattdessen andere Helfer versuchen, Cumarin in ein wasserlösliches Produkt zu verändern, und hierbei könnte dann versehentlich Cumarin in etwas Gefährliches umgebaut werden. Diese Theorie scheint aber auch gemäß neuerer wissenschaftlicher Erkenntnisse eher unwahrscheinlich. Interessanterweise ist Cyp nämlich bei bis zu 20 Prozent der Asiaten nur sehr schwach tätig. Allerdings ist die Zahl der Menschen, die besonders empfindlich auf Cumarin reagieren, in Asien eher geringer als in Europa. Die Großzahl derjenigen, die besonders empfindlich für Cumarin sind, lebt in Europa.

Diese Erkenntnisse, kombiniert mit ein paar anderen, auf die ich nicht näher eingehen möchte, da wir uns ansonsten zu sehr in Details verlieren würden, machen es äußerst unwahrscheinlich, dass ein defektes oder abwesendes Cyp für eine hohe Empfindlichkeit gegenüber Cumarin verantwortlich ist.

In einer wissenschaftlichen Studie aus dem Jahr 2003 kamen Wissenschaftler der Universität Göttingen zu der Überzeugung, dass eine vergangene Hepatitis-Infektion ein Risikofaktor für eine besondere Empfindlichkeit gegenüber Cumarin ist[39]. Andere wissenschaftliche Ergebnisse geben Hinweise darauf, dass unser Immunsystem auf irgendeine Art und Weise für eine höhere Empfindlichkeit gegenüber Cumarin verantwortlich sein könnte[40]. Aber diese Forschungen sind allesamt noch sehr vage. Fakt ist, dass bis heute kein eindeutiger Nachweis für die Ursache der höheren Empfindlichkeit mancher Menschen gegenüber Cumarin gefunden wurde. Nur die Existenz dieser Menschen ist gesichert. Ob Sie zu der Gruppe gehören oder nicht, ist leider nicht so einfach zu erkennen.

Hautkontakt mit Zimt

Ich gebe zu, ich schmiere mir eher selten eine Mischung aus Magerquark und Zimtpulver auf meine Haut. Allerdings hege ich keine

Zweifel, dass es Menschen gibt, die dies gerne tun. Und tatsächlich wird Zimt (hauptsächlich als Duftstoff) auch verschiedenen Kosmetika beigemischt. In der Werbung ist hier schnell von »besonderer Kosmetik«, »Winter-Kosmetik«, »natürlicher Kosmetik« oder gar einem »Seelen-Balsam« die Rede. Die Frage, die sich in diesem Zusammenhang zwangsläufig stellt, ist: Kann Zimt einen schädigenden Einfluss haben, wenn er auf die Haut aufgetragen wird? Selbstverständlich ist auch im Zimt, welcher verschiedenen Kosmetika zugefügt wird, Cumarin enthalten. Wissenschaftliche Untersuchungen zeigen, dass nach Anwendung Zimt-haltiger Kosmetik etwa 60 Prozent des auf die Haut aufgebrachten Cumarins im Inneren des Körpers gefunden werden[41]. Glücklicherweise geht man davon aus, dass Cumarin, welches durch die Haut in unseren Körper eindringt, nicht ganz so schädigend ist wie das über den Mund aufgenommene. Während das verzehrte Cumarin gleich in unserer Leber landet und dort wirken kann, ist dies für das über die Haut resorbierte nicht der Fall.

Das Immunsystem auf Abwegen

Nebst den gerade schon beschriebenen schädlichen Auswirkungen von Zimt können Sie darüber hinaus leider auch eine Allergie dagegen entwickeln. Praktisch gesehen, ist eine Allergie nichts anders als eine geistige Verwirrung Ihres Immunsystems. Ihr Immunsystem ist fälschlicherweise der Meinung, dass Zimt (oder bei anderen Allergien andere Stoffe wie beispielsweise Blütenpollen) Ihnen einen schlimmen akuten Schaden ähnlich einem Parasiten, der in Sie eingedrungen ist, zufügen will. Deshalb beginnt es, den Zimt zu bekämpfen, und schüttet unter anderem allerlei toxische Stoffe aus, die ihn unschädlich machen sollen. Bei Parasiten kann das ausgezeichnet funktionieren, und der Parasit stirbt ab. Leider ist die Wirkung auf den Zimt überschaubar, und das Gewebe um den Zimt herum wird viel eher geschädigt als das eigentliche Ziel – ein klassischer Kollateralschaden. Genau diesen Kollateralschaden spüren Sie bei einer allergischen Reaktion.

Warum manche Menschen Allergien im Allgemeinen oder im Speziellen eine Zimtallergie entwickeln, ist nicht endgültig geklärt. Vorgesehen ist dies von unserem Körper auf keinen Fall. Einen Nutzen hat dies auch nicht. Ein populärer Erklärungsversuch ist die sogenannte Hygiene-Hypothese. Diese besagt, dass unserem Immunsystem schlichtweg langweilig ist und es sich deshalb etwas zum Arbeiten sucht. Im Laufe der Industrialisierung haben wir aufgrund unseres wachsenden hygienischen Standards immer weniger Kontakt zu Mikroorganismen, die unser Immunsystem bekämpfen muss. Und deshalb sucht es sich einen Feind, der eigentlich gar keiner ist. Endgültig bewiesen ist diese Hypothese aber noch nicht, auch wenn viele wissenschaftliche Studien dafürsprechen[42].

Aber zurück zur Zimtallergie: Im Normalfall bekommen Sie Pusteln im Mund, Verdauungsprobleme, einen juckenden Ausschlag oder gar eine Laufnase. In dramatischen Fällen und beim Eindringen von Zimt in die Lunge kann auch Atemnot dazukommen. Interessanterweise können Sie jahrelang Zimt verzehrt und es genossen haben und von heute auf morgen eine Allergie entwickeln. So ist das leider bei sehr vielen Allergien.

Zimt und Krebs

Es gibt immer wieder Berichte darüber, dass Cumarin möglicherweise krebserregend ist. Diese Ängste rühren hauptsächlich von Tierversuchen. Dort hat Cumarin – verabreicht in extrem hohen Dosen über einen sehr langen Zeitraum – Krebs verursacht. Für den Menschen gibt es hingegen keine Hinweise für eine Cumarin-bedingte Tumorentstehung. Der Stoff wird aktuell jedenfalls nicht als krebserregend eingestuft.

Das Fazit zum Zimt

Zusammengefasst sei noch einmal auf die oben erwähnten FAQ des Bundesinstituts für Risikobewertung in Berlin verwiesen: Wir Menschen sollten nicht mehr als 0,1 Milligramm Cumarin pro Kilogramm Körpergewicht am Tag aufnehmen. Bei dieser Angabe sind schon die besonders empfindlich reagierenden Menschen berücksichtigt. Es gibt also eine ganze Menge Menschen, die auch viel mehr konsumieren können. Da Sie aber nicht wissen, zu welcher Gruppe Sie gehören, rate ich Ihnen, bei dieser Menge zu bleiben. Als Erwachsener mit einem Körpergewicht von 60 Kilogramm sollten Sie demnach nicht mehr als 2 Gramm Cassia-Zimt täglich zu sich nehmen, wenn wir von durchschnittlichen Cumaringehalten ausgehen. Bei einem Kleinkind mit einem Körpergewicht von 15 Kilogramm sollte die tägliche Dosis nicht höher sein als 0,5 Gramm Cassia-Zimt. Das Bundesinstitut für Risikobewertung empfiehlt deshalb Folgendes für kommerziell erhältliche Zimtsterne: maximal täglich sechs kleine Zimtsterne für Kleinkinder und 24 für Erwachsene. Dann sollten Sie aber über andere Nahrungsmittel keinen weiteren Zimt essen.

Am besten achten Sie darüber hinaus darauf, dass Ihre Zimtsterne nur Ceylon-Zimt enthalten. Häufig ist dies auf der Verpackung angegeben. Steht nichts auf der Verpackung, handelt es sich meist um den minderwertigeren (weil giftigeren) Cassia-Zimt. Weisen Ihre Zimtsterne ausschließlich Ceylon-Zimt auf, können Sie – sofern Sie den Einfluss auf Ihre Figur vernachlässigen – sich ganz der Völlerei hingeben.

Ich selbst habe übrigens das Schreiben dieses Kapitels zum Anlass genommen, meine Gewürzschublade zu durchkämmen. Und tatsächlich habe ich eine Dose mit einer »edlen Komposition aus den zwei berühmtesten Zimtsorten – Ceylon und Cassia-Zimt« gefunden. Ich rätsle noch heute, wie sich diese Dose in meinen Bestand mogeln konnte.

7. MUSKATNUSS

Was	Muskatnuss (Samen des Muskatnussbaums)
Giftige Bestandteile	Die gesamte Muskatnuss
Toxische Dosis	Ab ein bis zwei verzehrten Muskatnüssen. Lebensgefahr bei Kindern ab etwa zwei Muskatnüssen, bei Erwachsenen ab ca. drei Muskatnüssen
Symptome	Mundtrockenheit, Magen-Darm-Beschwerden, Krampfanfälle, Rauschzustand, Leber- und Nierenschädigung, Tod
Erste Hilfe	Etwas zu trinken geben. Kein Erbrechen auslösen. Notruf anrufen. Im Zweifel Giftnotruf kontaktieren

Ich offenbare hier und jetzt das Geheimnis meiner guten Küche. Egal, ob ich mit viel Fleisch oder rein vegan koche, ob ich Gemüse dünste, grille oder brate, ob ich traditionelle Hausmannskost, ein indisches Curry oder italienische Pasta zubereite – mein Geheimnis des guten Geschmacks ist die Muskatnuss, sorgsam und wohl dosiert. So lecker das würzige und leicht bittere Aroma der Muskatnuss auch ist, zu viel davon macht Ihr Gericht unangenehm und beißend. Ein weiterer Profi-Tipp (von mir als Nicht-Profi): Reiben Sie die Muskatnuss stets frisch. Nur die frisch geriebene Muskatnuss hat dieses unverkennbare Aroma, welches Ihre Gerichte unwiderstehlich macht. Wenn möglich, verzichten Sie auf den Kauf des bereits geriebenen und fertig portionierten Muskatnusspulvers. Denn bei diesem ist ein erheblicher Anteil des Aromas bereits verloren gegangen.

Das Gewicht und die Größe der einzelnen Muskatnüsse sind verschieden. Im Regelfall liegt das Gewicht zwischen 3 und 8 Gramm. Sofern Sie Kleinkinder haben, vermeiden Sie es unbedingt, die Muskatnüsse leicht zugänglich in Ihrer Gewürzschublade aufzubewahren.

Dies gilt unter Umständen auch bei Teenagern im Haushalt – jedoch aus gänzlich anderen Gründen –, hierzu kommen wir später. Schon der Verzehr einer einzigen ganzen Muskatnuss kann ernste gesundheitliche Auswirkungen auf Ihr Kind haben. Zum Glück schmeckt sie pur genossen äußerst beißend und einfach unangenehm. Es kommt deshalb sehr selten vor, dass sich Kinder damit schwer vergiften – aber Ausnahmen bestätigen die Regel, und die Literatur berichtet immer wieder von ernsthaften Vergiftungen bei Kindern.

Häufiger sind allerdings Berichte über Vergiftungen bei Häftlingen, Studierenden und Teenagern[43]. Sie fragen sich warum? Kramen Sie mal alle Ihre Vorurteile, die Sie in den hintersten Winkeln Ihres Gehirns verstaut haben, hervor. Was haben Studierende, Häftlinge und Jugendliche gemeinsam? Genau, sie berauschen sich gerne. Wie alle pauschal getroffenen Verurteilungen ist natürlich auch diese nicht korrekt und selbstverständlich nicht allumfassend zutreffend, aber Jugendliche und Studierende schlagen eben doch ab und zu mal über die Stränge. Dies kann ich aus eigner Erfahrung bestätigen, ohne näher darauf eingehen zu wollen (sicher ist sicher). Bezüglich der Häftlinge fehlt mir die eigene Erfahrung, und ich hoffe, es bleibt auch dabei. Zwar habe ich sämtliche Staffeln der Serie *Prison Break* sowie den Film *Escape Plan* gesehen und fühle mich somit fast als Gefängnis-Experte, allerdings können Sie erkennen, dass ich dieses »Wissen« lieber auf meiner Couch und somit außerhalb eines Gefängnisses sammle.

Die meisten meiner Freunde haben sich früher hauptsächlich durch Alkohol berauscht. Einige wenige hatten auch einen Hang zu Cannabis, was ich – allein durch meinen Wohnort in Bayern – selbstverständlich vehement ablehne. Auf den Gedanken, dass man sich auch durch Muskatnuss berauschen kann, wäre ich früher nie gekommen. Und selbst wenn, hätte ich es nicht ausprobiert. Ich hatte eine sehr behütete Kindheit und war allzu gewagten und riskanten Drogen-Experimenten nicht sehr zugeneigt.

Was steckt in der Muskatnuss?

Die Muskatnuss enthält eine ganze Menge giftiger Inhaltsstoffe. Als besonders relevant gilt das sogenannte Myristicin. Dazu kommen als weitere toxikologisch bedeutsame Inhaltsstoffe noch Elemicin und Safrol.

Beginnen wir mit dem Myristicin, von uns nachfolgend der Einfachheit halber liebevoll Myri genannt. Nachdem wir Myri als Beigabe in einem Gericht verzehrt haben, wird es im Körper in eine Amphetamin-ähnliche Substanz umgewandelt, und dies geschieht auf denkbar einfache Weise. Unser Körper fügt dem Myri lediglich ein wenig Wasserstoff und Stickstoff hinzu und – Abrakadabra (Harry Houdini würde vor Neid erblassen) – schon haben wir quasi Amphetamin[44]. Diese Umwandlung geschieht zu einem großen Anteil in der Leber, was schon in den 1970er-Jahren von Wissenschaftlern der Universität Bonn auf simple, aber für Menschen fernab der wissenschaftlichen Gemeinschaft irritierende Art und Weise festgestellt werden konnte[45]. Stark vereinfacht dargestellt, wurde damals im Rahmen von wissenschaftlichen Experimenten eine Leber in einen Mixer gesteckt (im Normalfall nimmt man hier Lebern von Nagetieren) und zu einem schönen Brei verarbeitet. Diese Pampe hat man dann zusammen mit Myri in ein Gefäß gesteckt und hat ein wenig gewartet. Nach einigen Stunden war weniger Myri, dafür aber umso mehr Quasi-Amphetamin vorhanden – ein Leber-Amphetamin-Smoothie sozusagen. Dass diese Umwandlung in der Leber geschieht, ist für einen Toxikologen nicht verwunderlich. Sie ist schließlich DAS Entgiftungs- und Umwandlungsorgan im Körper. Neben dem Gehirn ist die Leber daher auch ganz klar mein persönliches Lieblingsorgan.

Doch zurück zu den Auswirkungen von Myri. Normalerweise ermahne ich meine Freunde immer, dass Sie nicht so viel Muskatnuss ins Essen geben sollen. Offiziell erkläre ich dies so: »Wenn du zu viel Muskatnuss nimmst, dann sucht dich deine Schwiegermutter in der Nacht heim, Muskatnuss wirkt halluzinogen.« Unter uns: In niedrigen Dosierungen, wie wir Muskatnuss üblicherweise in der Küche

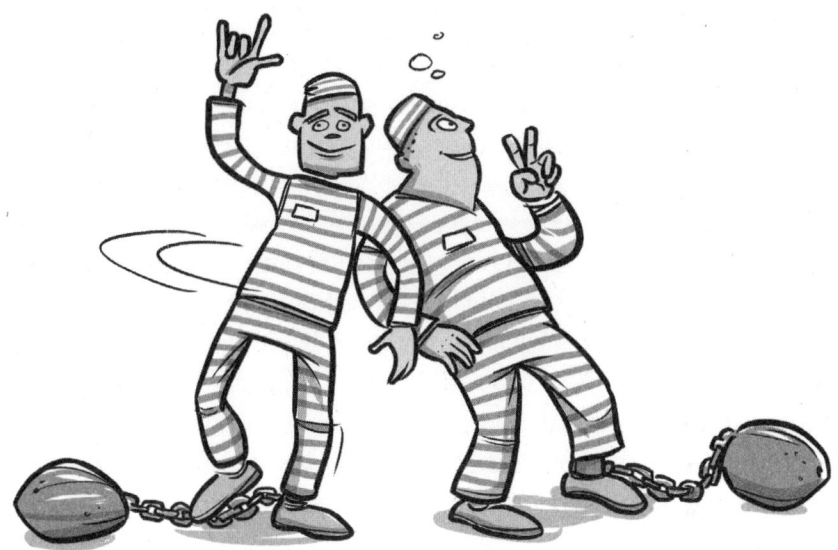

verwenden, ist das überhaupt kein Problem. Mein eigentlicher Grund für meine Aussage ist natürlich, dass ich nicht möchte, dass sie das Geheimnis meiner guten Küche herausfinden. Das bleibt aber bitte unter uns. Meine Warnung vor der Schwiegermutter funktioniert auf jeden Fall fast immer. Warnungen vor Herzrhythmusstörungen hingegen, die auch von Muskatnuss hervorgerufen werden können, schrecken erfahrungsgemäß meist nicht so wirkungsvoll ab.

Streng genommen, liege ich damit aber nicht ganz richtig. Zu visuellen Halluzinationen kommt es durch Myri nur sehr selten (ausgeschlossen ist dies aber nicht). Berichten zufolge zeigt sich eher eine gestörte Wahrnehmung gegenüber Raum und Zeit, ähnlich einer Art Trance. Gelegentlich tritt ein Zustand ähnlich einer Euphorie auf. Wie genau Myri dies auslöst, ist noch nicht abschließend geklärt. Sicher scheint jedoch, dass die Umwandlung in das Quasi-Amphetamin ein wesentlicher Faktor dabei ist. Wissenschaftler gehen dabei von verschiedenen Wirkungsweisen aus. Eine wichtige Rolle scheint der sogenannte 5-HT2A-Rezeptor zu spielen[46]. Diesen können Sie sich wie eine Art Schloss, das auf der Oberfläche von Körperzellen sitzt, vorstellen. Das Raffinierte an solchen Schlössern ist, dass Sie nicht von jedermann geöffnet werden können, sondern nur vom genau passenden Schlüssel. Unser spezielles Schloss auf den Körperzellen kann nun aber offenbar von unserem Quasi-Amphetamin aufgeschlossen werden. Der Schlüssel passt nicht genauso gut wie der Originalschlüssel, aber mit ein bisschen Hin- und Herruckeln geht die Tür schon auf. Sobald diese Tür geöffnet ist, wird eine Kettenreaktion verschiedener Vorgänge im Körper ausgelöst. Und am Ende dieser Kettenreaktion steht die psychodelische Wirkung von Myri. Am Rande erwähnt: Auch THC (Stichwort Cannabis) bedient sich des 5-HT2A-Rezeptors.

Ein zweiter bei der Muskatnuss mitspielender Mechanismus ist die direkte Wirkung auf Serotonin. Serotonin ist ein Stoff in unserem Körper, der unter anderem an der Stimulation in unserem Gehirn beteiligt ist. Serotonin ist in bestimmten Vorratskammern im Hohlraum zwischen Nervenzellen und anderen Zellen gespeichert. Wird eine Stimulation unseres Gehirns benötigt, werden unter anderem die Vorratskammern im Gehirn entleert. Im Anschluss wird das Serotonin aber auch schnell wieder in die Vorratskammern hineingestopft. Das Quasi-Amphetamin, das aus Myri gebaut wurde, sorgt nun für eine Blockade der Wiederauffüllung der Vorratskammer. Das Serotonin liegt dadurch länger als gewöhnlich frei herum und dauerstimuliert damit unser Gehirn. Neben dem Myristicin arbeiten auch weitere Inhaltsstoffe der Muskatnuss, Elemicin und Safrol, bei der halluzinogenen Wirkung mit. Elemicin beispielsweise wird nach Aufnahme in den Körper zu einem Stoff umgewandelt, der Mescalin sehr ähnelt. Und Mescalin, eine in Deutschland verbotene psychodelische Droge, wirkt auch auf den oben beschriebenen 5-HT2A-Rezeptor mit den bereits beschriebenen Konsequenzen.

Schädliche Mengen

Diese ganzen Inhaltsstoffe der Muskatnuss wirken eng miteinander, arbeiten Hand in Hand und verstärken sich gegenseitig. Hinzu kommt, dass die Muskatnüsse in ihren Gehalten der unterschiedlichen Inhaltsstoffe schwanken und mal mehr oder weniger des einen oder anderen Inhaltsstoffes beinhalten. Je nachdem, wie genau die Zusammensetzung ist, kommt es durch die oben beschriebenen Mechanismen leicht zu Herz-Kreislauf-Störungen, Magen-Darm-Beschwerden, Krampfanfällen oder einer Leber- und Nierenschädigung. Ab circa einer ganzen verzehrten Muskatnuss können Sie mit diesen Auswirkungen rechnen. Bei einer zu großen Muskatnuss-Dosis – bei Kindern ungefähr ab zwei und bei Erwachsenen ab drei Muskatnüssen – kann es sogar zum Tod kommen.

Interessanterweise kommt es häufig nach einem Rausch durch die Muskatnuss zu einer starken Abneigung gegen den Muskatnuss-Geschmack. Die Muskatnuss widert die Betroffenen dann regelrecht an. Schafft man es also, sich zu berauschen, ohne andere toxische Nebenwirkungen zu verspüren, war dies aller Voraussicht nach ein einmaliges Ereignis.

Alles in allem ist von einem absichtlich herbeigeführten Rauschzustand durch die Muskatnuss jedoch eher abzuraten. Die Nebenwirkungen überwiegen nämlich meist die Rauschwirkungen. Was nutzt es Ihnen, wenn Sie einen Rausch-ähnlichen Zustand erleben, Ihnen dabei aber kotzübel ist oder Ihr Kreislauf kollabiert?

Erste Hilfe

Was ist nun aber zu tun, wenn sich beispielsweise Ihr Kleinkind zwei Muskatnüsse einverleibt hat? Lösen Sie kein Erbrechen aus. Kontaktieren Sie den Notruf. Geben Sie dem Kind etwas zu trinken, am besten stilles Wasser oder Tee. Im Zweifel rufen Sie den Giftnotruf an. Da werden Sie kompetent beraten. Haben Sie jedoch keine Sorge, wenn Ihr Kind an einer Muskatnuss gelutscht, damit in den Händen gespielt hat oder wenn Sie regelmäßig Ihr Essen mit Muskatnuss würzen. Dass ist unbedenklich.

8. TEE (MIT EINEM EXKURS ZU HONIG UND MILCH)

Was	Tee
Giftige Bestandteile	Inhaltsstoffe, die von außen in die Produkte hineingetragen werden
Toxische Dosis	Aufgrund versehentlich mitgeernteter Pflanzen kann es zu einer niedrigen bis hohen Konzentration an Giftstoffen kommen. Eine unbedenkliche Dosis gibt es nicht. Weiterhin sollte Tee unter einer Temperatur von 60 °C getrunken werden.
Symptome	Bei einer Vergiftung durch enthaltene Giftstoffe kann es zu Schmerzen im Unterleib, zu Appetitlosigkeit oder Müdigkeit kommen. Heißer Tee kann über Verbrühungen langfristig zu Tumoren in der Speiseröhre führen.
Erste Hilfe	Bei einer akuten Vergiftung, Notruf wählen. Ansonsten sind die Schäden erst nach langer regelmäßiger Aufnahme zu entdecken. Deshalb sollte Prävention das Mittel der Wahl sein.

»Der Weltraum – unendliche Weiten. Wir befinden uns in einer fernen Zukunft. Dies sind die Abenteuer des neuen Raumschiffs Enterprise, das viele Lichtjahre von der Erde entfernt unterwegs ist, um fremde Welten zu entdecken, unbekannte Lebensformen und neue Zivilisationen. Die Enterprise dringt dabei in Galaxien vor, die nie ein Mensch zuvor gesehen hat.« An was denke ich, wenn ich diese Zeilen schreibe? Richtig, an eine gute Tasse Tee. »Tea, Earl Grey, hot« – ich weiß nicht, wie oft ich diesen Satz von Jean-Luc Picard, Kapitän des Raumschiffs USS Enterprise, gehört habe (für alle Nicht-Trekkies: Es handelt sich um eine Science-Fiction-TV-Serie). Als Teenager hatte ich während meiner nachmittäglichen Folge *Raumschiff Enterprise* den ersten Kontakt zu Earl Grey, und heute liebe ich diesen bitteren Geschmack des starken Schwarztees mit einem Hauch Bergamotte! Und ich stehe mit meiner Vorliebe für Tee nicht allein da. Ein Indiz hierfür sind die unzähligen Packungen verschiedener Teesorten meiner Frau, die mir jedes Mal entgegenfallen, wenn ich unseren Apothekerschrank in der Küche öffne. Kennen Sie das Spiel Jenga? Meine Frau spielt es mit Teepackungen.

Gemäß den Angaben des Deutschen Teeverbandes wurden im Jahr 2018 über 50 Tonnen Tee nach Deutschland importiert. Weiterhin berichtet der Deutsche Teeverband auf seiner Webseite im Jahr 2019, dass jeder Bundesbürger im Jahr 2018 im Schnitt gute 26 Liter Schwarz- oder Grüntee getrunken hat. Bevor ich nun beginne, meinem liebsten Hobby nachzugehen, nämlich Ihnen aufzuzeigen, wie Sie sich vergiften können, folgen erst einmal ein paar gute Nachrichten. Also lehnen Sie sich bitte entspannt zurück und genießen Sie zunächst eine schöne Tasse Tee. Mit jedem Schluck, den Sie trinken, nehmen Sie die sogenannten Polyphenole auf. Polyphenole gehören zu den sekundären Pflanzenstoffen. Es sind also Stoffe, die nicht für die zentralen Funktionen der Pflanze (Beschaffung von Energie oder Aufbau der einzelnen Zellen) benötigt werden, sondern für – zumindest auf den ersten Blick – nachrangigere Dinge. Würden wir das auf den Menschen übertragen, wären die Stoffe, die sich mit dem Essen, dem Trinken oder der Atmung beschäftigen, primäre Menschenstoffe. Diejenigen Stoffe, die beispielsweise an der Abwehr von Parasiten oder dem Auskurieren Ihres Katers arbeiten, wären die sekundären Menschenstoffe. Ein weiterer Unterschied ist, dass primäre Stoffe häufiger vorkommen als sekundäre.

Aber zurück zu Ihrem Tee in der Tasse vor Ihnen. Sie haben sich doch inzwischen einen Tee aufgebrüht, oder? Die Polyphenole, die darin enthalten sind, haben sich durch den Kontakt mit dem heißen Wasser aus den Teeblättern herausgelöst und nehmen nun ein entspannendes Bad in Ihrer Tasse. Ihnen werden verschiedene gesundheitsfördernde Wirkungen zugeschrieben, allen voran eine schützende Wirkung auf das Herz-Kreislauf-System. Und auch die Fähigkeit, Viren zu bekämpfen oder gar Krebs zu verhindern. Mit so vielen positiven Nachrichten über den Tee schmeckt er gleich noch besser. Lesen Sie dieses Kapitel gerade kurz vor dem Schlafengehen? Dann sollten Sie vielleicht an dieser Stelle mit dem Lesen aufhören und mit den guten Nachrichten in einen tiefen und erholsamen Schlaf gleiten. Besser werden die Nachrichten ab hier nämlich nicht mehr.

Ich beginne sachte mit einem kleinen Dämpfer bezüglich der gesundheitsfördernden Wirkung: Obwohl Studien an Zellkulturen und Tieren Hinweise auf diese und andere positive Effekte liefern, konnten sie noch nicht eindeutig im Menschen bewiesen werden. Ich selbst glaube trotzdem gerne an diese Effekte, und allein dadurch – kombiniert mit den träumerischen Gedanken an den unendlichen Weltraum – fühle ich mich schon sehr viel besser.

Alles gesund oder was?

Wir Menschen unterscheiden uns von den Pflanzen unter anderem dadurch, dass wir an der Spitze der Nahrungskette stehen und die meisten Pflanzen – nun ja – eher weiter unten angesiedelt sind. Solange Sie nicht mit blutender Fleischwunde zwischen ausgehungerten Haien baden oder einen Spaziergang ohne Schutzmaßnahmen in Spitzbergen bei den Eisbären unternehmen, müssen Sie als Mensch im Normalfall nicht befürchten, gefressen zu werden (Hannibal Lecter lassen wir hier mal außen vor).

Viele Pflanzen sind dagegen ein schmackhaftes Mahl für Tiere wie Vögel, Insekten oder Reptilien. Aus der Sicht der Pflanzen ist dies natürlich äußerst ärgerlich und deswegen greifen einige – etwa die beliebte Heil- und Gewürzpflanze Borretsch – zu Selbstschutzmaßnahmen. Was die Pistole für den Eisbärenspaziergänger oder die Harpune für den Taucher im Hai-Revier ist, das sind die Pyrrolizidinalkaloide für bestimmte Pflanzen. Und da selbst ich immer wieder Probleme bei der Aussprache des Namens habe, werden wir sie der

Einfachheit halber Pyrro nennen. Ihr Zweck ist es, Fressfeinde abzuwehren. Pyrro ist übrigens kein Einzelkind. Es gibt mehr als 660 verschiedene Versionen, und alle sind sie (zumindest leicht) unterschiedlich in ihrer Wirkung. Pyrro wird unter anderem auch von Pflanzen gebildet, die ähnlich wie Teepflanzen aussehen. Ein Beispiel für eine einheimische Pflanze, die Pyrro bildet, ist das in Deutschland heimische Jakobs-Kreuzkraut..

Besonders faszinierend finde ich, dass es auch Insekten gibt, die Pyrro aufnehmen und daraus Pheromone herstellen, also Botenstoffe zur unterschwelligen Kommunikation mit anderen Lebewesen. Aber das soll nicht unser weiteres Thema sein. Ich höre schon wieder meine Frau sagen: »Komm mal wieder zurück zum Thema!« Da die Pyrro-Pflanzen also teilweise ähnlich wie Teepflanzen ausschauen und auch an ähnlichen Orten wachsen, werden sie häufig versehentlich mitgeerntet, getrocknet und zusammen mit der Teepflanze verarbeitet. Wir haben nun also Tees, die aufgrund der Beimischung anderer Pflanzen mit Pyrro verunreinigt sind. In diesem Kapitel soll es am Rande auch um Honig und Milch gehen. Da ist der Eintrag von Pyrro noch sehr viel direkter und keine versehentliche Verunreinigung. Die Bienen fliegen nämlich die Blüten von Pflanzen an, welche Pyrro produzieren. So wird dies mit dem Pollen in den Bienenstock und dadurch in unseren Honig eingetragen. Bezüglich unserer Milch sind Kühe die Übeltäter. Sie fressen die Pflanzen, die Pyrro herstellen, und dadurch gelangt dieses in die Milch. Für die Kühe ist der Verzehr dieser Pflanzen jedoch brandgefährlich. Nehmen sie zu viel Pyrro auf, können sie auch sterben.

Gift für die Leber

Nehmen wir Menschen Pyrro zu uns, sollten wir uns vorrangig Sorgen um unsere Leber machen[47]. Nachdem Pyrro aus Tee oder Honig in unserem Magen-Darm-Trakt gelandet ist, durchwandert es mehr oder weniger schnell die Barriere des Darmes und gelangt in unser

Blut. Von dort erreicht es direkt über eine große Vene unsere Leber. Das Problem mit Pyrro ist nun leider, dass es zwar sehr leicht in unseren Körper hineinkommt, aber nur sehr schwer wieder herausfindet. Dies liegt daran, dass Pyrro schlecht in Wasser löslich ist und deswegen nicht so einfach in unseren Urin hinein- und mit unserem Urin aus dem Körper herauskommt. Für solche schlecht wasserlöslichen Stoffe hat sich unser Körper etwas besonders Geniales einfallen lassen. Und dieser geniale Vorgang geschieht direkt in der Leber.

Um Pyrro wasserlöslicher zu machen, wird in der Leber ein wenig daran herumgebastelt. Leider wird es durch diesen Prozess versehentlich auch gefährlicher gemacht. Es entsteht also eine Substanz, die sehr viel giftiger ist als der Ursprungsstoff (diesen Vorgang nennt man Giftung). Und dieses neue, umgebastelte Pyrro kann nun direkt mit der Erbsubstanz in den einzelnen Zellen unserer Leber interagieren, was langfristig zu Krebs führen kann. Es benötigt viele Monate und Jahre, um aus einem ersten Reiz durch Pyrro einen Krebs entstehen zu lassen. Es ist zum Glück auch gar nicht sicher, dass dies bei Ihnen tatsächlich geschieht. Ähnlich wie bei einem Raucher, der auch nicht sicher durch das Rauchen Lungenkrebs bekommt, erhöhen Sie lediglich die Wahrscheinlichkeit, an Krebs zu erkranken. Es gilt: Je mehr Pyrro Sie zu sich nehmen, desto höher ist Ihre Wahrscheinlichkeit, Krebs zu bekommen.

Eine Recherche in der wissenschaftlichen Literatur ergibt, dass Pyrro neben der langfristigen krebserzeugenden Wirkung auch kurzfristig eine Menge fieser Dinge mit Ihrer Leber anstellen kann. Ein sehr typischer Gesundheitsschaden ist die sogenannte Lebervenenverschlusserkrankung, welche im schlimmsten Fall zum Leberversagen führen kann[48]. Dieser Leberschaden geschieht auf ähnliche Weise, wie gerade im Zusammenhang mit der krebserzeugenden Wirkung beschrieben. Zuerst kommt es durch eine Giftung von Pyrro zum neuen, gefährlicheren Pyrro. Nur dass das neue Pyrro diesmal nicht mit der Erbsubstanz interagiert, sondern mit verschiedenen Proteinen, die in unserer Leber vorkommen (in der Realität geschieht im Normalfall beides: Interaktion mit Proteinen und mit unserer Erbsubstanz). Durch diese Bindung und Interaktion von Pyrro mit den Proteinen kommt es zu einer Verstopfung kleiner Lebergefäße und in der Folge zum Untergang dieser Gefäße.

Bloße Theorie oder echte Gefahr?

Leider sind die gerade besprochenen Vergiftungen kein theoretisches Gedankenkonstrukt von Wissenschaftlern, die sich schlaue Theorien in stillen und abgelegenen Hinterzimmern überlegt haben. Anhand vieler wissenschaftlicher Experimente konnte die Wirkung von Pyrro recht gut untersucht und beschrieben werden. Und es gibt immer wieder Berichte über Pyrro-Vergiftungen von Menschen in verschiedenen Winkeln dieser Erde. In Jamaika beispielsweise sind

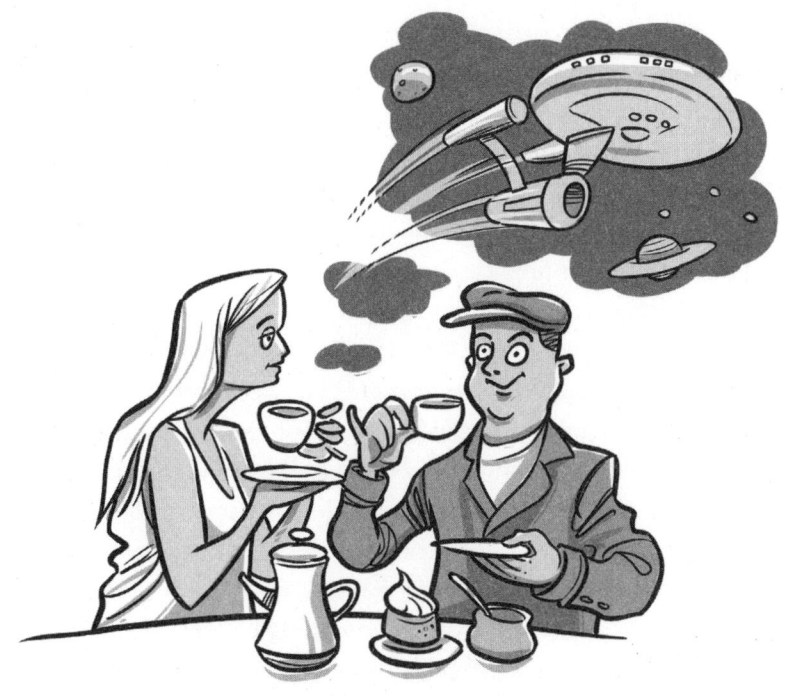

solche Vergiftungen nach dem Konsum von sogenannten Buschtees bekannt. Hierbei handelt es sich um eine Mischung von Früchten der dort vorhandenen Büsche. Auch hier ist das Problem, dass Pflanzen mit einem hohen Anteil an Pyrro versehentlich mitgeerntet werden. In Asien treten oftmals aufgrund der Aufnahme von Kräutern bei einer Behandlung im Rahmen der Traditionellen Chinesischen Medizin Vergiftungen auf. In diesen Fällen werden entweder Kräuter, welche Pyrro aufweisen, absichtlich zur mutmaßlichen Heilung konsumiert. Oder es kommt ebenfalls zu Verwechslungen von Kräutern mit optischen Doppelgängern mit hohen Konzentrationen an Pyrro.

Wie viel Pyrro steckt in Tees, Milch oder Honig?

Leider kann ich Ihnen nicht genau sagen, wie viel Pyrro in welchem Tee oder anderen Nahrungsmittel enthalten ist. Da dieser Stoff auf natürlichem Weg gebildet wird, schwankt die Menge in der jeweiligen Pflanze stark. Auch gibt es Teebauern, die hervorragend aufpassen, dass keine falschen Pflanzen mitgeerntet werden. Andere sind hingegen weniger sorgsam bei der Ernte. Aber natürlich gibt es einige Messungen, die ein ungefähres Bild der jeweils vorhandenen Menge an Pyrro abgeben[49]. Ich will Sie jetzt nicht mit Dutzenden Zahlen verschiedener Tee- und Honigsorten langweilen. Aber so viel sei allgemein gesagt: Egal, ob Kräutertee, grüner Tee, Schwarztee oder Früchtetee, immer wieder konnte Pyrro festgestellt werden, wobei Früchtetee die geringsten Gehalte und Kräutertee die höchsten aufwies. Innerhalb der jeweiligen Teesorten gab es ebenfalls große Schwankungsbreiten von fast nicht messbaren Pyrro-Mengen bis hin zu sehr hohen Werten. Auch Honig und Milch enthielten immer wieder Pyrro, bei Milch ist dies aber eher selten. Die Spitzenreiter hinsichtlich des nachgewiesenen Pyrros sind eindeutig die Tees – vor allem Schwarztee, Rooibostee und Kräutertee.

Um eine akute Leberschädigung durch den Verzehr von Pyrro zu bekommen, müssen im Normalfall sehr hohe Dosen innerhalb eines kurzen Zeitraums aufgenommen werden. Diese sehr hohen Konzentrationen werden in der Regel bei einem normalen Konsum der entsprechenden Lebensmittel in Deutschland nicht erreicht. Allerdings können schon geringe Mengen, die über viele Jahre eingenommen werden, zu den oben beschriebenen Tumoren in der Leber führen. Dies kann unter Umständen auch durch regelmäßigen Konsum in Deutschland erhältlicher Lebensmittel möglich sein. Langfristige Leberschäden sind hier ebenfalls eine potenzielle Auswirkung. Das Problem ist wie immer der Nachweis. Wenn Sie beispielsweise im Alter von 85 Jahren einen Lebertumor ausbilden, werden Sie wahrscheinlich nicht mit Sicherheit herausfinden können, was der Grund dafür ist. Ja, es könnte vom regelmäßigen Teetrinken kommen, aber gewiss ist das nicht.

Eine Ausnahme stellen in diesem Zusammenhang Nutztiere dar, die in Deutschland in unschöner Regelmäßigkeit aufgrund des Verzehrs von Pyrro-enthaltenden Pflanzen verenden. Bei Schlachtrindern beispielsweise wurden schon schwere Lebervernarbungen aufgrund von Heu oder Silage, in die Pyrro-haltige Pflanzen geraten waren, entdeckt. Ebenso gibt es immer wieder Berichte über Pferde, die auf der Weide Pflanzen mit Pyrro verspeist und in der Folge einen verheerenden Leberschaden erlitten haben.

Wie viel Pyrro ist erlaubt?

Auf die Frage, wie viel Pyrro in Ihrer Nahrung noch okay ist, habe ich leider keine Antwort für Sie parat. Bei potenziell erbgutverändernden Stoffen, die Krebs auslösen können, gibt es keine Konsummenge, die völlig unbedenklich ist. Prinzipiell steigern Sie die Wahrscheinlichkeit, Krebs zu bekommen, mit jedem bisschen Pyrro, das Sie zu sich nehmen. Deshalb lautet mein Ratschlag: so wenig wie möglich.

Keine Angst, ich will Ihnen nicht den Tee verbieten. Auch ich genieße eine schöne heiße Tasse Tee, wenn ich an meinem Schreibtisch sitze. Aber versuchen Sie einfach, die Menge an Pyrro, die Sie aufnehmen, zu reduzieren. Wie das geht? Das verrate ich Ihnen gerne. Bieten Sie zum Beispiel Ihren Kleinkindern nicht ausschließlich Tees an. Sie können ja nicht wissen, ob die vielleicht hoch belastet sind. Gerade Kleinkinder reagieren jedoch sehr viel sensibler auf Pyrro als ältere Menschen. Reichen Sie Ihren Kindern auch Wasser oder verdünnten Fruchtsaft. Genauso gilt für Erwachsene, dass gegen eine gelegentliche Tasse Tee nichts einzuwenden ist. Selbst bei hoher Konzentration an Pyrro in Ihrem Tee erscheint es bei lediglich gelegentlichem Konsum sehr unwahrscheinlich, dass Sie davon einen Schaden erleiden. Sie sollten aber Ihren Flüssigkeitsbedarf nicht nur durch Tee decken. Ich kann Ihnen also nicht empfehlen, täglich mehrere Liter Tee zu trinken. Wechseln Sie öfter mal Ihre Teesorte beziehungsweise den Lieferanten oder Hersteller. Ich weiß, das kann schwierig sein. Auch ich habe meine bevorzugten Teesorten und Lieferanten (bei mir ist es der kleine Teeladen im Nachbarort), die ich besonders mag. Aber sofern Sie das Pech haben, dass genau in dieser einen Lieblingsteesorte sehr hohe Mengen Pyrro enthalten sind, könnte dies über die Jahre dramatische Auswirkungen haben. Wechseln Sie stattdessen die Teesorte und/oder den Lieferanten häufig, so können Sie sich relativ sicher sein, dass Sie nicht ausschließlich hochbelastete Tees zu sich nehmen. Und letztlich müssen Sie als Teetrinker – wie ich auch – einfach akzeptieren, dass zumindest ein leicht erhöhtes Risiko für einen Leberschaden beziehungsweise Tumor besteht.

Earl Grey, hot!

Nachdem Sie jetzt viel über Pyrro sowie Leberschädigungen gelesen haben, möchte ich noch einen kurzen Exkurs zur Verbindung von Speiseröhrenkrebs und Tee einfügen. Trinken Sie Ihren Tee gerne heiß? Jean-Luc Picard mochte seinen Tee stets heiß, und viele meiner Freunde und Bekannten trinken den Tee in atemberaubend hohen Temperaturen. Ich selbst bin da etwas zurückhaltender. Und das nicht nur, weil ich um die Risiken weiß. Ich bekomme heißen Tee schlichtweg nicht runter. Mein Tee (übrigens auch mein Kaffee) ist stets lauwarm.

Verschiedene wissenschaftliche Studien konnten nachweisen, dass das regelmäßige Trinken von heißem Tee ein Risikofaktor für Speiseröhrenkrebs ist. Beispielsweise wurde ein höheres Risiko für diejenigen Menschen festgestellt, welche häufig mehr als 0,7 Liter Tee mit einer Temperatur von über 60 Grad Celsius trinken[50]. Andere Quellen sprechen auch von 65 Grad Celsius. Bezüglich des dabei auftretenden Mechanismus gehen die Wissenschaftler von kleinen Verbrühungen aus, die mit dem Trinken des heißen Tees einhergehen. Diese Verbrühungen rufen Entzündungsprozesse in der Speiseröhre hervor, die wiederum langfristig Tumore induzieren können.

Als aufmerksamer Leser fragen Sie sich jetzt sicherlich, warum nur heißer Tee das Risiko für Speiseröhrenkrebs erhöhen soll. Wenn wirklich die Verbrühungen der Auslöser sind, dann können diese theoretisch auch von heißem Kaffee, Kakao oder anderen sehr heißen Getränken herrühren. Sie haben völlig recht. Egal, welches heiße Getränk Sie zu sich nehmen. Der Mechanismus der erhöhten Krebsentstehung ist immer derselbe. Allerdings gibt es über heißen Tee einfach sehr viel mehr Daten. Entweder werden Kakao und Kaffee generell nicht so heiß getrunken oder die Teetrinker sind einfach in der Überzahl.

Lange Rede, kurzer Sinn

Tee ist lecker und verbreitet eine behagliche Atmosphäre. Ich will Ihnen auf keinen Fall Ihren Tee ausreden. Aber wenn Sie einige kleine Dinge beachten, dann können Sie potenziell schädigende Risiken, die von Tee ausgehen, erheblich reduzieren.

1. Trinken Sie Tee nicht über 60 Grad Celsius. Sonst kann es zu Verbrühungen in der Speiseröhre und zu Speiseröhrenkrebs kommen.

2. Tees (sowie auch Honig oder Milch) können schädigende Giftstoffe enthalten, die zu Lebertumoren oder einem Leberschaden führen können. Deshalb sollten Sie Ihren Flüssigkeitsbedarf nicht ausschließlich mit Tee decken. Wenn Sie zu Tee-Vieltrinkern gehören, empfehle ich Ihnen, häufiger mal die Teesorten beziehungsweise den Hersteller zu wechseln. So vermeiden Sie, dass Sie dauerhaft hoch belasteten Tee trinken.

3. Bieten Sie Ihren Kindern nicht nur Tee als Getränk an, sondern immer wieder auch Wasser oder verdünnte Fruchtsäfte.

4. Und da wir gerade beim Thema Kinder sind: Gerade wenn Sie schwanger sind, würde ich Ihnen ebenfalls abraten, ausschließlich Tee zu trinken.

9. KARTOFFELN (MIT EINEM EXKURS ZU ANDEREN NACHTSCHATTENGEWÄCHSEN)

Was	Kartoffeln (auch Tomaten und andere Nachtschattengewächse)
Giftige Bestandteile	Alle Teile der Kartoffelpflanze inklusive der Knolle können Giftstoffe enthalten. Grüne Knollen und gekeimte Knollen weisen höhere Konzentrationen auf. In und unter der Schale befinden sich die höchsten Giftkonzentrationen.
Toxische Dosis	Ab ca. 300 g Kartoffeln können bei einer 60 kg schweren Person leichte Symptome auftreten. Im Normalfall können aber auch größere Mengen unbedenklich verzehrt werden.
Symptome	Verdauungsstörungen, Übelkeit, Erbrechen, Bewusstlosigkeit
Erste Hilfe	Trinken (Wasser oder Tee). Bei stärkeren Symptomen eine Arztpraxis aufsuchen. Bei Bewusstlosigkeit einer betroffenen Person den Notruf wählen

Kartoffeln und Tomaten (und noch ein paar andere essbare Pflanzen wie beispielsweise Auberginen, Paprika und Chilis) gehören zu den sogenannten Nachtschattengewächsen. Insgesamt gibt es in dieser Pflanzenfamilie über 2800 Mitglieder. Im Grunde sind Kartoffeln ein sehr gesundes Gemüse. Sie sind reich an Vitaminen, Mineralstoffen, Ballaststoffen und sekundären Pflanzenstoffen bei gleichzeitig sehr geringem Fettgehalt. Ein Verzehr kann deshalb hinsichtlich einer gesunden Ernährung nur begrüßt werden. Auch ich esse sehr gerne Kartoffeln oder Kartoffelprodukte, seien es Pellkartoffeln oder Kartoffelsalat (selbst wenn es einige Leser irritieren wird, muss ich mich hier ganz klar im Lager der Essig-und-Öl-Kartoffelsalat-Esser positionieren. Mayonnaise kommt mir nicht an den Salat). Wie gerne würde ich die Aufzählung an dieser Stelle unterbrechen, aber leider gehört zu meinen Vorlieben auch ein gewisser Anteil an Kartoffel-chips oder Pommes frites (zu denen wiederum Mayonnaise meines Erachtens ausgezeichnet passt).

Ein ebenfalls sehr gesundes Essen sind Tomaten. Verschiedene wissenschaftliche Studien geben Hinweise darauf, dass deren Inhalts-stoffe beispielsweise vor Herzinfarkt oder gar Krebs schützen können. Wenn dies wirklich der Fall ist, dann wird meine Tochter ein langes und gesundes Leben führen. Ihr Tomatenkonsum ist, vorsichtig aus-gedrückt, leicht erhöht. Unser wöchentlicher Tomatenverbrauch wird in Kilogramm gemessen und nicht in Gramm.

Doch obwohl ich nach dem gerade Beschriebenen eigentlich zum Verzehr von Kartoffeln und Tomaten aufrufen sollte, möchte ich auch nicht verschweigen, dass man auf diversen Internetseiten immer wieder auf sinngleiche Abwandlungen der folgenden Aussage stößt: »Kartoffeln gehören zu den Nachtschattengewächsen. Esst nicht zu viel davon, sonst werdet ihr krank.« Und tatsächlich steckt in diesen zwei Sätzen ein Kern Wahrheit. Allen Vertretern der Nachtschatten-gewächse ist es nämlich gemein, dass sie eine Vielzahl natürlicher Giftstoffe enthalten, die von der Pflanze hauptsächlich zum Schutz gegen Fressfeinde produziert werden (worunter der Mensch ja streng genommen auch fällt). Interessanterweise hat der Kartoffelkäfer im Laufe der Evolution sehr gute Mechanismen entwickelt, um das Gift zu entgiften. Er kann also weiterhin im Kartoffelglück schwelgen, ohne irgendwelche Bedenken haben zu müssen. Doch was ist mit dem Menschen? Schaden uns diese Pflanzen wirklich?

Das Gift der Kartoffeln und Tomaten

Zu den Giften der Kartoffel und Tomate (wie eigentlich bei allen Nachtschattengewächsen) gehört die Gruppe der Glykoalkaloide. Diese umfassen mehr als 20 verschiedene Substanzen. Die bedeu-tendste davon ist bei der Kartoffel das sogenannte Solanin. In der Tomate ist das Tomatin der unangefochtene Hauptakteur. Erstaunlicherweise wird in der Literatur häufig das Solanin als Sammelbegriff für alle Giftstoffe der Gruppe der Glykoalkaloide (also auch für das Tomatin) verwendet. Das ist nicht ganz korrekt, aber um die Verwirrung nicht zu groß werden zu lassen, werde ich mich in den folgenden Zeilen auf das Solanin der Kartoffel fokussieren. Die Wirkungsweisen der verschiedenen relevanten Inhaltsstoffe sind meist recht ähnlich. Und vor allem die Mechanismen der Toxizität von Solanin (der Kartoffel) gleicht der des Tomatins in der Tomate. Das Solanin wirkt maßgeblich über zwei verschiedene Wege toxisch:

1. Wirkung auf Nerven

In Ihrem Körper gibt es ein Enzym mit dem sperrigen Namen Acetylcholinesterase. Der Einfachheit halber geben wir ihm wieder einen Spitznamen, Atze. Grundsätzlich vermitteln und beschleunigen Enzyme verschiedene Vorgänge im Körper. Ohne sie könnten grundlegende Mechanismen, die wir zum Überleben brauchen, gar nicht geschehen. Atze ist ein ganz besonderes Enzym, denn es spielt eine wichtige Rolle bei der Signalübertragung von Körperzelle zu Körperzelle. Ähnlich wie elektrischer Strom, der ein Kabel »entlangwandert«, gelangen Signale im Körper über eine Kette von aneinandergereihten Nervenzellen zu ihrem Ziel. Dort wird dann durch das Signal beispielsweise ein Muskel zum Zusammenziehen oder zum Lockerlassen angeregt.

Betrachten wir nun einmal einen kleinen Ausschnitt in der langen Kette dieser Signalübertragung. Nämlich den Übergang von einer Nervenzelle zu einer anderen Zelle, einer Muskelzelle. Die Zellen liegen nicht nahtlos in direktem Kontakt aneinander, sondern es gibt dazwischen einen minimalen Spalt. Immer wenn ein Signal eine Nervenzelle entlangwandert, kommt es zwangsläufig am Ende der Nervenzelle an. Von eben dieser Nervenzelle wird dann, angeregt durch das ankommende Signal, ein spezifischer Stoff in den Spalt ausgeschüttet. Dieser Stoff ist das sogenannte Acetylcholin. Acetylcholin wandert durch den Spalt zu der Muskelzelle, schmiegt sich da an bestimmte Strukturen an und löst so eine Kettenreaktion aus, an deren Ende beispielsweise eine Kontraktion des Muskels steht. Je mehr Acetylcholin vorhanden ist, desto stärker kontrahiert sich der Muskel (grob vereinfacht). Dies bedeutet aber auch, dass Acetylcholin schnell wieder abtransportiert werden muss, damit es nicht zu einer dauerhaften Anspannung (quasi einer Verkrampfung) des Muskels kommt. Und genau in diesen Vorgang ist unser Atze involviert. Atze ist, wenn man so will, eine Art Staubsauger, der Acetylcholin wieder einsaugt. Sobald Acetylcholin nicht mehr an die Strukturen der Muskelzelle andockt, endet die Muskelkontraktion. Bitte nehmen Sie mein Beispiel mit der Muskelzelle als das, was es ist – ein einzelnes, vereinfacht dargestelltes Beispiel. Acetylcholin und somit auch Atze sind allerdings in sehr viele Vorgänge im Körper involviert. Vom groben Prinzip her funktionieren diese aber alle ähnlich.

Sofern Sie nun Solanin verzehrt haben, bekommt Atze Probleme. Denn Solanin blockiert Atze und somit den Abbau von Acetylcholin[51]. Solanin kappt quasi die Stromzufuhr unseres Staubsaugers mit dem Ergebnis, dass Acetylcholin gar nicht oder nur sehr langsam eingesaugt werden kann. Es kommt somit in unserem obigen Beispiel zu einer dauerhaften Muskelkontraktion. Das ist recht ungeschickt. Wenn wir uns vor Augen halten, dass beispielsweise die Atmung auch nur über ein Zusammenspiel von Muskeln funktioniert, sind in der Tat schlimme Konsequenzen durch den Verzehr von Solanin denkbar.

2. Zerstörung von Membranen

Der zweite Mechanismus, mit dem Solanin schädigend auf uns wirkt, ist weniger filigran und spezifisch als der erste. Wenn das Zusammenspiel mit Atze eine Mozart-Oper ist, dann könnte man den folgenden Mechanismus als Schlag auf die Pauke bezeichnen. Körperzellen haben als äußere Begrenzung eine zarte Membran. Solanin kann nun mit einzelnen Bestandteilen dieser Zellmembranen Ver-

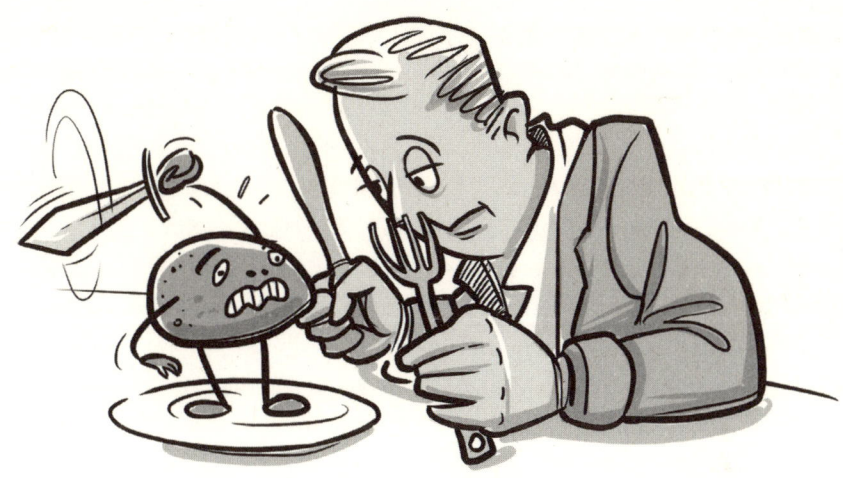

bindungen eingehen und dadurch die Membranen plump zerstören beziehungsweise zumindest löchrig machen[52]. Weiterhin kann es sie in ihrer Funktion beeinträchtigen. Wichtig ist hierbei zu wissen, dass innerhalb einer Körperzelle ein ständiges Kommen und Gehen von verschiedenen lebenswichtigen Stoffen durch die Zellmembran hindurch stattfindet. Solanin kann durch die Bindung an die Membran diese Transportvorgänge behindern, was sich natürlich nicht positiv auf die gesunde Lebenserwartung einer einzelnen Körperzelle auswirkt.

Nie wieder Kartoffeln?

Ich weiß genau, was Sie jetzt denken: Nie wieder esse ich Kartoffeln oder Tomaten. Und ich muss zugeben, dass auch ich nach dem Schreiben dieser Zeilen weniger Lust auf Chips und Pommes frites hatte. Aber ganz so schlimm ist es dann doch nicht. Ernsthafte Vergiftungen nach dem Verzehr von Kartoffeln sind äußerst selten. Dies liegt zu einem großen Teil daran, dass Solanin ziemlich bitter schmeckt. Kartoffeln mit sehr hohem Solaningehalt schmecken also schlichtweg schlecht und Sie werden daher wenig motiviert sein, Ihren Teller leer zu essen. Vergiftungen mit Tomaten sind sogar noch sehr viel seltener. Wissenschaftler gehen davon aus, dass Solanin und Tomatin zwar ähnliche Wirkweisen haben, das Tomatin aber weniger potent ist[53]. Um eine schädigende Wirkung zu erzielen, wären sehr viel größere Aufnahmemengen von Tomatin in unseren Körper notwendig (im Vergleich zum Solanin aus den Kartoffeln), sodass Sie Unmengen an Tomaten verzehren müssten.

In einer wissenschaftlichen Publikation von 1984 sind ungefähr 2000 Fälle von Vergiftungen durch Kartoffeln beschrieben[54]. Etwa 30 davon endeten tödlich. Und auch wenn die Quelle nicht brandaktuell ist, so verdeutlicht sie, dass ernste Vergiftungen durch Kartoffeln nicht auf der Tagesordnung der Giftnotrufzentren stehen. Häufiger kommen leichte Vergiftungen vor, die aber aufgrund der unspezifischen Symptome nicht als Vergiftung erkannt und gemeldet werden. Hierbei handelt es sich um Symptome wie zum Beispiel Bauchgrummeln oder leichte Übelkeit. Und wer denkt nach dem Verzehr einer großen Tüte Chips beim Bauchgrummeln schon an eine Solaninvergiftung? Das Bundesinstitut für Risikobewertung beziffert die toxische Dosis oder genauer gesagt das wahrnehmbare Auftreten erster Symptome bei etwa 1 bis 3 Milligramm aufgenommenem Solanin pro Kilogramm Körpergewicht[55]. Als niedrigste Schwelle für eine tödliche Dosis werden 3 bis 6 Milligramm Solanin pro Kilogramm Körpergewicht diskutiert. Diese recht große Schwankungsbreite hängt beispielsweise davon ab, ob andere aufgenommene Stoffe die Wirkung des Solanins beeinträchtigen. Auch, wie empfindlich Sie auf das Solanin reagieren, spielt eine maßgebliche Rolle. Wir Menschen haben jeder für sich eine individuelle Biochemie. Es gibt beispielsweise Hinweise darauf, dass Kinder sensibler auf Solanin reagieren als Erwachsene. Und diese Empfindlichkeit liegt nicht (nur) am geringeren Körpergewicht. Das Bundesinstitut für Risikobewertung gibt an, dass 0,5 Milligramm Solanin pro Kilogramm Körpergewicht bedenkenlos aufgenommen werden können.

Sie werden sich nun sicher fragen, wie viel Solanin eigentlich in Kartoffeln enthalten ist. Es ist ja schön und gut, dass ich Ihnen erzähle, wie viel Solanin giftig für Sie ist. Aber ohne die Menge anzugeben, die Kartoffeln tatsächlich beinhalten, nützt Ihnen die Information schließlich herzlich wenig. Lassen Sie uns daher ein wenig rechnen: Ausgehend von dem oben genannten Wert (Auftreten erster Symptome ab etwa 1 Milligramm pro Kilogramm Körpergewicht) bedeutet dies für eine 60 Kilogramm schwere Person, dass frühestens ab 60 Milligramm Solanin Symptome bemerkt werden könnten. Rechnen wir nun mit einem Solaningehalt in Kartoffeln von 200 Milligramm pro Kilogramm (und das ist eher hoch gegriffen, wie Sie gleich noch erfahren werden), könnten erste Symptome ab ungefähr 300 Gramm verzehrter Kartoffeln auftreten.

Bei den heutigen gezüchteten Kartoffelpflanzen liegt der Solaningehalt jedoch meist bei weniger als 100 Milligramm Solanin pro Kilogramm Kartoffeln. Sie können also eine ganze Menge Chips in sich hineinfuttern, bevor Sie die Auswirkungen des Solanins spüren. Allerdings bestätigen Ausnahmen die Regel. Es wurden auch schon Kartoffeln mit höherem Solaningehalt gefunden. Das Bundesinstitut für Risikobewertung berichtet von einer Familie, die im Jahr 2015 Vergiftungssymptome nach dem Verzehr von Kartoffeln festgestellt hat. Hauptsächlich litten die Familienmitglieder unter Erbrechen und Bauchschmerzen. Die daraufhin untersuchten übrigen Kartoffeln wiesen einen Solaningehalt von 236 Milligramm pro Kilogramm Kartoffeln auf.

Was tun mit der Kartoffel?

Vorweg sei gesagt, dass Kochen das Solanin nicht zerstört. Solanin fühlt sich in heißem Wasser pudelwohl. Immerhin geht beim Kochen jedoch ein gewisser Anteil ins Kochwasser über, das heißt also, dass sich der Solaningehalt in den Kartoffeln selbst etwas verringert. Das Solanin ist in der Kartoffel auch nicht überall gleich verteilt. Die höchsten Konzentrationen finden sich in der Schale, direkt unter der Schale und an den Keimstellen. Grüne Kartoffeln enthalten ebenfalls sehr viel mehr davon als die gelblichen Knollen, denn im Laufe des Reifeprozesses wird das Solanin abgebaut. Sofern Sie also die Kartoffeln schälen, das Auskeimen durch korrekte Lagerung verhindern und ausgekeimte sowie grüne Stellen großzügig entfernen, können Sie ohne Bedenken Ihre Kartoffelmahlzeit genießen. Am besten kochen Sie die Knollen dann auch noch. Bitter schmeckende Kartoffeln sollten Sie trotzdem nicht verzehren. Und den Kartoffelchips-Essern sei gesagt: Das Solanin ist wahrscheinlich das geringste Problem an Ihrem Snack. Es seien an dieser Stelle alle Ernährungsberaterinnen und Ernährungsberater gegrüßt.

Ich habe mir übrigens sagen lassen, dass manche Menschen die mehlige Konsistenz einer rohen Kartoffel sehr gerne mögen. Ich selbst habe dies einmal probiert und werde das mit Sicherheit kein zweites Mal tun. Aber theoretisch ist gegen den gelegentlichen Verzehr einer rohen Kartoffel aus toxikologischer Sicht nichts einzuwenden. Sie sollten es nur nicht übertreiben. Bei Tomaten sollten Sie aufpassen, dass Sie wirklich nur die schönen roten, reifen Exemplare essen. Sind die Früchte noch grün, ist der Tomatin-Anteil erheblich höher. Immer mehr halten auch die grünen, aber reifen Tomaten Einzug in unsere Gärten und auf unseren Tellern. Diese nehmen keine rote Farbe an, verlieren während der Reifung jedoch ebenfalls das Tomatin, sodass sie genauso wie reife rote Tomaten verzehrt werden können.

Symptome und Erste Hilfe

Erste Symptome einer Solaninvergiftung treten ab etwa zwei Stunden nach dem Verzehr auf. Es kann aber auch durchaus bis zu 20 Stunden dauern, bis Sie Symptome spüren. Meist handelt es sich um Verdauungsprobleme, Magen- beziehungsweise Bauchschmerzen und Übelkeit. Doch auch Erbrechen oder blutige Durchfälle können die Folge sein. Manche Betroffene haben über Halskratzen als frühes

Symptom berichtet. Bei stärkeren Vergiftungen kommt es zu Ruhelosigkeit, niedrigem Blutdruck, Bewusstlosigkeit und sogar zum Tod.

Sofern Sie leichte Symptome nach dem Verzehr von Kartoffeln
oder Tomaten bemerken, brauchen Sie keine Angst zu haben. Diese
vergehen mit der Zeit. Bei schwereren Symptomen wie Effekten auf
den Blutdruck und starke Ruhelosigkeit sollten Sie sicherheitshalber
eine Arztpraxis aufsuchen. Bei Bewusstlosigkeit empfehle ich Ihnen
(oder genauer gesagt einer anderen anwesenden Person, die dies aus
naheliegenden Gründen für Sie übernimmt), einen Krankenwagen zu
rufen.

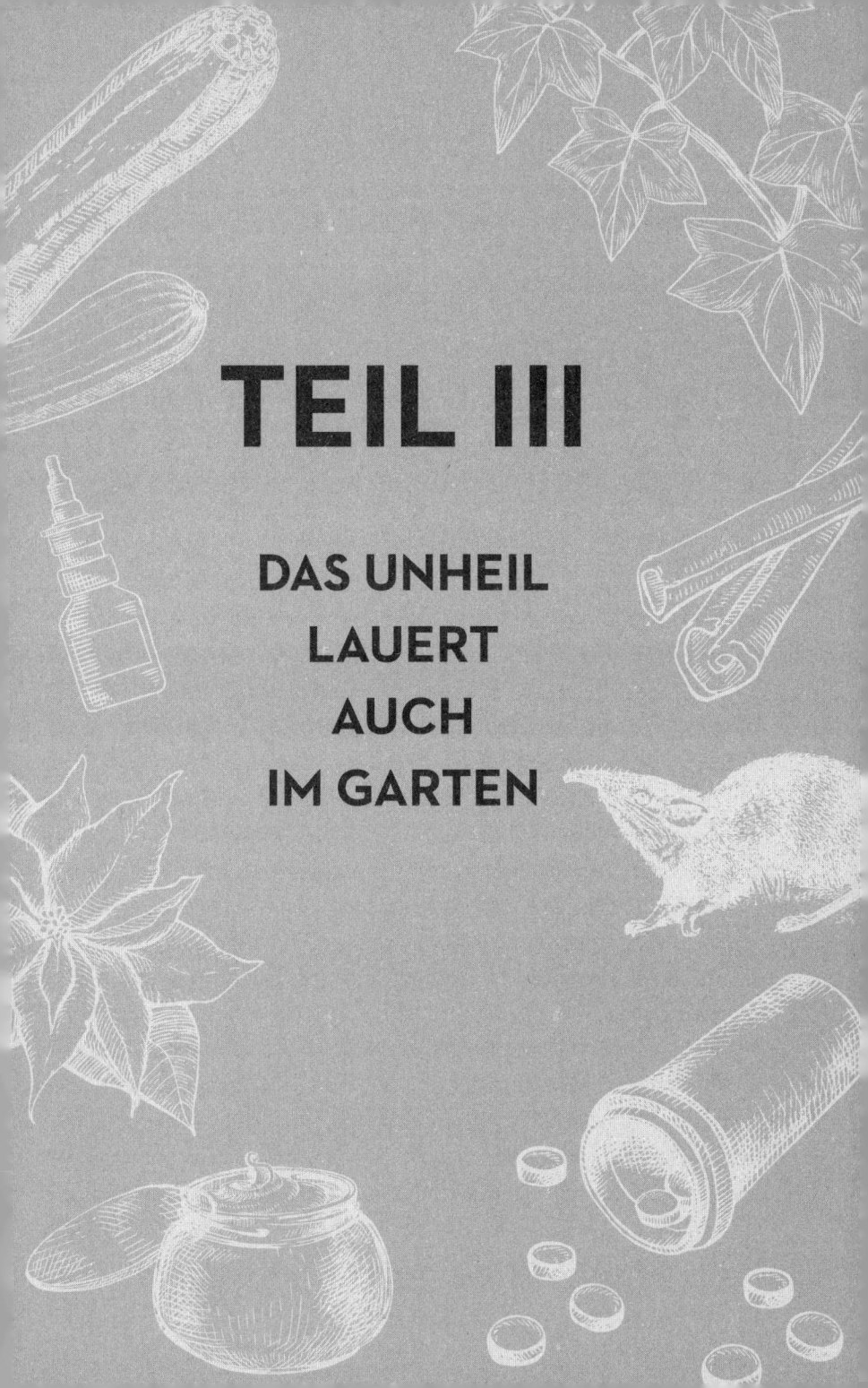

TEIL III

DAS UNHEIL
LAUERT
AUCH
IM GARTEN

10. EIBE

Was	Eibe
Giftige Bestandteile	Alle Teile außer dem roten Fruchtmantel
Toxische Dosis	Ca. 50 g Nadeln können bei einem 80 kg schweren Menschen tödlich sein. Vergiftungserscheinungen treten früher auf.
Symptome	U. a. Mundtrockenheit, Übelkeit, Blässe, Schwindel, Herz-Kreislauf-Störungen, Tod
Erste Hilfe	Trinken (Wasser oder Tee); Giftnotruf oder Notruf rufen

Auf unserem Nachbargrundstück werden gerade vier Häuser gebaut. Jedes Haus umfasst mehrere Wohnungen. Im Erdgeschoss werden kleine Gärten angelegt, die an unser Grundstück grenzen. Aus Interesse, was hier geplant ist, habe ich die Bebauungs- und Bepflanzungspläne im zuständigen Landratsamt eingesehen. Als Grenze zwischen den zwei Grundstücken ist auf diesen Plänen tatsächlich eine Eiben-Hecke vorgesehen. Ich war entsetzt (und bin es immer noch). Um meinen Aufruhr zu verstehen, müssen Sie sich folgende Sachverhalte vor Augen führen. Auf unserem Grundstück gibt es kleine Kinder. Und in neu gebaute Gartenwohnungen ziehen mit einiger Wahrscheinlichkeit auch Familien mit Kindern ein. Was aber ist da als Grenze angedacht? Eine giftige Pflanze, die tödlich für Kleinkinder sein kann.

Nach meiner ersten inneren Empörung habe ich erst einmal meine Toxikologie-Bücher zurate gezogen. Vielleicht hatte ich ja die Giftigkeit der Eibe falsch in meinem Gedächtnis abgespeichert. Denn so ein Planungsbüro wird sich doch sicherlich etwas dabei gedacht haben ... So viel sei schon einmal vorab verraten: Egal, was die planenden Personen sich gedacht haben, die Gesundheit von Kindern hatten sie dabei nicht im Blick. Durchsucht man die Zeitungen der letzten Jahre, ist auffällig, dass viel über schwere Vergiftungen und Todesfälle von Tieren nach Verzehr der Eibe berichtet wird. Hauptsächlich von Pferden, Kühen und Schafen ist dabei die Rede, aber ab und zu auch von Katzen und Hunden. Menschen und insbesondere Kinder sind offenbar – trotz der relativ hohen Giftigkeit der Eibe – weniger betroffen, obwohl es immer wieder zu einzelnen Vergiftungsfällen kommt. Doch woran liegt das? An der Eibe ist im Prinzip alles giftig – außer der typischen roten Beere. Sollten in der Botanik versierte Menschen dies lesen, möchte ich gerne um Verzeihung bitten. Bei der roten, süßlich schmeckenden »Beere« um den Samen herum handelt es sich nämlich botanisch korrekt um einen Samenmantel, den sogenannten Arillus, und nicht um eine Beere. Doch selbst wenn ich den klangvollen Namen »Arillus« bezaubernd finde, werde ich der Einfachheit halber bei dem umgangssprachlichen Begriff der Beere bleiben.

Bevor Sie jetzt alle nach draußen rennen, um Dutzende dieser Beeren zu zerkauen und zu schlucken (aus Erfahrung kann ich Ihnen sagen, dass dies ein äußerst effektives Mittel ist, um Ihre Nachbarn zu schockieren), bleiben Sie bitte noch kurz bei mir und lesen Sie das Kapitel zu Ende. Im Inneren dieser Beeren befinden sich nämlich Samen, die durchaus reich an Giftstoffen sind. Wenn Sie nun also unbedingt die Beeren essen möchten, entfernen Sie am besten den Samen vorher oder schlucken diesen zumindest unzerkaut herunter. Dann finden Sie ihn nach einigen Stunden wieder in Ihrer Toilette vor. Giftstoffe werden durch die Verdauungsenzyme nicht in relevanten Mengen herausgelöst.

Und genau dieser Sachverhalt erklärt die geringe Anzahl an schweren Vergiftungen von Kindern und die große Anzahl an Vergiftungen bei Tieren. Kinder essen eben meist die süßlich schmeckenden Beeren und zerkauen dabei glücklicherweise den harten Samen nicht. Tiere hingegen verzehren auch die charakteristischen, relativ zarten Eibennadeln und -triebe, was zu schweren Vergiftungen führt.

Schuld sind Medienberichten zufolge häufig faule Gärtner, welche den Eiben-Schnitt nicht auf die Deponie fahren, sondern diesen illegal auf Tierweiden entsorgen. Die Leidtragenden sind oft Pferde und Kühe, die qualvoll verenden oder sich zumindest schwer vergiften. Spannenderweise sind wilde Hirsche gegen das Gift der Eibe gefeit und können es relativ unbedenklich zu sich nehmen.

Das Gift der Eibe

In der Eibe befindet sich ein Cocktail (Prost!) aus verschiedenen Giftstoffen, hauptsächlich die sogenannten Taxine[56]. Dies sind wirklich faszinierende Toxine. (Zu Hause folgt jetzt normalerweise ein längerer Monolog von meiner Seite, nur unterbrochen von gelegentlichem »aha« oder »soso« von meiner Frau. Ich versuche mich im Nachfolgenden auf das Spannende zu konzentrieren.)

In unseren Körperzellen gibt es sogenannte Mikrotubuli. Diese bilden (zusammen mit anderen Elementen) das Skelett unserer Körperzellen. Sie dürfen sich dieses Skelett nun aber nicht als ein starres Konstrukt vorstellen, das aus harten und unbiegsamen Körperknochen besteht. Vielmehr ähnelt das Ganze eher hauchdünnen biegsamen Stangen aus Fiberglas, so wie wir sie oft als Zeltstangen finden. Und wie ein Zelt sich im Wind leicht bewegt oder bei Stößen nachgibt, so sind auch die meisten unserer Körperzellen elastisch und können auf äußere Einflüsse reagieren. Bei der Zellteilung, also der Vermehrung von Zellen, spielt dieses Zellskelett und mit ihm die Mikrotubuli ebenfalls eine wichtige Rolle.

Was aber ist äußerst unangenehm, wenn Sie in einem Zelt übernachten? Neben Mücken und dem nächtlichen Toilettengang ist es definitiv, wenn Sie in einer kälteren Nacht dick in Ihren Schlafsack eingekuschelt sind und diesen dann verlassen müssen, da sie etwas aus dem Vorzelt benötigen. Wäre es da nicht schön, wenn die Zeltstangen Schienen gleichen würden, auf denen die benötigen Dinge zu Ihnen fahren könnten? Genau diese Funktion übernimmt das

Skelett Ihrer Körperzellen. Bestimmte Stoffe Ihrer Körperzellen können sich auf den Fiberglas-Stangen Ihrer Zellen bewegen wie ein Zug auf Schienen.

Taxine, die Bestandteile des Eibengiftes, wechselwirken nun direkt mit den Mikrotubuli und damit mit dem Skelett der einzelnen Körperzellen[57]. Genauer gesagt, blockieren sie das elastische Skelett und verhindern somit Bewegungen, Transportvorgänge und Zellteilungen. Das Ergebnis ist das Verenden der betroffenen Körperzelle. Diese spezifische Wirkung wurde auch schon für die Entwicklung von Krebsmedikamenten genutzt[58]. Bringt man das Gift der Eibe in Krebszellen, so wirkt es auch da und lässt den Tumor, der ja auch nur aus entarteten Körperzellen besteht, sterben. Da Krebszellen sich sehr viel schneller als normale Körperzellen teilen, benötigen sie auch die Bewegungsvorgänge des Zellskeletts sehr viel häufiger. Das Gift der Eibe sollte also in der Theorie sehr viel effektiver an diesen Zellen

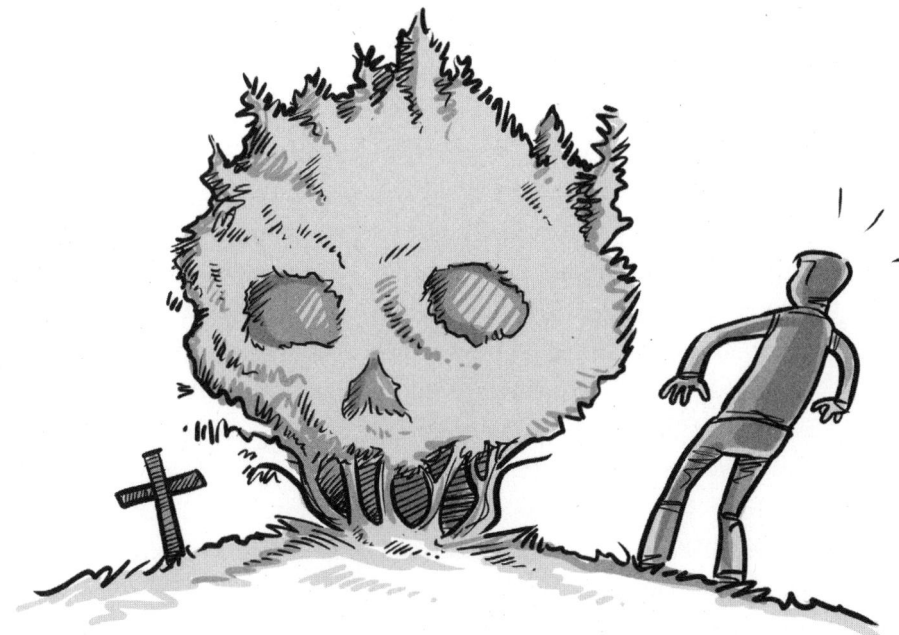

wirken als an normalen Körperzellen. Allerdings beißen sich Theorie und Praxis oftmals, und eine Selbstmedikation mit dem Gift der Eibe führt eher zu einem Tod des gesamten Organismus als zu einem spezifischen Sterben der Tumorzellen. Eine Tumortherapie mit Eibennadeln sollten Sie also auf gar keinen Fall andenken.

Eine weitere giftige Wirkung der Taxine betrifft spezifisch Ihr Herz. Damit das Herz rhythmisch und gleichmäßig schlagen kann, braucht es den stetigen Austausch von Kalzium und Kalium. Innerhalb der einzelnen Herzmuskelzellen existieren kleine Kanäle, die spezifisch bestimmte Stoffe wie eben Kalzium und Kalium in die Zellen hinein- und hinauslassen. Leider verstopfen die Taxine aus der Eibe diese Kanäle und sorgen dadurch für unverhältnismäßige Konzentrationen von diesen Stoffen in den Herzmuskelzellen. Dies hat eine toxische Wirkung auf Ihr Herz zur Folge, die sogenannte Kardiotoxizität.

Wie giftig ist das Zeug denn nun?

Die Giftigkeit der Eibe ist schon lange bekannt. Bereits in der frühen griechischen und römischen Mythologie war die Eibe den Göttern des Todes geweiht. Caesar berichtet im *Gallischen Krieg*, dass sich Ambiorix, König der Belgier, 52 v. Chr. mithilfe von Eibennadeln das Leben nahm. Die Kelten haben mit einer Mixtur aus Eibe ihre Pfeile getränkt, um eine höhere Wirkung ihrer Geschosse zu erreichen. Und auch heute noch wird die Eibe vermehrt an Friedhöfen angepflanzt, da sie sinnbildlich für einen Todesbaum steht. Gemäß einer wissenschaftlichen Publikation aus dem Jahr 2001 enthält 1 Gramm der Eibennadeln etwa 5 Milligramm Giftstoff[59]. Nehmen Sie dies aber bitte nur als ungefähre Angabe. Der Gehalt an Gift schwankt nämlich je nach Jahreszeit, Bodenbeschaffenheit und noch ein paar weiteren Faktoren. Die geschätzte tödliche Dosis für einen Menschen beträgt 3 bis 6,5 Milligramm Taxin pro Kilogramm Körpergewicht[60]. Auf einen 80 Kilogramm schweren Menschen berechnet, wäre dies (unter der Annahme, dass der Giftstoff ausschließlich aus Taxin besteht) eine tödliche Dosis von 240 bis 520 Milligramm Taxin, also 48 bis 104 Gramm verzehrte Eibennadeln. Bei 60 Kilogramm Körpergewicht liegt die tödliche Dosis demnach bei 180 bis 390 Milligramm Taxin, also 36 bis 78 Gramm Eibennadeln. Bitte nehmen Sie diese Zahlen als das, was sie sind, nämlich Schätzungen. Die genauen tödlichen Dosen hängen natürlich immer vom genauen Taxingehalt in den Eibennadeln sowie der individuellen Biochemie einzelner Menschen ab. Aber ich denke, Ihnen ist die Größenordnung in etwa klar geworden, die zu einer tödlichen Vergiftung führen könnte. Und darauf wollte ich mit meinen Beispielen hinaus. Sie müssen also keine Panik bekommen, falls versehentlich ein oder zwei Nadeln verschluckt wurden oder sich Ihr Kind eine Schürfwunde an Eibenästen zugezogen hat. Hier besteht im Normalfall kein Grund zur Sorge.

Vergiftungserscheinungen (ohne Todesfolge) treten natürlich schon bei geringeren Mengen auf. Erste Symptome sind übrigens schnell spürbar und machen sich beim Menschen 30 Minuten bis 1,5 Stunden nach Verzehr bemerkbar. Ein spezifisches Gegengift ist nicht bekannt. Einzelne Symptome der Vergiftung wie Herzrhythmusstörungen können jedoch behandelt werden.

Erste Hilfe

Was ist aber nun zu tun, falls Ihr Kind Eibennadeln verzehrt hat? Lassen Sie das Kind Wasser oder Tee in kleinen Schlucken trinken. Achten Sie auf Vergiftungssymptome. Leider sind diese unspezifisch und nicht eindeutig zuzuordnen. Häufig kommt es zu einer Trockenheit im Mund, einer Rotfärbung der Lippen, zu Pupillenerweiterungen und zu Blässe. Übelkeit, Durchfall und Schwindel sind oft von Schmerzen begleitet. Bei höherer Dosierung sind jedoch auch Herz-Kreislauf-Störungen sowie Leber- und Nierenschäden, Krampfanfälle und letztlich der Tod die Folgen. Rufen Sie beim Giftnotruf an und schildern Sie die Situation. Sofern eine große Menge aufgenommen wurde oder die Symptome deutlicher erscheinen, rufen Sie zur Sicherheit den Notruf.

Wie immer gilt, dass der beste Schutz die Prävention ist. Halten Sie kleine Kinder von Eibenbäumen und -hecken fern. Entfernen Sie zumindest die Äste in deren Reichweite. Erklären Sie Ihren Kindern die Giftigkeit der Eibe und machen Sie deutlich klar, dass das Essen von Eibennadeln zum Tod führen kann.

11. TOLLKIRSCHE

Was	Schwarze Tollkirsche
Giftige Bestandteile	Alle Teile der Pflanze
Toxische Dosis	Drei bis vier Beeren können ein Kleinkind töten, zehn bis zwölf einen Erwachsenen
Symptome	Hautrötung, trockene Schleimhäute, geweitete Pupillen, Atmung und Puls beschleunigt, Halluzinationen, Krampfanfälle, Bewusstlosigkeit
Erste Hilfe	Mund ausspülen, dann Wasser trinken. Den Notruf anrufen

Meine Frau hat wunderschöne Augen. Auch nach mehr als zehn Jahren Ehe sowie über 20 Jahren Partnerschaft kann ich mich noch immer jeden Tag in ihnen verlieren. Gerne würde ich Ihnen auch noch von den kleinen Lachfältchen berichten, die sich im Laufe der Jahre um die Augen herum gebildet haben. Sie sorgen dafür, dass ihre Augen noch geheimnisvoller wirken, und sind gleichzeitig doch ein Zeichen für ihre charakteristisch große Lebensfreude. Allerdings würde mich meine Frau vermutlich viele Tage lang missbilligend ansehen, wenn ich hier von ihren Fältchen erzählen würde. Das ist kein gutes Thema! Der einzige Wermutstropfen, wenn ich in die wunderschönen Augen meiner Frau schaue, ist der Gedanke an ein tödliches Gift. Der Anblick ist daher verbunden mit Vorstellungen von Herzrasen, trockenen Schleimhäuten, Halluzinationen, Krämpfen sowie dem Versiegen der Atmung. Zumindest kommen diese Gedanken bei Kerzenschein, quasi im Halbdunklen, wenn sich die Pupillen im Auge meines Gegenübers deutlich weiten. Sie denken, ich übertreibe? Vielleicht ein wenig.

Belladonna

Gerne möchte ich Ihnen den Zusammenhang eines tödlichen Giftes mit den schönen Augen erläutern. Die Schwarze Tollkirsche mit dem klangvollen lateinischen Namen *Atropa belladonna* beinhaltet ein Gift, welches Atropin genannt wird. Erzählungen zufolge, träufelten sich Italienerinnen im Mittelalter den Saft der Tollkirsche in die Augen. Das darin enthaltene Atropin weitete die Pupillen, wodurch die Augen wie große, tiefe, dunkle Seen erschienen. Den Geschichten zufolge, übte dies eine unwiderstehliche Wirkung auf Männer aus. Leider war diese (zeitweilige) kosmetische Veränderung von einer für ein Rendezvous recht ungeschickten Nebenwirkung begleitet. Das Weiten der Pupillen führte zu einer vorübergehenden sehr starken Weitsichtigkeit. Die Damen sahen die Männer also nur verschwommen. Für ein erstes Date nicht ideal, wie ich meine. Eine Lösungsoption wäre gewesen, die Männer zu bitten, beim Abendessen 50 Meter weit weg zu sitzen. Aber auch das ist für ein Rendezvous nicht optimal. Vielleicht war die herbeigeführte Weitsichtigkeit allerdings auch eine frühere Variante vom sogenannten »schön Trinken« bei der Partnersuche.

Dinosaurier im Delirium?

Können Sie sich vorstellen, dass der Tyrannosaurus Rex halluzinierte? Wäre es nicht ein ulkiger Gedanke, dass dieser furchterregende Dinosaurier, das Sinnbild des Schreckens aus den berühmten Filmen von Steven Spielberg, in seiner Fantasie von rosa Mammuts mit Schlappohren verfolgt wurde? Ganz abwegig ist dies nicht. Christian Rätsch berichtet in seiner Enzyklopädie der psychoaktiven Pflanzen über Mutmaßungen, die die Tollkirsche mit dem Aussterben der Dinosaurier in Verbindung bringen[61]. (Anmerkung: Auf die anderen diskutierten möglichen Auslöser möchte ich hier nicht eingehen, da sie toxikologisch nicht relevant sind.) Hierbei wird über halluzinierende Dinosaurier, die sich aufgrund des Verzehrs der Tollkirsche gegenseitig im Drogenwahn ausgelöscht haben, spekuliert. Allerdings bin ich da, obwohl ich kein Paläontologe bin, eher skeptisch. So drollig diese Vorstellungen auch sind, erscheint es mir persönlich recht unwahrscheinlich, dass dies ein maßgeblicher Faktor beim Aussterben der Dinosaurier war.

Ich habe einen sehr guten Freund, der mich schon auf einigen Kneipentouren in der Münchner Innenstadt begleitet hat. Nach einigen Bieren kommen wir dabei gerne ins Philosophieren. Wir versuchen dann, den grundlegenden Dingen dieses Universums auf den Zahn zu fühlen. Sind wir Menschen vielleicht nur eine Simulation im Computerspiel eines außerirdischen Kindes? Ist die Erde womöglich eine Art Ameisenfarm auf dem Schreibtisch eines tierlieben Riesen? Ist es nicht wahrscheinlich, dass religiöse Propheten an Schläfenlappenepilepsie, einer Erkrankung, die Halluzinationen verursachen kann, litten? Unsere Gespräche werden mit steigendem Alkoholpegel auf eigenartige Weise tiefsinniger und gleichzeitig doch völlig absurd. Wir werden getrieben von einem berauschenden Gefühl, den wirklich wichtigen Dingen des Lebens näherzukommen, und doch schütteln wir am nächsten Tag den Kopf über so viel gedankliche Diarrhoe. Genauso stelle ich mir diejenigen Wissenschaftlerinnen und Wissenschaftler vor, welche die Theorien über den Zusammenhang zwischen Tollkirsche, Drogenrausch und dem Aussterben der Dinosaurier aufgestellt haben. Nach vier Bier hört sich vielleicht selbst diese Theorie plausibel an. Aber wer weiß, vielleicht steckt ja ein Körnchen Wahrheit drin? Ich werde dieses Thema auf alle Fälle bei meiner nächsten Kneipentour auf die Tagesordnung setzen.

Vergiftungen mit der Tollkirsche

Lassen wir nun einmal den Spaß beiseite und nähern uns der tödlichen Wirkung der Tollkirsche. In Deutschland, vor allem in Mittel- und Süddeutschland, ist die Pflanze weit verbreitet. Hauptsächlich wird sie in oder an Laubwäldern gefunden. Immer wieder kommt es zu Todesfällen nach dem Verzehr der Beeren, die zu allem Unglück süßlich schmecken und deshalb zum Naschen einladen. In den Statistiken der Giftnotrufe nimmt die Tollkirsche als Ausgangspunkt einer Vergiftung eine führende Stelle ein[62]. In den USA kam es sogar vor einigen Jahren zum Tod von zehn Kindern infolge der Einnahme von homöopathischen Präparaten, welche auf der Basis der Tollkirsche hergestellt worden waren[63]. Normalerweise werden in den sogenannten Globuli die Ausgangsstoffe so sehr verdünnt, dass Sie die Kügelchen kiloweise schlucken könnten, ohne eine nennenswerte Menge des Ausgangsstoffes aufzunehmen. Offenbar waren in diesen dramatischen Fällen die Konzentrationen jedoch nicht weit genug herunterverdünnt und führten somit zum Tod der Kinder. Es ist also (lebens-)wichtig, in Mathe gut aufzupassen, wenn das mit den Dezimalstellen durchgenommen wird, liebe Leserinnen und Leser!

Der tödliche Inhaltsstoff der Tollkirsche, das Atropin, war schon Mittelpunkt einer Vergiftungsgeschichte, an welcher Prof. Boerne, seines Zeichens Gerichtsmediziner im Münsteraner *Tatort*, seine helle Freude gehabt hätte[64]. 1994 versuchte der Biologe Paul Agutter, seine Frau Alexandra tödlich zu vergiften. Im Anschluss an den Mord wollte er sein Lebensglück mit einer Studentin, welche er an seinem Arbeitsplatz, der Universität in Edinburgh in Schottland, kennengelernt hatte, finden. Die Tatwaffe, das Atropin, hatte er in dem Labor vorrätig, in welchem er arbeitete. Atropin erschien ihm als Mordinstrument optimal, da es, zumindest wenn man nicht direkt danach sucht, nur schwer in Körperflüssigkeiten nachgewiesen werden kann. Leider hat es jedoch einen großen Makel, der es als Tatwaffe zumindest in Teilen unbrauchbar macht. Es schmeckt unglaublich bitter und weckt eher Brechreiz als die Lust auf mehr. Da spielte es Paul Agutter in die Karten, dass seine Frau sehr gerne Gin Tonic trank. Wer diesem zugeneigt ist, weiß, dass das Getränk selbst schon recht bitter schmeckt. Hauptsächlich kommt dies vom Tonic Water, neben dem Gin der Hauptbestandteil in Gin Tonic. Durch die Zugabe des Atropins in dieses Getränk wollte der Biologe den bitteren Geschmack verschleiern. Schließlich, an einem lauen Samstagabend im August 1994, bereitete er seiner Gattin den verhängnisvollen Longdrink zu. Zuvor versetzte er im nahen Supermarkt noch zwölf Flaschen Tonic Water mit Atropin. So sollte im Fall der Fälle, sofern die Ursache für den Tod doch herausgefunden werden würde, der Verdacht nicht auf ihn, sondern auf einen kriminellen Serientäter fallen. In diese zwölf Flaschen Tonic Water gab er jedoch eine geringere Dosis Atropin, damit seine Frau der einzige Todesfall bleiben und die anderen Opfer nur leichte bis mittelschwere Vergiftungssymptome aufweisen würden. Ein durch und durch netter Mitmensch also. Zum Leidwesen von Paul Agutter trank seine Frau jedoch nur den halben Gin Tonic. Der Longdrink war ihr offenbar doch zu bitter. Hätte sie das komplette Glas geleert, wäre sie voraussichtlich gestorben. So bekam sie innerhalb weniger Minuten lediglich Halluzinationen und wurde anschließend bewusstlos. Die Ehefrau überlebte letztendlich den Giftanschlag und mit ihr auch die acht anderen Menschen, die von dem Tonic Water aus dem Supermarkt getrunken hatten. Paul Agutter allerdings wurde erwischt und verurteilt. Die Sicherheitskameras im Supermarkt hatten ihn aufgezeichnet. Die Planung eines perfekten Mordes ist wohl (zum Glück) doch nicht so einfach, nicht einmal mit toxikologischem Wissen.

Die tödlichen Inhaltsstoffe

Die Giftstoffe der Tollkirsche sind in all ihren Teilen vorhanden. Der genaue Gehalt variiert aber auch hier wieder von Pflanzenteil zu Pflanzenteil und je nach Jahreszeit. Einer der berühmtesten Gift-Bestandteile ist ohne Frage das Atropin. Atropin ist die Kim Kardashian unter den Giftstoffen. Jeder hat den Namen schon einmal gehört. Ein Hauch von Glamour klingt mit. Die meisten wissen aber nicht wirklich, warum. Das Atropin auf jeden Fall hat spezielle Fähigkeiten und seine Berühmtheit zu Recht erlangt. Sobald es nach dem Verzehr in unserem Blut angekommen ist, bindet es dort zum Teil an verschiedene Proteine, die im Blut frei herumschwimmen[65]. Während das weiterhin frei vorliegende Atropin relativ schnell über die Nieren ausgeschieden werden kann, erschwert die Bindung an Proteine der körpereigenen Müllabfuhr die Beseitigung des Atropins aus dem Körper. Vereinfacht gesagt, schirmen die Proteine das Atropin erst einmal ab. Aber keine Sorge, Ihre Nieren werden trotzdem mit ihm fertig – wenn auch zum Teil nur durch Mithilfe der Leber. Leber und Niere bilden da ein unschlagbares Team.

Neben dem gerade skizzierten Problem der erschwerten Ausscheidung gibt es aber noch eine andere Schwierigkeit mit Atropin. Denn es streitet sich in unserem Körper mit Acetylcholin[66], einer alten Bekannten, die als Nebenfigur im Kapitel der Kartoffel bereits einen kurzen Auftritt hatte. Da Acetylcholin in diesem Kapitel aber die Hauptdarstellerin ist, wollen wir den Stoff nun einmal voll ins Rampenlicht hieven und ihm die gebührende Aufmerksamkeit schenken. Acetylcholin ist ein Botenstoff, eine Art Brieftaube, die auf eine ganz spezifische Route festgelegt ist. Sein Job ist es, Botschaften von einer Nervenzelle zu einer anderen Zelle, beispielsweise einer Muskelzelle, zu bringen. Nach Feierabend hält es sich in einem kleinen kugeligen Häuschen am Ende einer lang gestreckten Nervenzelle auf. Sobald ein Signal diese längliche Nervenzelle entlangwandert, erreicht es zwangsläufig das Ende der Nervenzelle und klopft dort an. Acetylcholin, durch das Klopfen angespornt, verlässt sein Häuschen und wandert, nein rennt an das Ende der minimal kleinen Lücke zwischen der Nervenzelle, auf der sein Haus steht, und der nächsten Zelle. Dort angekommen schmiegt es sich an geeignete Rezeptoren an. Dieser Acetylcholin-Rezeptor-Kontakt führt zu einer Ausschüttung und Mobilisierung verschiedener Stoffe und somit entweder zu einer Erregung oder Hemmung der nächsten Zelle. Dies hängt davon ab, wo wir uns gerade befinden und welche Rezeptoren zur Verfügung stehen. Beispielsweise kann es auf diese Weise zu einem Zusammen-

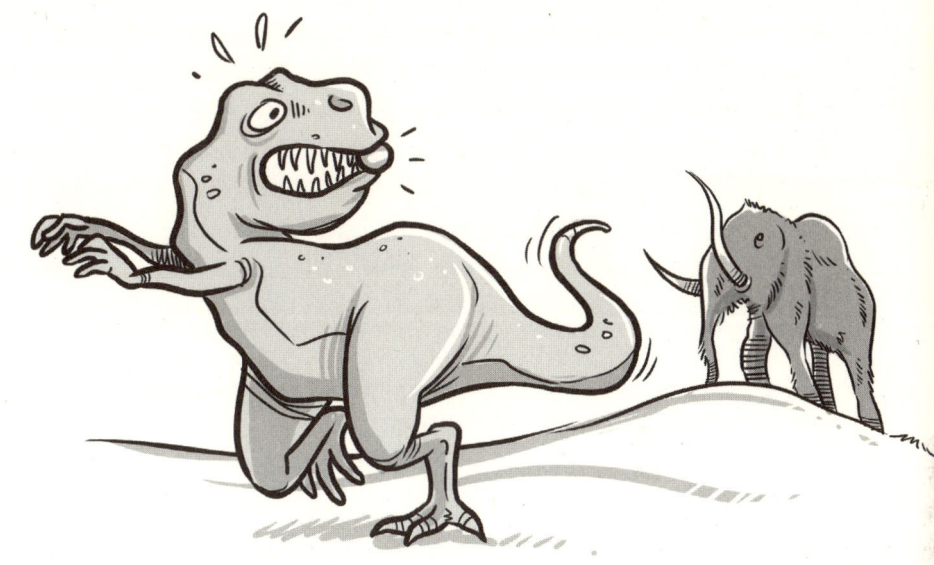

ziehen eines Muskels kommen. Acetylcholin ist aber auch an der Regulation des Blutdrucks, dem Herzschlag oder an Gehirnaktivitäten beteiligt. Gerade im Gehirn spielt es eine enorm wichtige Rolle. Die Alzheimer-Krankheit ist beispielsweise durch einen eklatanten Mangel an Acetylcholin im Gehirn gekennzeichnet.

Das Problem ist nun, dass Acetylcholin und Atropin nicht gut miteinander auskommen. Zwar bekämpfen sie sich nicht gegenseitig, aber sie streiten um die gleiche Sache. So wie Clark Kent und Lex Luthor in den *Superman*-Geschichten um Lois Lane konkurrieren, so kämpfen Acetylcholin und Atropin um die Rezeptoren am Ende des Spaltes zwischen zwei Zellen. Und wie auch Louis Lane ihr Herz an beide Werber verloren hat (zumindest zeitweise), so haben auch die spezifischen Rezeptoren einen gewissen sentimentalen Hang zu Acetylcholin und gleichzeitig Atropin. Gelingt es Atropin, an Rezeptoren anzudocken, findet Acetylcholin für seine Zwecke weniger freie Rezeptoren. Die freien Plätze sind durch Atropin bereits besetzt. Das Perfide an der Sache ist: Atropin ist ein Rohrkrepierer. Es passiert überhaupt nichts in unserem Körper durch das Andocken von Atropin an einen Rezeptor. Atropin arbeitet so durch die Belegung der Rezeptor-Plätze also gegenteilig zu der Wirkung, die Acetylcholin normalerweise hätte. Sollte Acetylcholin hemmend wirken, verhindert Atropin dies durch das Besetzen der Rezeptoren. Sollte Acetylcholin erregend wirken, wird auch das durch Atropin zunichte gemacht. Und da, wie oben bereits erwähnt, das Acetylcholin an entscheidenden Funktionen im Körper beteiligt ist, kann dies zu erheblichen Beeinträchtigungen führen.

Symptome einer Atropin-Vergiftung

Es gibt einen sehr anschaulichen Spruch, der in der englischsprachigen Literatur oft verwendet wird, um die Symptome einer Vergiftung mit Atropin zu beschreiben: »Hot as a hare, blind as a bat, dry as a bone, red as a beet, and mad as a hatter.« Übersetzt bedeutet das: »Heiß wie ein Hase, blind wie eine Fledermaus, trocken wie ein Knochen, rot wie eine Rübe und verrückt wie ein Hutmacher.« Gemeint ist damit: Heiß, da die Körpertemperatur der Betroffenen ansteigt. Blind, da die Iris in den Augen so sehr geweitet wird, dass alles verschwommen erscheint. Trocken, weil die Speicheldrüsen gehemmt werden. Rot, weil die Blutgefäße in der Haut geweitet werden. Und verrückt, da Atropin Halluzinationen auslöst. Genau dies sind die typischen Symptome einer Atropin-Vergiftung, denen dann Bewusstlosigkeit, Krampfanfälle und Atemstillstand folgen.

Atropin kann auch wertvoll sein

Da Atropin auf so gravierende Weise die Funktionen in unserem Körper beeinflussen kann, ist es auch Bestandteil einiger Medikamente. Wohldosiert und unter ärztlicher Betreuung eingesetzt, kann es ein wahres Wundermittel sein. Beispielsweise gibt es Augentropfen, die Atropin enthalten. Ins Auge geträufelt lähmt es die Muskeln um die Pupille und weitet sie deshalb. Dies erleichtert die medizinische

Untersuchung des Augenhintergrundes. Aber auch bei bestimmten Herzrhythmusstörungen oder zur Behandlung schielender Kinder kann ein Medikament mit Atropin das Mittel der Wahl sein. Aber bitte bedenken Sie: Diese Behandlungen gehören in die Hände einer Ärztin oder eines Arztes. Bitte führen Sie keine Selbstversuche durch.

Tödliche Dosis und Erste Hilfe

Leider sehen die Früchte der schwarzen Tollkirsche äußerst einladend aus. Zusätzlich haben sie einen süßlichen Geschmack, der dazu animiert, mehr davon zu essen. Dies ist sicherlich einer der Gründe, weshalb Vergiftungen mit der schwarzen Tollkirsche so häufig sind. Bei Kleinkindern genügen bereits drei bis vier Beeren, um tödlich zu wirken. Bei Erwachsenen geht man von zehn bis zwölf Beeren als tödliche Dosis aus. Symptome der Vergiftung treten schon nach 15 Minuten ein. Das typischste Symptom dabei sind die stark geweiteten Pupillen. Achten Sie neben den anderen oben beschriebenen Auswirkungen daher unbedingt darauf. Sofern Sie den Verdacht haben, dass sich Ihr Kind oder andere Menschen mit der Tollkirsche vergiftet haben, rufen Sie umgehend einen Rettungswagen. Früchte, die sich noch im Mund befinden, sollten ausgespuckt beziehungsweise entfernt werden. Sorgen Sie dafür, dass der Mund mit Wasser ausgespült und danach Wasser getrunken wird.

Der beste Schutz ist mal wieder die Prävention. Wenn Sie mit Ihren Kleinkindern im Wald spazieren gehen, achten Sie darauf, was sich die Kleinen in den Mund stecken. Aus toxikologischer Perspektive rate ich ganz klar eher zu einem Regenwurm als zu einer dieser Beeren.

12. EFEU

Was	Efeu
Giftige Bestandteile	Alle Teile des Efeus (insbesondere Blätter und Beeren) enthalten giftige Inhaltsstoffe.
Toxische Dosis	Hautkontakt zu Blättern oder Beeren kann zu einer Irritation der Haut führen. Schon wenige verzehrte Beeren lösen bei Kleinkindern Symptome aus.
Symptome	Hautausschlag und Juckreiz bei Hautkontakt. Magen-Darm-Probleme bei Verzehr der Beeren. Atemprobleme sind möglich, aber unwahrscheinlich. Schwere Verläufe sind sehr selten.
Erste Hilfe	Bei starkem Hautausschlag Hautarztpraxis aufsuchen. Hat Ihr Kind ein oder zwei Beeren verspeist, beobachten Sie es. Bei einer größeren Menge Giftnotruf oder Kinderarztpraxis kontaktieren

Entweder Sie lieben Efeu oder Sie hassen ihn. Zumindest scheint mir diese Schwarz-Weiß-Sicht die gängige, nachdem ich mehrere Stunden im Internet recherchiert habe und dabei auch in einigen Diskussions-Foren zugegen war. Vor allem Eigenheimbesitzer finden offenbar selten Nuancen zwischen diesen Extremen, und die Furcht vor der vermeintlich zerstörerischen Pflanze scheint enorm zu sein.

Ein weiser Philosoph namens Yoda sagte einmal: »Furcht ist der Pfad zur dunklen Seite. Furcht führt zu Wut, Wut führt zu Hass, Hass führt zu unsäglichem Leid.« Und so kommt es, wie es kommen muss: In den (Un-)Tiefen des Internets berichten Ehepaare sogar vom Gang zur Eheberatung mit letztlicher Konsequenz der Scheidung, weil sie bei der Streitfrage Efeu jeweils an der geistigen Zurechnungsfähigkeit des anderen zweifelten. Argumente für die verhärteten Fronten sind klar umgrenzt. Auf der Positivseite steht eine anspruchslose Pflanze, die selbst tristeste Betonfassaden an den dunkelsten Ecken ergrünen lässt. Auch kann Efeu ein Vorteil für die Fassade sein. Denn ein dichtes Grün am Haus schützt vor kalter, nasser und stürmischer Witterung und im Sommer vor der aggressiven Sonneneinstrahlung. Darüber hinaus hat es einen kühlenden Effekt auf die Wohnräume. Außerdem unterstützt Efeu ganz hervorragend den Arten- und Umweltschutz. Seine späte herbstliche Blüte spendet Nahrung für Insekten, wenn sonst fast nichts mehr blüht. Und die Beeren sind beliebt bei Vögeln, wenn jahreszeitbedingt nicht mehr viel Nahrung vorhanden ist. Auf der anderen Seite haben Sie unter Umständen viel Arbeit mit dem Efeu, zumindest wenn Sie sein Wachstum begrenzen möchten. Auch hat er eine zerstörerische Kraft und kann Ihrer Hausfassade Schaden zufügen. Die Haftwurzeln klemmen sich in kleinste Risse und Ritzen und bei einer eventuellen Beseitigung des Efeus bricht nicht selten ein erhebliches Stück Putz mit ab.

Ein Mythos ist übrigens, dass Efeu wie ein Parasit die Bäume schädigt. Hierbei wird davon ausgegangen, dass Efeu, wie beispielsweise eine Zecke Blut beim Menschen saugt, den Baum anzapft und ihm dadurch Nahrung entzieht. Dies ist falsch. Die Haftwurzeln des Efeus durchdringen die Rinde nicht. Efeu versorgt sich selbstständig und benötigt keinen Wirt. Ich persönlich bin schmerzfrei, was die Gretchenfrage Efeu angeht, empfinde ich doch wilden Wein als sehr viel schöner. Dieser hat allerdings ähnliche Vor- und Nachteile und eheliche Efeu-Krisen können damit wohl nicht besänftigt werden.

Der heimtückische Efeu

Die Beeren, die Sie über den ganzen Winter bis in den Frühling hinein am Efeu bewundern dürfen, sind nicht ohne. Verzehren Sie diese, drohen Ihnen auf jeden Fall erhebliche Magen-Darm-Probleme. Es existieren auch viele Berichte, die vor schweren gesundheitlichen Schäden nach dem Verzehr von Efeublättern oder -beeren warnen. Neben Atemproblemen wird da selbst der Tod als mögliches Schreckensszenario beschrieben. Eine wissenschaftliche Arbeitsgruppe aus

Paris berichtete beispielsweise über einen 37 Jahre alten Mann, der tot in seinem Garten aufgefunden wurde[67]. Er war vollständig von Efeu bedeckt. Weiterhin hatte er Efeublätter in Mund und Speiseröhre. Das Erstaunen war zunächst natürlich groß. Hatten die verspeisten Efeublätter den armen Mann vergiftet? Oder hatte der Efeu, unter welchem er vergraben war, den Lebenssaft aus dem Körper herausgezogen? Die Vermutung einer Efeu-Vergiftung konnte nach einer Analyse des Mageninhaltes, des Blutes und des Urins nicht aufrechterhalten werden. Falls Sie sich fragen, wieso neben dem Magen auch Urin und Blut untersucht wurden: Das sind ganz normale Untersuchungen in der forensischen Toxikologie. Ein Giftstoff, der einen Körper vergiftet, wird sehr früh im Blut gefunden und zumeist über den Urin ausgeschieden. Mit den Kenntnissen der Giftstoffmenge in Magen, Blut und Urin kann daher der zeitliche Verlauf einer Vergiftung beurteilt werden. Die Menge an festgestellten Giftstoffen war im beschriebenen Fall jedoch einfach zu gering, um eine tödliche Wirkung zu haben. Es wird deshalb davon ausgegangen, dass der Mann aufgrund der sehr großen Menge an Efeu-Blättern in der Kehle einfach erstickt ist. Es befand sich also ein großer Efeu-Pfropfen in der Kehle des Mannes, welcher die Luftröhre verschlossen hat – eine äußerst unangenehme Sache. Ob es sich hier um einen »Unfall« handelte oder ob der Mann Selbstmord begangen hat, ist nicht bekannt. Sollte es sich um Selbstmord gehandelt haben, erscheint mir die Art und Weise auf jeden Fall äußerst skurril.

Auch in Deutschland wird 2019 in der Zeitung *tz* von einem Todesfall (indirekt) durch Efeu berichtet[68] Demnach kam ein Mann in München zu Tode, weil er beim Zurückschneiden des Efeus aus dem Fenster gestürzt ist. Ich halte es jedoch für äußerst ungerecht, diesen Todesfall in der Statistik dem Efeu anzurechnen. Alles in allem kann ich Sie vorsichtig beruhigen, was die Gefährlichkeit des Efeus angeht. Nach intensivem Durchforsten der Literatur kommt mir die Möglichkeit des Erstickungstodes durch Efeu eher als Schreckenstheorie denn als praktische Möglichkeit vor. Zwar finden sich in älterer Literatur immer wieder solche Schilderungen, diese sind aber wenig detailreich und vermitteln eher den Eindruck von »Hörensagen« als von seriösen Fallbeschreibungen. 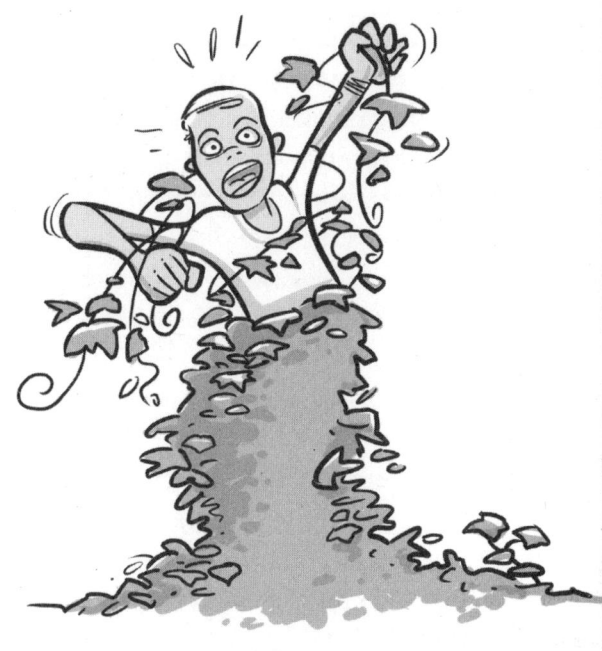 Seit den 1980er-Jahren wird fast ausschließlich eine milde bis mittlere Symptomatik nach dem Verzehr von Beeren oder Blättern des Efeus beschrieben. Eine kleine Einschränkung muss ich Ihnen jedoch mitgeben: Ich habe keine Berichte gefunden, in welchen Kinder oder Erwachsene eine sehr große Menge an Beeren gegessen haben. Stets war die Anzahl eher gering. Deshalb gehen Sie besser kein Risiko ein. Den Smoothie bereiten Sie lieber ohne Beeren des Efeus zu. Das sollten Sie aber sowieso tun, denn selbst wenn Sie nicht an Efeu sterben, sollten Sie sich die unangenehmen Magen-Darm-Probleme ersparen.

Unangenehm für die Haut

Vorsicht ist auf jeden Fall bei der Gartenarbeit mit Efeu geboten. Ihnen droht eine Entzündung der Haut, die von Rötung, Ausschlag, Bläschen und Juckreiz begleitet wird[69]. Eine äußerst unangenehme Sache, die einem einen sonnigen Tag durchaus vermiesen kann. Schuld daran ist ein direkter Hautkontakt mit Stoffen, die im Inneren des Efeus vorhanden sind. Einer der Hauptverantwortlichen ist das sogenannte Falcarinol. Wir nennen es der Einfachheit halber nachfolgend Falci.

Falci ist in allen Teilen des Efeus enthalten und dient der Verteidigung gegenüber Feinden. Dazu zählt hauptsächlich allerlei Getier, welches den Efeu für ein schmackhaftes Mahl hält. Auch schützt Falci die Pflanze vor einer Pilzinfektion und kann deshalb als natürliches Pestizid bezeichnet werden. So sinnvoll der Stoff also für den Efeu ist, so wenig positiv wirkt er beim Menschen, denn er kann Ihrer Haut auf zwei verschiedene Arten schaden.

1. Es kommt zu einer Allergie

Leider können Sie auf Falci eine unschöne Allergie entwickeln[70]. Ihr Körper erkennt den Stoff als gefährlichen Eindringling, ähnlich einem parasitären Wurm, und greift ihn an – mit ähnlichen Waffen, wie er einen parasitären Wurm angreifen würde. Dummerweise sind diese Waffen des Immunsystems relativ nutzlos gegen den Stoff aus dem Efeu. Und zusätzlich kommt es zu einem kleinen Problem: dem Kollateralschaden. Sie können sich das mit folgendem Beispiel verdeutlichen: Stellen Sie sich vor, Sie haben eine Scheibe Brot vor sich auf dem Teller liegen. Darauf befindet sich ein Staubfussel. Eigentlich könnte Sie dieser Staubfussel völlig kaltlassen. Im schlimmsten Fall haben Sie einen kleinen Staubfussel in Ihrem Magen-Darm-Trakt, welcher mit Ihrem Stuhlgang wieder ausgeschieden würde. Weil Sie aber Angst haben, kippen Sie Insektenvernichtungsmittel auf den Staubfussel. Denken Sie, dass interessiert den Fussel? Nein, der ist immer noch da (er ist nur etwas nass). Allerdings ist Ihre Brotscheibe nun mit Insektenvernichtungsmittel getränkt und ziemlich ungenießbar. So ungefähr funktioniert das mit der Allergie gegen Falci (und eigentlich bei allen Allergien). Die Abwehrmechanismen, die der Körper einsetzt, interessieren Falci nicht die Bohne. Doch die Haut um das Falci herum nimmt Schaden, und das bemerken Sie als Juckreiz, rote Stellen, Bläschen oder Pusteln.

Es entwickelt übrigens nicht jede Person eine Allergie gegen Falci, wie auch nicht jede Person eine Allergie gegen Pollen oder Hausstaub ausbildet. Sie können jahrelang mit Falci Kontakt haben und nie allergische Symptome zeigen. Allergien können sich andererseits auch ganz plötzlich von heute auf morgen manifestieren. Herzlich willkommen bei der biochemischen Lotterie des Lebens!

2. Falci hat irritierende Wirkung

Zusätzlich zu der Gefahr von allergischen Reaktionen kann Falci noch irritierend, also reizend, auf Ihre Haut wirken[71]. Bekommen Sie beispielsweise durch Zerkleinern von Efeublättern Falci auf die Haut, so wird Ihre oberste Hautschicht gereizt. Normalerweise kann unsere Haut, allen voran die dicke und zähe Oberhaut, Einflüsse und Reize ganz gut vertragen. Dies erkennen Sie daran, dass täglich Dutzende Substanzen dort auftreffen (Staub, Seife, Wasser, Öl etc.) und im Normalfall die Haut keinen Schaden, keine Irritation, davonträgt. Ist der Reiz aber in irgendeiner Art und Weise zu heftig, dann geschieht dies durchaus. Dabei handelt es sich meist gar nicht um eine Schädigung, die mit einem hochspezifischen Wirkmechanismus einhergeht. Es ist schlichtweg ein einzelner (oder viele kleine) Stressimpuls, der zu viel für unsere Haut ist. Eine Säure oder Lauge reizt die Haut beispielsweise auch – allein durch den niedrigen beziehungsweise hohen pH-Wert. Ein möglicher Mechanismus ist hierbei beispielsweise eine irreversible Schädigung der sensiblen Zellmembranen unserer Körperzellen allein aufgrund des pH-Wertes.

Um im Labor eine reizende beziehungsweise irritierende Wirkung festzustellen, sind Zellkulturversuche das Mittel der Wahl. Dabei werden Zellen in einer Petrischale kultiviert. Die zu untersuchende Substanz wird dann sorgfältig auf die Zellkultur aufgegeben. Nach 15 bis 60 Minuten werden verschiedene Untersuchungen mit den Zellen durchgeführt. Da in einer Petrischale nicht so einfach Rötungen oder Bläschen wie auf einer normalen Haut gesehen werden können, stehen hier Parameter wie Lebendigkeit beziehungsweise Todesrate der Zellen im Fokus.

Efeu enthält neben Falci übrigens noch weitere Stoffe, die irritierend sind oder eine Allergie auslösen können. Da die grundlegenden Prinzipien der Wirkung jedoch recht ähnlich sind, erspare ich Ihnen an dieser Stelle eine detaillierte Erläuterung mit vielen Wiederholungen. Ansonsten würde Ihnen womöglich noch langweilig werden.

Zu viel Efeu, was dann?

Fassen wir die gesundheitsschädigenden Wirkungen des Efeus noch einmal zusammen: Beim Gärtnern mit Efeu, beim Abreißen von Blättern oder beim Zerdrücken der Beeren können Sie Ausschlag auf der Haut, gepaart mit Bläschen, Pusteln und einem Juckreiz bekommen. Dies kann eine Allergie oder die irritierende Wirkung der Inhaltsstoffe als Ursache haben. Schützen können Sie sich davor beispielsweise durch langärmlige Kleidung und das Tragen von Handschuhen. Stellen Sie einen Hautausschlag bei sich fest, dann sollten Sie je nach Schwere eine Hautarztpraxis aufsuchen.

Verspeisen Sie die Blätter oder Beeren, können Magen-Darm-Probleme die Folge sein, die im Normalfall bei nur geringen Mengen nach einiger Zeit aber unbehandelt wieder verschwinden. Atemprobleme und der Tod sind bei sehr hohem Konsum theoretisch denkbar, praktisch aber recht unwahrscheinlich. Hat Ihr Kind Efeublätter oder -beeren gegessen, führen Sie kein Erbrechen herbei. Bei nur ein oder zwei Beeren beobachten Sie das Kind. Bei einer größeren Menge sollten Sie den Giftnotruf anrufen oder bei einer Kinderarztpraxis vorstellig werden.

13. GOLDREGEN

Was	Goldregen
Giftige Bestandteile	Prinzipiell sind alle Teile giftig, besonders Samen und Blüten.
Toxische Dosis	Vor allem bei Kindern gibt es keine unbedenkliche Dosis.
Symptome	Vermehrte Speichelproduktion, Schwitzen, geweitete Pupillen, Brennen in Mund und Rachen, Erbrechen. Todesfälle sind beschrieben.
Erste Hilfe	Rufen Sie den Notruf an, wenn Ihr Kind Goldregen gegessen hat. Im Zweifelsfall können Sie zunächst den Giftnotruf kontaktieren.

»Mama, Papa, ich habe Erbsen gegessen.« Wenn Ihr (Klein-)Kind mit diesen Worten vom Spielen in der Natur nach Hause kommt (ja, es gibt auch heutzutage noch Kinder, die draußen spielen), dann sollten Sie hellhörig werden. Alle Ihre inneren Alarmglocken sollten läuten. Lassen Sie sich am besten die Herkunft der Erbsen zeigen oder zumindest beschreiben. Wenn Ihr Kind Sie dann zum Goldregen führt, rufen Sie bitte umgehend den Notruf an.

Der Goldregen, von mir in meiner Kindheit auch Bohnenbaum genannt, ist eine wunderschöne und einzigartige Pflanze. Sie kann eine Größe von bis zu 6 Metern erreichen. Charakteristisch sind die gelb-goldenen Blüten, die jede für sich lang gestreckt nach unten ragen. Aufgrund der famosen Schönheit ist der Goldregen eine beliebte Zierpflanze für Parkanlagen und Gärten. Zugute kommt dem Gärtner und der Gärtnerin hier, dass der Goldregen hinsichtlich des Pflegeaufwands relativ anspruchslos und zudem preisgünstig ist. Eine schnelle Recherche im Internet ergab, dass die Pflanze in einer Größe von 60 Zentimetern für unter 20 Euro zu erwerben ist. Wir haben hier also ein Zusammenspiel von wunderschönem Wuchs, preisgünstigem Erhalt, simpler Kultivierung und tödlicher Gefahr. Das ist eine wahrhaft diabolische Kombination, die einem Toxikologen schlaflose Nächte bereiten kann.

Kommen wir zurück zu den Erbsen, welche die Kinder gerne mal sammeln und im schlimmsten Fall verzehren. Was haben Erbsen mit dem Goldregen zu tun? Das ist einfach zu erklären. Die Samenhülsen des Goldregens mit den darin enthaltenen Samen ähneln optisch Erbsenschoten mit darin befindlichen Erbsen. Die Farbe und Konsistenz passen natürlich nicht hundertprozentig, aber so etwas stört ein spielendes Kind eher selten. Leider ist am Goldregen jeder Pflanzenteil, insbesondere aber Samen und Blüten, giftig. Kritisch kann da jeder noch so kleine Verzehr sein. Schon wenige Hülsen mit Samen können schwere Vergiftungen bis hin zum Tod als Folge haben.

Interessanterweise ähneln einige der Vergiftungssymptome denen einer Nikotinvergiftung: Übelkeit, Schwindel, Schweißausbrüche, Halluzinationen, Erbrechen. Im schlimmsten Fall gefolgt von einer Atemlähmung. Sie denken, die Ähnlichkeit mit einer Nikotinvergiftung ist Zufall? Natürlich ist es das nicht.

Das Gift des Goldregens

Der Goldregen enthält verschiedene giftige Stoffe. Besonders relevant ist jedoch das Cytisin, und daher möchte ich mich im Folgenden darauf fokussieren. Genau dieses Cytisin ist nämlich dafür verantwortlich, dass es Ihnen nach dem Verzehr von Goldregen so geht wie nach einer Nikotinvergiftung[72].

Der Stoff ähnelt in seinem chemischen Aufbau dem Nikotin und wirkt genau auf dieselben Strukturen im Körper wie das Nikotin, das Sie gewöhnlich mittels einer Zigarette zu sich nehmen (oder hoffentlich nicht!). Diese Strukturen werden Nikotin-Rezeptoren genannt. Im Fachjargon haben sie natürlich andere, kryptisch klingendere Namen. Mit gefällt aber diese Bezeichnung ausgesprochen gut, weswegen wir dabei bleiben. Und mal unter uns: Eine kurze Recherche mittels

Internet-Suchmaschinen oder in wissenschaftlichen Datenbanken zeigt, dass ich da nicht der Einzige bin. Nikotin und Cytisin binden also an den Nikotin-Rezeptor und vermitteln dadurch eine Reaktion in einer Körperzelle. Je nachdem, wo die Nikotin-Rezeptoren genau zu finden sind, werden verschiedene Reaktionen gesteuert. So können beispielsweise Signale direkt von einem Nerv auf einen Muskel übertragen werden. Aber auch im Gehirn sind die Nikotin-Rezeptoren weit verbreitet und werden zur Stimulation verschiedener Vorgänge benötigt. Dies zeigt sich etwa daran, dass bei vielen Erkrankungen des Gehirns eine Rolle der Nikotin-Rezeptoren diskutiert wird.

Vor einigen Jahren sorgten beispielsweise Meldungen für Schlagzeilen, wonach Rauchen möglicherweise der Alzheimer-Krankheit vorbeugen kann. Und in der Tat beschreiben beispielsweise US-Amerikanische Wissenschaftler den möglicherweise glücklichen Zusammenhang[73]. Ein Versuch einer Erklärung stellte die Nikotin-Rezeptoren in den Mittelpunkt. Diese scheinen bei der Ausprägung der Alzheimer-Erkrankung ein Wörtchen mitzureden – oder besser gesagt: in Schweigen zu verfallen. Ihre Anzahl ist nämlich bei Alzheimer-Kranken sehr viel geringer als bei Nicht-Alzheimer-Erkrankten. Weiterhin korreliert die Anzahl der Nikotin-Rezeptoren auch mit dem Alter. Je älter Sie werden, desto weniger Nikotin-Rezeptoren haben Sie im Gehirn.

Wissenschaftliche Experimente zeigen nun, dass regelmäßige Stimulation der Nikotin-Rezeptoren einen schützenden Effekt vor der Alzheimer-Krankheit bewirken kann[74]. Und was bindet und stimuliert die Nikotin-Rezeptoren? Ja, ich weiß, dass Sie jetzt als Antwort Cytisin erwarten. Schließlich sind wir hier im Kapitel des Goldregens und nicht der Zigaretten. Und Sie haben ja auch recht. Aber eine weitere richtige Antwort ist eben Nikotin. Das Nikotin in den Zigaretten kann also anscheinend den Verlust der Nikotin-Rezeptoren verhindern oder zumindest bremsen. Machen Sie sich nun aber keine falschen Hoffnungen. Zigaretten zerstören so viel mehr in Ihrem

Körper, nicht nur in Ihrem Gehirn, dass die stimulierende Wirkung des Nikotins auf die Rezeptoren dies keineswegs kompensiert. Und dies gilt gleichermaßen auch für das Cytisin aus dem Goldregen.

Was Sie nun hoffentlich zusammengefasst aus meinen Ausführungen mitgenommen haben, ist, dass der Nikotin-Rezeptor ein sehr wichtiger Rezeptor im Körper und vor allem in unserem Gehirn ist. Und Cytisin, das Gift des Goldregens, bindet an diesen Nikotin-Rezeptor. Wird ein Nikotin-Rezeptor durch Nikotin oder Cytisin aktiviert, öffnet sich ein Kanal in die Zelle hinein. Natrium, Kalium und Kalzium (Ionen) strömen daraufhin in die Zelle und bilden kurzzeitig in Nervenzellen ein geringes elektrisches Potenzial. Sie stehen also quasi unter Strom. Dieses elektrische Potenzial wird entweder einfach an einen anderen Ort weitergeleitet oder löst direkt eine Kette weiterer Signale und Aktionen aus. Unser Körper steuert diese Mechanismen im Regelfall sorgsam dosiert mithilfe körpereigener Stoffe, und zwar genau wann und wo er sie benötigt. Bei externer Zufuhr von Stimulanzien, wie eben zugeführtes Nikotin oder Cytisin, werden jedoch die feinsinnig orchestrierten Vorgänge im Körper empfindlich durcheinandergebracht. Die bereits geschilderten Symptome, die daraus resultieren können, sind Übelkeit, Schwindel, Schweißausbrüche, Halluzinationen und Erbrechen. Im schlimmsten Fall kommt es zur Atemlähmung und dadurch zum Tod.

Der Unterschied zwischen Nikotin und Cytisin

Auch wenn Nikotin und Cytisin beide am Nikotin-Rezeptor ansetzen und chemisch ähnlich aufgebaut sind, sind sie jedoch nicht identisch, sondern unterscheiden sich gravierend. Cytisin hat insgesamt eine geringere Wirkung im Körper als Nikotin, aber gleichzeitig eine höhere Bindungsaffinität zum Nikotin-Rezeptor. Das bedeutet: Wenn Sie Nikotin und Cytisin im Körper vorliegen haben, binden die Nikotin-Rezeptoren lieber das Cytisin als das Nikotin bei gleichzeitig geringerer Stimulation der Rezeptoren als Folge der Bindung.

Das Problem bei einer akuten Vergiftung ist jedoch wie immer die aufgenommene Menge. Beide, Nikotin und vor allem auch die unkalkulierbaren Mengen an Cytisin im Goldregen können bei zu hoher Aufnahme zu schweren gesundheitlichen Problemen führen. Die Dosis macht eben das Gift. Doch dazu komme ich gleich noch einmal.

Wie Sie wissen, kann Nikotin eine körperliche Abhängigkeit erzeugen[75]. Zwar gibt es im Internet auch gegenteilige Darstellungen, allerdings überzeugen mich diese nicht wirklich. Nikotin wirkt unter anderem auch auf das Belohnungssystem im Gehirn. Es hellt Ihre Stimmung auf, Sie fühlen sich gut und wollen dieses Gefühl immer wieder. Setzen Sie Nikotin ab, bekommen Sie Entzugserscheinungen. Ihr Körper lechzt nach Nikotin. Das Gute an Cytisin (wir sind immer noch im Kapitel des Goldregens) ist, dass zwar durchaus auch das Belohnungssystem im Gehirn aktiviert wird, aber sehr viel geringer als durch Nikotin. Es ist extrem schwierig bis unmöglich, von Cytisin süchtig zu werden. Ein richtiges Glücksgefühl will sich nicht einstellen. Cytisin kann Ihnen also rein theoretisch dabei helfen, die Entzugssymptome von Nikotin, wenn Sie sich denn das Rauchen abgewöhnen wollen, zu lindern.

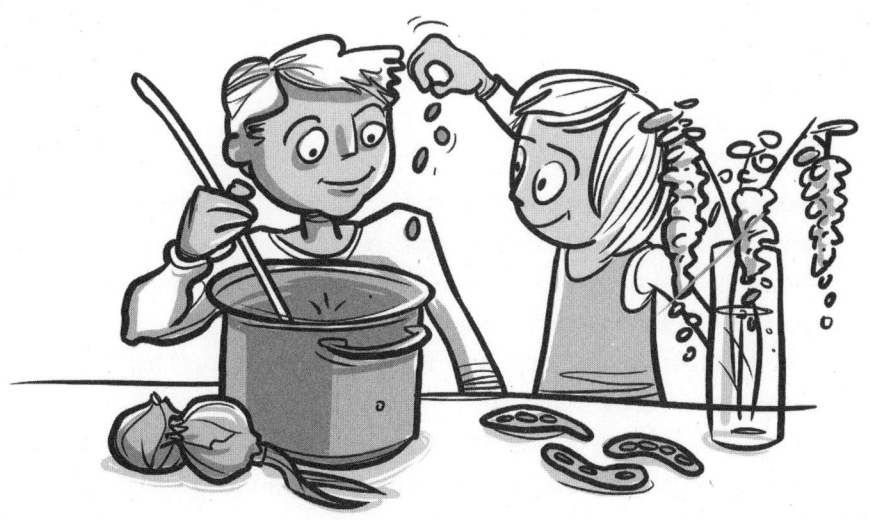

Und genau das wird in der Medizin angewandt[76]. In Bulgarien gibt es schon seit den 1960er-Jahren ein Medikament, das auf dem Stoff Cytisin aus dem Goldregen basiert und bei der Raucherentwöhnung helfen soll. Auch in Deutschland ist seit Ende 2020 ein Medikament einer polnischen Firma zugelassen, das mithilfe von Cytisin die Entzugserscheinungen der Nikotin-Abhängigkeit lindern soll. Aber hier gilt ebenfalls wieder: Lassen Sie solch eine Therapie immer ärztlich begleiten. Und versuchen Sie niemals – wirklich niemals – mittels des Essens von Bestandteilen des Goldregens Ihre Nikotinsucht zu überwinden oder Ihre Nikotin-Rezeptoren aus welchem Grund auch immer zu stimulieren. Erstens ist die Konzentration an Cytisin, welches im Goldregen enthalten ist, sehr schwankend und nicht kalkulierbar – was zu absolut unkalkulierbaren Ergebnissen eines Verzehrs führt. Und zweitens ist Cytisin nicht der einzige giftige Inhaltsstoff im Goldregen. Sie laufen daher viel eher Gefahr, sich zu vergiften, als vom Nikotin wegzukommen. Was nutzt es Ihnen, wenn Sie zwar clean, aber tot sind?

Wie giftig ist Goldregen?

Cytisin ist überall im Goldregen enthalten. Die höchsten Anteile finden sich jedoch im reifen Samen sowie in den Blüten. Es ist sehr schwierig, genaue Angaben über die tödliche Dosis an verzehrten Pflanzenteilen zu machen. Denn die Menge an Cytisin im Goldregen variiert je nach Standort, individuellem Wachstum oder Pflanzenteil. Außerdem ist die tödliche Dosis vom jeweiligen Körpergewicht abhängig. Als ersten unverbindlichen Anhaltspunkt können Sie die folgenden Mengen für eine tödliche Dosis bei einem Kind annehmen: vier bis fünf Hülsen, 15 bis 20 Samen oder zehn Blüten. Vergiftungserscheinungen werden schon bei niedrigeren verzehrten Mengen sichtbar.

Wenn Sie den Verdacht haben, dass Ihr Kind Teile des Goldregens gegessen hat, achten Sie auf folgende Symptome: Ab 30 bis 60 Minuten nach dem Verzehr kommt es zu vermehrter Speichelproduktion, Schwitzen, geweiteten Pupillen sowie Brennen in Mund und Rachen. Diese Symptome sind meist von Erbrechen begleitet, das mehrere Stunden (bis zu 48 Stunden) andauern kann. Bei sehr schweren Vergiftungen sind mögliche Folgen das Abfallen des Blutdruckes, Herzrhythmusstörungen, Halluzinationen, Krämpfe und Tod durch Atemlähmung.

Leider zeigen viele Berichte, dass das Risiko, am Verzehr von Goldregen zu sterben, nicht nur theoretisch ist. Immer wieder kommt es gerade bei Kindern und Tieren dazu. Auch in den Giftnotrufzentralen nehmen die besorgten Anrufe aufgrund von Goldregen eine führende Position ein. Die Erste Hilfe kann nur der sofortige Notruf sein. Sind Sie unsicher, kontaktieren Sie den Giftnotruf. Dort wird Ihnen kompetent weitergeholfen.

Das Sicherste ist wie immer die Prävention. Pflanzen Sie keinen Goldregen im Garten, auch wenn er noch so schön ist. Viele Kommunen sind inzwischen dazu übergegangen, die Pflanze aus öffentlichen Parkanlagen wieder zu entfernen. Diese eher radikale Lösung kann ich als Toxikologe nur befürworten. Leider ist jedoch die Gefährlichkeit des Goldregens nicht überall bekannt, weshalb er immer wieder angepflanzt wird. Ich persönlich würde mir zumindest wünschen, dass die Gartencenter und Internet-Verkäufer in den entsprechenden Produktbeschreibungen auf die Giftigkeit des Goldregens hinweisen. Manche tun dies durchaus, aber längst nicht alle.

14. WEIHNACHTSSTERN

Was	Weihnachtsstern
Giftige Bestandteile	Alle Teile können giftige Stoffe beinhalten. Insbesondere der Milchsaft hat lokal reizende Inhaltsstoffe.
Toxische Dosis	Die heutigen Zuchtformen weisen nur sehr wenige Giftstoffe auf. Schwere Vergiftungen sind auch bei Verzehr von mehreren Blättern nicht zu erwarten.
Symptome	Übelkeit, Erbrechen, Magenschmerzen und Müdigkeit können auftreten.
Erste Hilfe	Trinken Sie ein Glas Wasser oder Tee. Im Zweifel Giftnotruf kontaktieren oder Arztpraxis aufsuchen

Der Weihnachtsstern ist für mich das Sinnbild von Weihnachten. Keine Beleuchtung, kein Weihnachtsmarkt, kein Gebäck und auch nicht Johann Sebastian Bachs *Weihnachtsoratorium* erweckt in mir so sehr diese heimelige innere Ruhe, die ich mit Weihnachten verbinde. Im Normalfall zieht der Weihnachtsstern irgendwann Ende November/Anfang Dezember bei uns ein, verbringt die Feiertage bei uns und muss dann leider im Januar den Dürretod sterben. Bitte verurteilen Sie mich jetzt nicht. Dies entspringt nicht meiner grausamen sadistischen Ader, sondern basiert schlichtweg auf dem verkümmerten grünen Daumen meiner Familie, was Zimmerpflanzen angeht. Entweder herrscht im Blumentopf ein Klima, welches dem Death Valley in der Mojave-Wüste der USA ähnelt, oder aber wir bewegen uns in Richtung der Everglades, der großen Sumpflandschaft im US-amerikanischen Bundestaat Florida. Dazwischen gibt es wenig. Dies ist dem Wachstum unserer Zimmerpflanzen leider nur wenig zuträglich.

Ein einziges Mal haben wir in unserer Familie mit vereinten Kräften einen Weihnachtsstern über ein Jahr am Leben erhalten. Dies bescherte mir ein komplettes Jahr voller Weihnachtsvorfreude frei nach dem Motto »Nach dem Weihnachtsfest ist vor dem Weihnachtsfest«.

Leider wurde die Freude dadurch getrübt, dass der Weihnachtsstern seine markante rote Blätterfarbe über das Jahr in ein sommerliches Grün veränderte. Dieses sollte er eigentlich gegen Ende des Jahres – aufgrund des schwindenden Sonnenlichtes – wieder in ein schönes Rot zurückverwandeln. Hierbei bietet es sich an, dem Weihnachtsstern zu helfen und eine künstliche Dunkelheit zu schaffen. Wir sahen uns also gezwungen, einen Kissenbezug über die Pflanze zu stülpen. Lange Rede, kurzer Sinn: Der Kissenbezug war zu lichtdurchlässig, die Blätter blieben grün. Ich hatte also in dieser Vorweihnachtszeit keinen schönen roten Weihnachtsstern in der Wohnung stehen, sondern einen großen gepolstert wirkenden Kissenbezug.

Der dunkle Mythos des Weihnachtssterns

Während meiner Recherche über den Weihnachtsstern bin ich auf den Blog einer amerikanischen Studentin gestoßen. Diese verfasste einen Artikel über den Weihnachtsstern mit dem klangvollen Titel »The Dark Myth of Poinsettia«, also »Der dunkle Mythos des Weihnachtssterns«[77]. Normalerweise gebe ich recht wenig auf wissenschaftliche Blogger, deren Expertise ich nicht auf Anhieb als fundiert einschätzen kann. Bitte verstehen Sie mich nicht falsch. Ich kenne sehr viele Studierende, die ganz ausgezeichnete, verständlich geschriebene und wissenschaftlich hochwertige Artikel verfassen können. Es gibt aber auch das Gegenteil. Schlecht geschriebene, unwahre oder zumindest unscharfe Artikel sind keine Seltenheit. In welche Kategorie eine Bloggerin oder ein Blogger fällt, ist da eben nur mit gewissem Aufwand herauszufinden. Dieser Titel jedoch gefiel mir und versprach Großes. Ich erwartete den dunklen Lord der Blogartikel, ein grandioses Feuerwerk der Schreibkunst über diejenige Pflanze, deren Namen nicht genannt werden darf. Wurde ich enttäuscht? Nein, es war durchaus ein ansprechender Artikel, nett verpackt in eine Rahmengeschichte. Mir haben ein wenig die toxikologischen Details gefehlt, aber hier sind meine Maßstäbe vielleicht etwas hoch gesetzt.

Die junge Dame hat durchaus ein Talent als Wissenschaftskommunikatorin. Ich wollte ihr übrigens diese Rückmeldung auch per E-Mail zusenden – Ehre, wem Ehre gebührt. Leider kam meine E-Mail als »nicht zustellbar« zurück. Das Kernthema des Artikels der jungen Bloggerin war der – ihrer Meinung nach zu Unrecht – schlechte Ruf des Weihnachtssterns. Sie plädierte für einen Freispruch und (hier interpretiere ich nun zwischen den Zeilen) eine Öffentlichkeitskampagne zur Wiederherstellung des guten Namens. Hat sie recht?

Der tödliche Mythos um den Weihnachtsstern begann offenbar im Jahr 1919 auf Hawaii[78]. Dort soll ein zweijähriges Mädchen von einem Weihnachtsstern genascht haben und daraufhin gestorben sein. Diese Geschichte, die dutzendfach wiedergegeben wurde, stellt sich bei näherer Recherche als »Hörensagen« heraus. Anscheinend wurde dieser Vorfall niemals aus erster Hand dokumentiert, und selbst Dr. Arnold aus Vermont in den Vereinigten Staaten, einer der ersten wissenschaftlichen Autoren (wenn nicht sogar der erste), der von diesem Fall berichtete, gestand im Nachhinein, dass er keine sicheren Beweise für diesen Todesfall vorliegen habe[79].

Auch die Giftinformationszentren im In- und Ausland beschreiben in der Tat keine bekannten relevanten schweren Vergiftungen durch den Weihnachtsstern bei Menschen. In der Tierwelt schaut es jedoch anders aus – immer wieder gibt es Berichte über verstorbene Kleintiere. Ich möchte Ihnen gerne im Folgenden von einigen wissenschaftlichen Publikationen berichten. Zu meinem Vergnügen habe ich bei meinen Recherchen zwar keine adretten Titel, dafür aber skurrile Artikel gefunden. Die erste wissenschaftliche Publikation, die ich gefunden habe, ist aus dem Jahr 1971 von der Ohio State University in den USA[80]. Das ist in der wissenschaftlichen Welt eine unglaubliche lange Zeit her. Um einiges ulkiger ist, dass in diesem Artikel andere Veröffentlichungen aus dem Jahr 1898 zitiert werden. Ich habe in meiner wissenschaftlichen Laufbahn bisher noch nie einen Artikel als Quelle angegeben, welcher vor dem Ersten Weltkrieg ge-

schrieben wurde. Der Weihnachtsstern wird in diesem Artikel (also in dem von 1971) als eine »gefährliche« Pflanze betitelt, was im Laufe von Experimenten bestätigt oder widerlegt werden sollte. Offenbar ist auch hier das Märchen des toten Mädchens aus Hawaii ernst genommen worden. Um dem tödlichen Mythos auf den Grund zu gehen, wurden Experimente an Ratten durchgeführt. Die Forscher fütterten sie unter anderem mit 33 Gramm Weihnachtsstern pro Kilogramm Körpergewicht. Auf einen 80 Kilogramm schweren Menschen umgerechnet wären dies in etwa 2,64 Kilogramm Weihnachtsstern. Das ist eine ganze Menge und trotzdem, den Ratten ging es blendend. Keine zeigte auch nur ein einziges Symptom einer Vergiftung. Für die wissenschaftliche Arbeitsgruppe war dies der Beweis dafür, dass der Weihnachtsstern völlig unbedenklich ist. Aber so einfach ist das natürlich nicht. Erstens erscheint es mir doch recht dubios, dass die Ratten nach so einer gewaltigen Menge nicht einmal Bauchschmerzen bekamen, und zweitens wurde die Studie nicht wirklich nach heutigen wissenschaftlichen Standards durchgeführt. Das bedeutet nicht zwangsläufig, dass sie völlig unglaubwürdig ist, aber ein wenig kritisches Hinterfragen ist sicher nicht verkehrt.

Sehr viel weiter hilft uns eine Publikation der University of Pittsburgh aus dem Jahr 1996[81]. Im Rahmen dieser Studie wurden zwischen 1985 und 1992 etwa 23 000 Kontakte mit dem Weihnachtsstern in den USA ausgewertet. Jeder einzelne dieser Kontakte entsprach einer Anfrage in den amerikanischen Giftzentren. Diese sind ähnlich den deutschen Giftnotrufen organisiert. Besorgte Bürgerinnen und Bürger können hier ganz einfach anrufen. Ungefähr 22 000 Menschen berichteten von einem Verschlucken von Teilen des Weihnachtssterns und etwa 1000 Menschen sorgten sich über einen erfolgten Hautkontakt. In etwa 77 Prozent der Fälle von Verschlucken waren Kleinkinder im Alter bis zwei Jahre betroffen. Es kam nie zu einem Todesfall. Circa 92 Prozent der Betroffenen wiesen sogar überhaupt keine Symptome auf.

Das Gift im Weihnachtsstern

Der Weihnachtsstern heißt offiziell *Euphorbia pulcherrima* und gehört damit, wie alle Euphorbien, zu der Familie der Wolfsmilchgewächse. Diese Pflanzen sind dadurch charakterisiert, dass sie den sogenannten Milchsaft, der aufgrund seines milchigen Aussehens seinen Namen bekommen hat, enthalten. Dieser setzt sich aus verschiedenen Bestandteilen zusammen. Für die giftige Wirkung sind vor allem die sogenannten Diterpene, von uns im Folgenden liebevoll Dieter genannt, verantwortlich[82]. Dieter ist ein reizender Genosse, im wahrsten Sinne des Wortes. Laut *Duden* bedeutet »reizend« unter anderem »besonders Gefallen erregend«, und das trifft in diesem Zusammenhang für mich als Toxikologen auf jeden Fall zu. Allerdings ist beim Weihnachtsstern natürlich das chemisch-toxikologische und nicht das literarische »reizend« gemeint. Es ist eine Vorstufe zu ätzend, was Sie beispielsweise von hoch konzentrierter Salzsäure kennen. Wenn

Sie eine ätzende Substanz auf die Haut geben, so wird diese unwiederbringlich zerstört. Träufeln Sie eine reizende Substanz auf die Haut, so bilden sich beispielsweise über die Zeit entzündliche rote Stellen, Schwellungen und Schorf. Hierfür gibt es keinen spezifischen Mechanismus, sondern die Reizung erfolgt ganz unspezifisch auf verschiedene Wege. Nennen wir Dieter also reizend, dann wissen wir lediglich, dass es nach Hautkontakt zu diesen bekannten Reaktionen kommen kann.

Doch man findet noch weitere spannende Forschungsarbeiten zu giftigen Inhaltsstoffen im Weihnachtsstern. Eine wissenschaftliche Arbeitsgruppe aus Norwegen hat beispielsweise 1996 in den Blättern des Weihnachtssterns sogenannte Triterpene nachgewiesen, die zytotoxisch, also tödlich für einzelne Zellen sind[83]. Kommen diese Stoffe mit Körperzellen in Kontakt, sterben die Zellen ab. Meines Erachtens brauchen Sie aber diesbezüglich keine Angst zu haben. Erstens sind die zelltoxischen Stoffe nur in sehr geringer Konzentration im Weihnachtsstern enthalten, und zweitens wurde der Zelltod im Reagenzglas bestimmt. Ich erläutere Ihnen dies im Folgenden gerne etwas genauer. Gemäß den Angaben der Arbeitsgruppe wurden die giftigen Stoffe in einer so geringen Konzentration im Weihnachtsstern gefunden, dass nach der Isolierung der Stoffe nicht genug Material vorlag, um einen wissenschaftlichen Versuch durchzuführen. Deshalb wurden identische Stoffe zusätzlich noch aus anderen Quellen besorgt. Im Anschluss wurden von der norwegischen Arbeitsgruppe Körperzellen in Reagenzgläsern kultiviert und mit den zelltoxischen Stoffen zusammengebracht. Die Zellen starben daraufhin ab.

Als Take-Home-Message können wir also (etwas provokant) zusammenfassen: Der Weihnachtsstern enthält einen Stoff, der so gering konzentriert ist, dass er kaum zu finden ist. Selbst wenn wir alles davon aus einem Weihnachtsstern extrahieren, können wir damit keinen Schaden an Körperzellen anrichten. Sammeln wir den Stoff nun aber aus vielen Quellen (zum Beispiel aus Dutzenden Weihnachtssternen), dann können wir Körperzellen, die in einem Reagenzglas schwimmen, damit abtöten. Das macht mir wenig Angst, und Ihnen sollte dies ebenfalls keine schlaflosen Nächte bereiten. Sollten Sie tatsächlich einen ganzen Weihnachtsstern zum Abendbrot verzehren, werden Sie eher die reizende Wirkung von Dieter spüren als eine direkte Auswirkung des zelltoxischen Inhaltsstoffs.

Also alles ganz harmlos?

Nachdem Sie nun etwas über die potenziell giftigen Inhaltsstoffe des Weihnachtssterns erfahren haben, möchte ich Sie gerne beruhigen: Machen Sie sich da keine Sorgen. Die tödliche Wirkung des Weihnachtssterns ist in der Tat ein dunkler Mythos, der sich nicht bewahrheitet hat. Ich habe viele Stunden im Internet, in Fachzeitschriften und -büchern recherchiert und habe keinen einzigen wirklich nachgewiesenen Todesfall eines Menschen finden können, der auf den Verzehr von Blättern oder anderen Teilen des Weihnachtssterns zurückzuführen ist.

Das heißt jetzt natürlich nicht, dass Sie Ihrem Kind den Weihnachtsstern zum Abendessen servieren sollten. Der Milchsaft und vor allem der darin enthaltene Dieter kann zu einigen Magen-Darm-Beschwerden sowie Erbrechen führen. Außerdem sind Müdigkeit und Abgeschlagenheit möglich. Auf was Sie aber wirklich ein Auge haben sollten, sind Ihre Haustiere, vor allem Kleintiere. Bei diesen sind nach dem Verzehr von Teilen des Weihnachtssterns schon schlimmere Auswirkungen beschrieben worden. Wie glaubhaft diese Beschreibungen sind, ist schwierig abzuschätzen. Gehen Sie einfach auf Nummer sicher und halten Sie Ihr Kaninchen vom Weihnachtsstern fern.

Ein Hoch auf die Züchtung

»Züchtung, Zucht, Verbesserung […] der genetisch fixierten Eigenschaften von Kulturpflanzen […] bzw. die Erzeugung neuer Sorten und Rassen mit definierten Qualitätsmerkmalen – unter der Zielsetzung, das Leistungsniveau zu verbessern.« So schreibt es das Lexikon der Biologie auf *spektrum.de*. Und genau das war in den letzten Jahren auch beim Weihnachtsstern der Fall. Bei der Pflanze, die heutzutage in unseren Häusern und Wohnungen anzutreffen ist, handelt es sich nicht mehr um die gleiche Pflanze, wie sie in der freien Natur auf anderen Kontinenten zu finden ist. Im Laufe der Jahre wurden die giftigen Inhaltsstoffe oftmals herausgezüchtet, sodass sie im Normalfall überhaupt keine gesundheitlichen Probleme mehr anrichten können. Allerdings können wir am äußeren Erscheinungsbild nicht erkennen, ob in dem Weihnachtstern, der bei uns zu Hause steht, giftige Inhaltsstoffe vorhanden sind oder nicht. Deshalb gehen Sie im Zweifel besser immer auf Nummer sicher. Der Weihnachtsstern sollte als Mahlzeit tabu bleiben.

Erste Hilfe

Hat Ihr Kind am Weihnachtsstern genascht, brauchen Sie sich keine Sorgen zu machen. Bauchschmerzen, Übelkeit und Erbrechen sind zwar möglich, sind aber kein Anzeichen für eine tödliche Gefahr. Beobachten Sie Ihr Kind und geben Sie ihm ein Glas Wasser oder Tee zu trinken. Bei Unsicherheit können Sie immer den Giftnotruf anrufen oder eine Arztpraxis aufsuchen.

15. BLAUER EISENHUT

Was	Blauer Eisenhut
Giftige Bestandteile	Das Gift ist besonders in den Wurzeln und Blüten enthalten, aber auch in Stiel und Blättern.
Toxische Dosis	Schon 1–2 g der getrockneten Wurzeln können einen Menschen töten. Vorsicht bei Kindern. Hier gibt es keine unbedenkliche Dosis. Auch Hautkontakt kann zu Vergiftungssymptomen führen.
Symptome	Brennen und Kribbeln im Mund. Gefühllosigkeit der Haut. Erbrechen und Durchfall. Starke Schmerzen und Lähmungen der Muskulatur bis hin zur Atemmuskulatur. Auch Herzrhythmusstörungen sind typisch.
Erste Hilfe	Rufen Sie den Notruf an, wenn Blauer Eisenhut verschluckt wurde.

Die *Neue Zürcher Zeitung* schrieb im September 2020 über den Blauen Eisenhut: »Die Giftpflanze, die auch in der Schweiz vorkommt, steht seit Menschengedenken für Tod und Verderben – kein Wunder, denn sie stammt direkt aus der Hölle.«[84] Als Deutscher wundere ich mich dann und wann über Eigenarten und Sitten anderer Nationen, und damit manchmal auch über die Schweizerinnen und Schweizer (und dies meine ich nicht negativ. Ich habe drei Monate in der Schweiz gelebt und gearbeitet, bin dort freundschaftlich mit offenen Armen empfangen worden und habe mich immer sehr wohl gefühlt. Doch jedes Völkchen hat schließlich seine Eigenarten – wir Deutschen selbstverständlich auch, worüber sich andere Länder ebenfalls zu Recht wundern). Aber diese Schlagzeile erschien mir beim ersten Durchlesen dann schon sehr ungewöhnlich. Beim Weiterlesen des Artikels wurde ich jedoch über den Hintergrund der vermeintlichen Höllenpflanze aufgeklärt. Offenbar liegt der Ursprung in der griechischen Mythologie. Herkules erhielt den Auftrag, den Höllenhund Zerberus aus der Unterwelt zu verschleppen. Während er diesen an seiner Kette an die Oberwelt zerrte, tropfte dem Hund der Geifer aus den Mäulern. Hierfür müssen Sie wissen, dass der Höllenhund drei Köpfe und somit auch drei Mäuler hat – extrem unpraktisch für einen Hund mit Sabberproblem. Am Boden angekommen, wuchs aus dem Speichel des Hundes eine teuflisch schöne Blume: der Blaue Eisenhut.

Diese Art und Weise der Pflanzung erscheint mir als Biologe gleichzeitig skurril, abwegig und doch irgendwie faszinierend. Ich bin mir sicher, dass aus dem Sabber des Bobtails meiner Eltern keine Blume entsprießt. Aber gut, ein Bobtail ist nun mal kein dreiköpfiger Höllenhund und die Realität keine griechische Mythologie. Betrachtet man die Giftwirkung des Blauen Eisenhutes, findet man schnell eine weitere Erklärung für den Namen »Höllenpflanze«. Verschiedenen Berichten zufolge, ist dieser die giftigste Pflanze Europas. Aber das ist doch ein eher kleines Problem, werden Sie nun vielleicht denken, schließlich ist der Blaue Eisenhut eine Gebirgspflanze und somit fern der Reichweite der meisten Kinder. Und ja, prinzipiell haben Sie damit recht. Allerdings hat der Blaue Eisenhut aufgrund seiner Schönheit in den letzten Jahren mehr und mehr den Weg in unsere Gärten gefunden. In Pflanzenfachmärkten kann man ihn problemlos kaufen, und im Internet kostet er bei einem beispielhaften Anbieter »im 9-cm-Topf« 4,99 Euro. Vor einer genaueren Erläuterung sei aber so viel schon einmal verraten: Der Blaue Eisenhut ist wahrhaftig ein tödliches Gewächs. Sollten Sie Kleinkinder in Ihrem Haushalt haben, verzichten Sie unbedingt auf diese Pflanze in Ihrem Garten. Seine tödliche Wirkung hat den Eisenhut bereits zum Hauptdarsteller in manchen (wahren) Kriminalgeschichten gemacht. Angeblich war die Pflanze sogar ein sehr beliebtes Mordgift im Altertum und findet selbst in der Bibel Erwähnung[85]. Auch der Prophet Mohammed soll im 7. Jahrhundert nur knapp einem Giftanschlag mittels des Blauen Eisenhutes entkommen sein[86].

Stoff für Kriminalfälle

Eine Geschichte aus Belgien nimmt ihren Anfang mit einem toten Mann, etwa 55 Jahre alt, welcher rund 100 Kilometer von seinem Zuhause entfernt hinter dem Lenkrad seines Autos aufgefunden wurde[87]. Aus seinem Tank hing eine abgebrannte Lunte heraus. Der Mann offenbarte einige Verletzungen, welche offenbar von stumpfer Gewalteinwirkung herrührten. Weiterhin zeigten charakteristische Verletzungen, dass der Mann wohl stranguliert worden war. Eine toxikologische Analyse ergab, dass er zudem Alkohol konsumiert hatte. Anzeichen für eine Vergiftung konnten zunächst nicht gefunden werden.

Über fünf Jahre konnte dieser Fall nicht aufgeklärt werden. Letztendlich kamen die Ermittelnden mithilfe einer DNA-Analyse der Anhaftungen auf einer Briefmarke, die auf einem Brief bei dem Toten entdeckt worden war, auf dessen Frau, die den Mord an ihrem Ehemann schließlich zugab. Demnach hatte sie einen Sud aus Blättern und Stielen dreier Pflanzen des Blauen Eisenhuts gekocht, mit einigen Tabletten eines Betäubungsmittels vermischt und alles zusammen in eine Flasche Rotwein gegeben. Diesen Wein hatte ihr Mann zum Abendessen genossen. Nach dem Essen war die Frau ins Bett gegangen, um nach 3,5 Stunden wieder nach ihrem Mann zu sehen. Dabei hatte sie ihn leblos in einem Stuhl vorgefunden und keinen Puls sowie keine Atmung erkennen können. Deshalb war sie davon ausgegangen, dass er dahingeschieden war. Offenbar lag sie hier falsch, doch dazu gleich mehr. Sie hatte verschiedene Stricke und Schals um seinen Körper geknotet und ihn so einmal die Treppe hoch und wieder herunter gezogen. Warum sie dies tat, erscheint mir persönlich schleierhaft und ist auch nicht näher in dem Fallbericht erläutert. Allerdings könnten so die Anzeichen stumpfer Gewalteinwirkung beim Toten erklärt werden. Ebenso ließen sich die Strangulationsmerkmale am Hals auf das Befestigen von Stricken beziehungsweise Schals zurückführen. Dann hatte sie ihren Mann in sein Auto gepackt und dieses 100 Kilometer von zu Hause entfernt abseits einer Autobahn abgestellt. Nach einem wenig erfolgreichen Versuch, das Auto anzuzünden, war sie mit einem Taxi nach Hause gefahren.

Die ermittelnden Beamtinnen und Beamten gingen am Ende ihrer Ermittlungen davon aus, dass der Mann wahrscheinlich durch eine Kombination aus dem Gift des Blauen Eisenhutes, der Betäubungsmittel sowie der Strangulation mit den Seilen gestorben war. Offenbar war der Mann, als ihn seine Frau im Stuhl gefunden hatte, nur bewusstlos und nicht tot gewesen. Darauf deuteten die Obduktionsergebnisse hin. Alles in allem ist dies ein skurriler und schlecht durchdachter Mordversuch. Falls Sie sich noch fragen, wieso das Gift des Blauen Eisenhutes nicht bei den ersten Blutanalysen gefunden werden konnte, kann ich Ihnen sagen, dass schlichtweg nicht danach gesucht wurde. Bei einem ersten standardgemäßen toxikologischen Screening kann das Gift des Blauen Eisenhutes im Normalfall nicht entdeckt werden. Man muss schon explizit danach suchen.

Aber auch in Deutschland kam es in den letzten Jahren zu versuchten Mordanschlägen mithilfe des Blauen Eisenhutes. Einer davon, der es zu einer gewissen Publicity geschafft hat, ist der von den Medien »Nudelsuppenprozess« getaufte Fall. In einem Tennisclub in Rüdesheim im schönen Hessen hatte ein Clubmitglied namens Enrico R. versucht, seinen Schwarm zu umgarnen. So hatte er beispielsweise häufig dessen Tennisplatz vorbereitet und auch immer wieder die Nähe zu ihm gesucht. Zum Unglück von Enrico R. war seine Zuneigung jedoch nicht erwidert worden. Diese verschmähte Liebe wurde ihm im Laufe des Prozesses als Motiv vorgeworfen. Enrico R. soll sich Samenkugeln des Blauen Eisenhutes über das Internet bestellt haben, um daraus das Gift zu extrahieren. Dann soll er in das Haus seines Angebeteten eingestiegen sein, um eine auf dem Herd köchelnde Nudelsuppe damit zu versetzen. Das Opfer-Ehepaar (der Angebetete von Enrico R. und dessen Frau) hat die Nudelsuppe jedoch nicht selbst verspeist, sondern an seine Hunde verfüttert. Der Grund für das Verschmähen der Suppe ist mir nicht bekannt. Vielleicht war von Anfang an geplant, den Hunden die Nudelsuppe vorzusetzen? Mir scheint das zwar eine eher ungewöhnliche Kost für einen Hund, aber ich bin auch kein Hunde-Experte. Allerdings vermute ich eher, dass das enthaltene Gift des Blauen Eisenhutes, welches gemäß wissenschaftlicher Literatur sowie verschiedenen Berichten im Internet einen sehr intensiven Eigengeschmack hat, das Mahl geschmacklich unattraktiv gemacht hat. Die Hunde kamen auf alle Fälle im Anschluss mit schweren Vergiftungen in eine Tierklinik, überlebten das fatale Essen jedoch glücklicherweise. Aufgrund der eindeutigen Symptome der Hunde wurde in einer Analyse der Suppenreste direkt nach dem Gift des Blauen Eisenhutes gesucht und tatsächlich gefunden.

Das Gift im Blauen Eisenhut

Die Pflanzengattung Eisenhut besteht aus knapp 400 verschiedenen Arten, von denen der Blaue Eisenhut nur eine ist. Etwa 50 Prozent der Eisenhut-Arten kommen in China vor. In Mitteleuropa ist nur eine Handvoll verbreitet, wovon der Blaue Eisenhut die prominenteste Art ist. Fast alle Eisenhut-Arten haben gemein, dass sie ziemlich giftig sind. Das Giftgemisch ist dabei teilweise zwar unterschiedlich, jedoch sehr eng verwandt. Der wichtigste Bestandteil in der (aus Toxikologen-Sicht) schönen Giftmischung des Blauen Eisenhutes ist die Familie der Alkaloide, worunter Aconitin besonders relevant ist. Hierauf komme ich später noch einmal zurück. Die giftigen Eigenschaften der diversen Alkaloide differieren dabei nur wenig im Mechanismus der Giftwirkung, dafür aber in der Quantität, also der jeweiligen Wirkstärke. Der Hauptansatzpunkt für das Gift hat mit elektrischer Ladung zu tun. In Ihrem Muskelgewebe oder auch den Nerven gibt es Ionenkanäle, die nur kleinste Natriumteilchen in eine Körperzelle hinein- oder auch hinauslassen. Für andere kleine Teilchen, etwa

Kalzium- oder Kaliumteilchen, sind diese Ionenkanäle jedoch fest verschlossen. Ein Auto passt schließlich auch nicht durch eine Haustür.

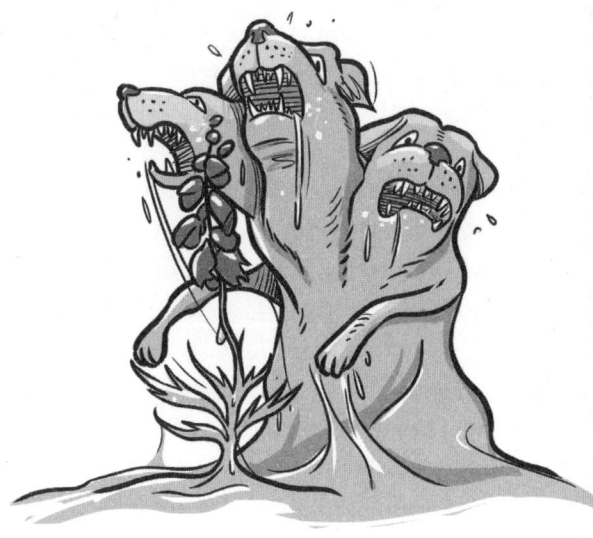

Für das Gift des Blauen Eisenhutes ist nun eine ganz bestimmte Untergruppe der Natriumkanäle relevant, nämlich die sogenannten spannungsaktivierten Natriumkanäle. Diese öffnen oder schließen sich abhängig von der elektrischen Spannung um sie herum. Sie sind maßgeblich an der Weitergabe der elektrischen Spannung von Nervenzelle zu Nervenzelle beziehungsweise zu einer Muskelzelle beteiligt. Dazu müssen Sie wissen, dass Nervenzellen ihre Signale anhand von minimalen elektrischen Spannungen, vermittelt von kleinen geladenen Teilchen, weiterleiten. Sind die elektrischen Signale beispielsweise in einer Muskelzelle angekommen, führt dies zum Anspannen oder Entspannen des Muskels. Diese Natriumkanäle können nun geöffnet oder geschlossen sein, je nachdem, was gerade für eine Aktion erfordert wird. Im feinsinnig orchestrierten Zusammenspiel der positiv oder negativ geladenen Teilchen sind die spannungsabhängigen Natriumkanäle geöffnet, wenn eine elektrische Spannung aufgebaut werden soll, und sie sind geschlossen, wenn diese abgebaut werden soll. Zumindest in unserem stark vereinfachten Erklärungsmodell. In Muskeln führt beispielsweise ein Öffnen der Natriumkanäle und somit ein Aufbau der Spannung zu einer Kontraktion des Muskels. Sobald sich die Spannung wieder abbaut (durch ein Schließen der Natriumkanäle) kommt es zu einem Nachlassen der Kontraktion – der Muskel entspannt sich. Der Muskel wird also, kurz gesagt, durch elektrische Impulse, vermittelt durch positiv und negativ geladene kleine Teilchen, gesteuert. Das Aconitin aus dem Giftcocktail des Blauen Eisenhutes bindet nun spezifisch an geöffnete Natriumkanäle und hält diese dadurch offen[88]. Es verhindert also einen Abbau der elektrischen Spannung und dadurch eine Entspannung der Muskeln. Dies bedingt eine verlängerte Kontraktion und somit auch eine gewisse Lähmung der Muskeln.

Dieser Vorgang geschieht natürlich niemals bei allen Muskeln Ihres Körpers gleichzeitig. So viel Aconitin können Sie gar nicht aufnehmen. Außerdem sind noch ein paar mehr Faktoren für die Kontraktion von Muskeln verantwortlich als nur eine simple Steuerung über Schließen und Öffnen der Natriumkanäle. Allerdings können auch längere Kontraktionen von einigen wenigen Muskeln oder Muskelregionen zu einem erheblichen Schaden führen. Wenn Sie beispielsweise bedenken, dass auch das Herz zu einem nicht unerheblichen Anteil aus Muskulatur besteht, ist klar, dass ein Eingreifen in die so immens wichtige Regulation der Herzmuskeln rasch dramatische Konsequenzen haben kann. Deshalb sind Herzrhythmusstörungen unter anderem ein Symptom einer Vergiftung mit dem Blauen Eisenhut. Die Atmung funktioniert bekanntlich ebenfalls über das Zusammenspiel von Muskeln, weswegen eine Vergiftung mit Blauem Eisenhut sich auch hier nachteilig auswirkt.

Symptome und Erste Hilfe

Schon bei Berührungen der Pflanze kann es durch das enthaltene Gift zu Symptomen kommen. Der Stoff wirkt hierbei direkt auf die Haut und wird auch von dieser aufgenommen, worauf sich ein lokaler Ausschlag mit Taubheitsgefühl bilden kann. Sie brauchen in diesem Fall allerdings als erwachsene Person keine Todesangst zu haben. Das so absorbierte Gift hat im Normalfall keine Auswirkungen auf

Ihre Atmung oder Ihr Herz. Allerdings sollten Sie sich besser nicht großflächig mit dem Blauen Eisenhut einreiben. Ab einer gewissen Menge kann ich nicht mehr für Ihre Gesundheit garantieren. Am besten schützen Sie sich und tragen beim Gärtnern mit dieser Pflanze Handschuhe.

Schätzungen, beispielsweise vom Lexikon der Biologie auf *spektrum.de*, gehen davon aus, dass 1,5 bis 5 Milligramm des Giftstoffes Aconitin einen erwachsenen Menschen töten können[89]. Diese Menge kann beispielsweise bei einem Verzehr von 1 bis 2 Gramm getrockneter Wurzelknolle erreicht werden. Vor allem Kinder können aber durchaus schon bei geringeren Dosen in ernsthafte Gefahr geraten, sogar bereits, wenn sie mit Blüten des Blauen Eisenhutes spielen. Und insbesondere dann, wenn sie diese in den Mund nehmen. Bei Verschlucken können sehr schnell gesundheitliche Probleme mit dem Tod als letzter Konsequenz auftreten. Insgesamt ist es jedoch sehr schwierig, exakte Angaben über die Menge der Pflanzenteile anzugeben, die für eine ernsthafte gesundheitliche Störung sorgen kann. Denn die giftigen Inhaltsstoffe variieren von Pflanze zu Pflanze und von Pflanzenteil zu Pflanzenteil. Besonders stark tritt das Gift in Wurzeln und Blüten des Blauen Eisenhuts auf, in Stiel und Blättern weniger.

Auf jeden Fall sollten Sie sich grundsätzlich einprägen, dass der Blaue Eisenhut brandgefährlich ist. Gerade Kinder kommen schnell in Lebensgefahr. Schon wenige verzehrte Gramm können lebensgefährlich sein. Bei Kindern reicht unter Umständen bereits das intensive Spielen mit der Pflanze und die damit verbundene Aufnahme der Giftstoffe über die Haut. Bei Verzehr setzen nach 10 bis 20 Minuten erste Symptome wie Brennen und Kribbeln im Mund ein. Es kommt zur Gefühlslosigkeit der Haut, zu Erbrechen und Durchfall. Gefolgt wird dies von sehr starken Schmerzen und Lähmungen der Muskulatur bis hin zur Atemmuskulatur. Auch Herzrhythmusstörungen sind typisch. Haben Sie den Verdacht, dass Sie oder andere sich mit dem

Blauen Eisenhut vergiftet haben? Dann fahren Sie umgehend in die nächste Klinik oder noch besser: Rufen Sie einen Krankenwagen.

Erlauben Sie mir am Schluss noch ein paar Worte zum Blauen Eisenhut als Mordinstrument: Trotz aller Popularität als Mordwerkzeug kann ich Ihnen davon nur abraten. Mal abgesehen davon, dass ich Ihnen grundsätzlich von einem Mord abraten möchte, ist diese Pflanze aus toxikologischer Sicht ungeeignet für einen »perfekten Mord«. Erstens sind die Symptome recht typisch, und gutes medizinisches Personal kann daher recht schnell auf den Blauen Eisenhut als Auslöser schlussfolgern. Und zweitens sind die Symptome äußerst qualvoll. Vergiftete Menschen werden daher immer eine Arztpraxis aufsuchen, in der die Vergiftung dann schnell erkannt wird.

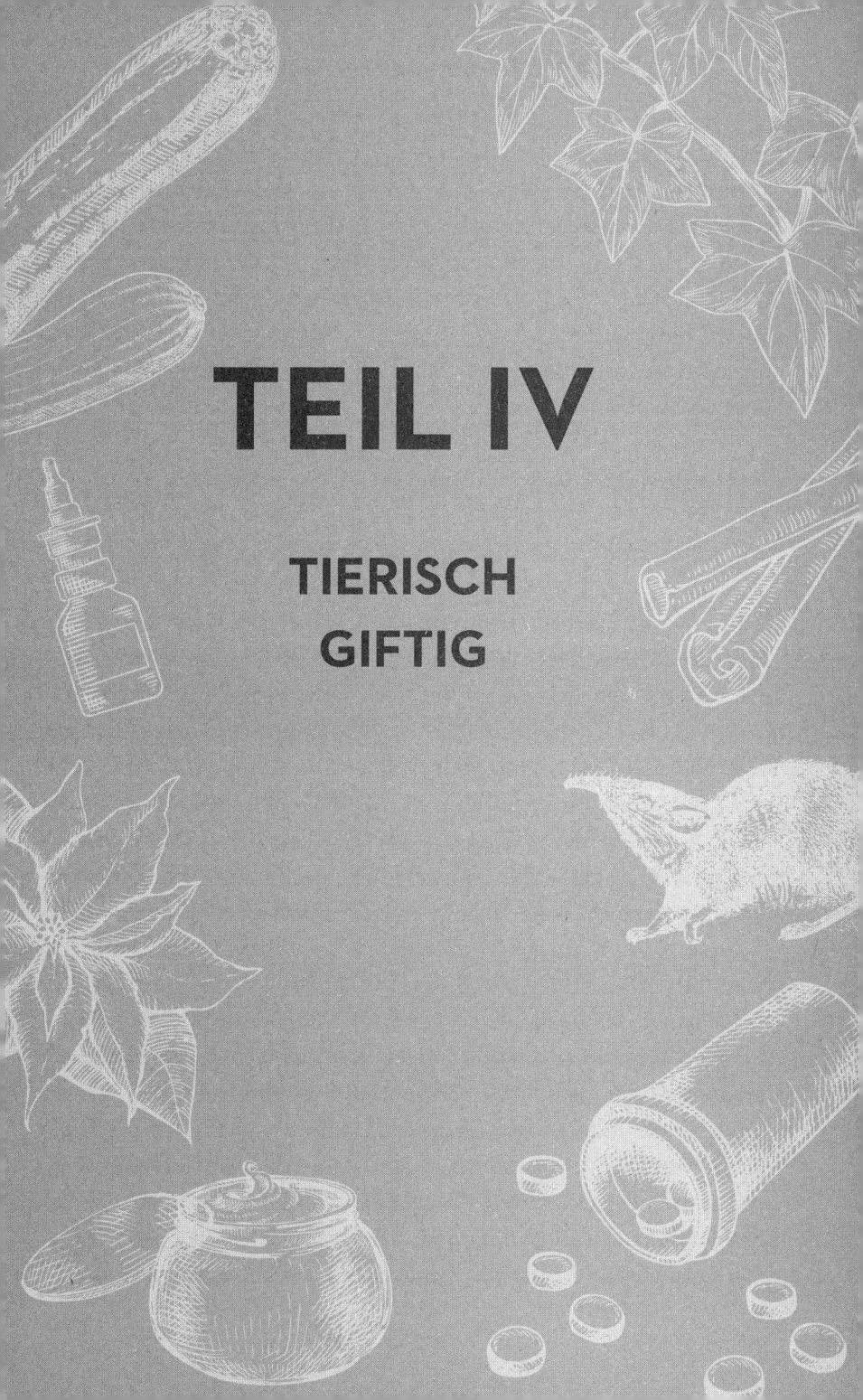

TEIL IV

TIERISCH
GIFTIG

16. SPITZMAUS

Was	Spitzmaus (vorrangig Wasserspitzmaus)
Giftige Bestandteile	Gift im Speichel
Toxische Dosis	Ein Biss der Spitzmaus ist für den Menschen im Normalfall nicht lebensgefährlich.
Symptome	Schmerzhafte Schwellungen an der Bissstelle können auftreten.
Erste Hilfe	Bei Unsicherheit oder schweren Symptomen Giftnotruf kontaktieren

Die Spitzmaus ist ein ulkiges Tier. Meines Erachtens schaut sie aus wie eine Mischung aus Minimaulwurf, Schnabeltier und dem außerirdischen Monster aus dem Film *Alien* von Ridley Scott. Für mich ist sie der lebende Beweis dafür, dass die Evolution durchaus einen Sinn für Humor hat. »Minimaulwurf und Schnabeltier, das lasse ich mir noch gefallen. Aber das Alien? Wie kannst du dieses possierliche Tierchen mit dem grauenvollen Alien vergleichen?«, fragte mich meine Frau nach dem Lesen dieses Kapitels. Meine Antwort »Schau dir den Schädel der Spitzmaus doch einmal ganz genau auf einem Röntgenbild an, dann siehst du es eindeutig« entlockte ihr nur ein irritiertes Schnauben. Das sind die Momente, in denen mir bewusst wird: Der Nerd in mir ist groß. Aber mal im Ernst: Auf dem Röntgenbild sieht der Kopf einer Spitzmaus tatsächlich wie einer dieser typischen Aliens aus den Filmen aus. Wir sehen einen lang gezogenen Kopf mit einem besorgniserregenden Gebiss, welches die Qualität hat, mich in meinen Träumen zu verfolgen. Dazu gesellen sich ein im Vergleich überaus fetter Unterleib, ein großer Buckel und liliputanerhafte kurze Beinchen mit Krallen, die zum Gebiss passen. Garniert wird das Ganze mit einem langen, schlangenhaften Schwanz. Es ist alles in allem ein Tier, das einem Biologen wie mir ein Lächeln ins Gesicht zaubert.

Die Spitzmaus ist aber nicht nur durch ihr Aussehen interessant, sie ist auch eines der Lieblingstiere derjenigen Ärztinnen und Ärzte, die sich mit der Osteologie, also der Lehre des Knochensystems beziehungsweise des Skeletts, beschäftigen. Sie könnte nämlich eine große Hoffnung für Menschen sein, die an Osteoporose leiden, dem Knochenschwund, der mit steigendem Lebensalter vermehrt als Erkrankung auftritt. Schätzungsweise 30 Prozent aller Frauen und 20 Prozent aller Männer erkranken im Laufe ihres Lebens daran. Faszinierenderweise liegt die Quote bei Spitzmäusen bei nahezu 100 Prozent! Was für den Menschen jedoch dramatische Konsequenzen haben kann, steuert die Spitzmaus ganz gewollt. Dies geschieht jedoch etwas anders als beim Menschen: Im Winter baut das Tier Knochen ab und im Sommer wieder auf. Für die Spitzmaus ist der Abbau kein unwiederbringlicher Verlust wie beim Menschen, sondern nur ein Mechanismus, um im Winter Energie zu sparen. Eine geringere Größe benötigt nun einmal weniger Futter.

Gesteuert wird dieser Ab- und Aufbau der Knochen durch spezielle Knochenzellen, die sogenannten Osteozyten. Diese Zellen lösen im Winter Minerale aus den Knochen heraus und im Sommer bauen sie die Minerale wieder in die Knochen ein. Wie dies im Detail funktioniert, ist noch nicht endgültig geklärt. Sollte die Wissenschaft diesen Mechanismus zukünftig vollständig entschlüsseln, könnte dies ein eventueller Therapieansatz bei der menschlichen Osteoporose sein. Aber ich schweife ab. Sie fragen sich bestimmt, was diese Informationen in diesem Buch zu suchen haben. Die ehrliche Antwort ist: Ich finde es einfach interessant. Doch nun zurück zum Thema und zur Frage, wie es um die Gefährlichkeit des kleinen Tieres bestellt ist.

Was bewirkt das Gift der Spitzmaus?

Es gibt weltweit nicht viele Säugetiere, die giftig sind. Neben der Spitzmaus sind dies beispielsweise die Plumploris (nachtaktive, baumbewohnende Tiere aus Südostasien) oder das Schnabeltier. Und bei der Spitzmaus sind streng genommen auch nicht alle Individuen giftig. Innerhalb der Familie der Spitzmäuse gibt es verschiedene Gattungen, von denen beispielsweise die Wasserspitzmäuse und die amerikanischen Kurzschwanzspitzmäuse giftig sind. Während die Wasserspitzmaus am Ufer von Gewässern auch in Deutschland vorkommt, ist die amerikanische Kurzschwanzspitzmaus – Sie erraten es sicher – in Amerika zu finden, genauer gesagt in den USA und im südlichen Kanada. Beide Gattungen produzieren ein Gift mit dem sperrigen Kurznamen BLTX. Ausgeschrieben bedeutet es Blarina-Toxin, weswegen wir es der Einfachheit halber Blari nennen wollen. Faszinierenderweise gibt es Blari nicht nur bei der Spitzmaus, sondern auch bei der Skorpion-Krustenechse, die in Mexiko lebt[90]. Diese beiden Tiere kommen also in unterschiedlichen Gegenden dieser Erde vor, haben nichts miteinander gemein, aber haben im Laufe der Evolution das identische Gift gebildet. Das wäre in etwa damit vergleichbar, wenn Sie Ihren optischen Zwilling auf einem anderen Kontinent finden würden. Er schaut 1 : 1 aus wie Sie, aber es besteht keinerlei Verwandtschaft.

Blari tritt, zusammen mit anderen giftigen Bestandteilen, im Speichel sowie in der Unterkieferspeicheldrüse der Spitzmaus auf. Diese Drüse befindet sich, wie der Name schon sagt, unterhalb des unteren Kiefers und produziert einen großen Anteil der Speichelmenge. Heute geht man davon aus, dass die Spitzmaus das Gift nicht zur Verteidigung benötigt, sondern um größere Beutetiere zu erlegen. Die genaue Wirkweise des Giftes ist bis jetzt noch nicht im Detail bekannt. Es erstaunt mich immer wieder, dass wir Millionen von Euro in die Forschung verschiedener Disziplinen stecken, aber ein Gift, welches ein Tier mitten in Deutschland produziert und anwendet, noch weitestgehend unerforscht ist. Das erinnert mich daran, dass wir Menschen auch danach streben, das Weltall zu erkunden, dabei noch nicht einmal genau wissen, wie es in den Tiefen unserer Meere ausschaut.

Lassen Sie mich zur Erläuterung der Giftwirkung einen besonderen Fokus auf die in Deutschland heimische Wasserspitzmaus richten. Diese ist im Normalfall ein Insekten- und Wurmfresser. Es ist jedoch erwiesen, dass sie zur Deckung ihres immensen Nährstoffbedarfs auch kleine Nagetiere, Echsen, Fische oder Frösche nicht verschmäht. An einem Frosch ist halt einfach mehr dran als an einem kleinen Wurm. Das Gift der Wasserspitzmaus sorgt für eine Lähmung der Tiere, denen das Gift injiziert wird[91]. Ein kurzer Biss und der Frosch wird unbeweglich. Da im Allgemeinen davon ausgegangen wird, dass die Wasserspitzmaus ein Nahrungsmittellager anlegt, bietet sich eine Lähmung größerer

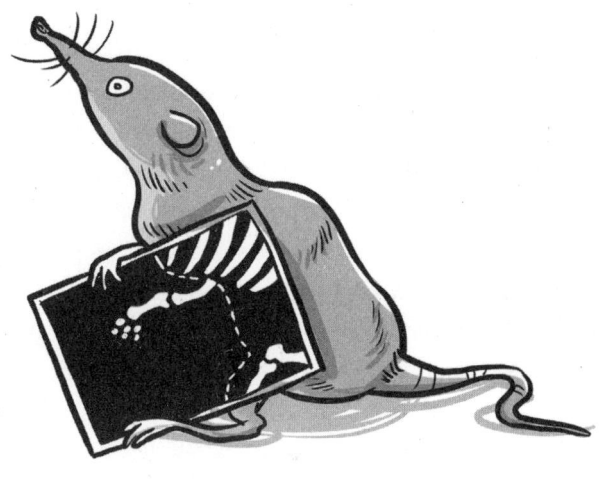

Beutetiere an. Denn im Gegensatz zu toten Beutetieren leben diese noch und verwesen deshalb nicht. Dies ist in Ermangelung eines Kühlschranks eine fantastische Aufbewahrungsoption für die Spitzmaus.

Wie genau die Lähmung auf molekularer Ebene geschieht, weiß man leider nicht. Bekannt sind jedoch mehrere kleine Dinge, die in verschiedenen Studien herausgefunden wurden. Eine wissenschaftliche Arbeitsgruppe aus Polen hat beispielsweise eine Reihe von Experimenten durchgeführt[92]. Diese zeigen, dass die Aktivität von (isolierten) Herzen von Mehlkäfern nach der Behandlung mit einer Lösung des zuvor von der Wasserspitzmaus isolierten Giftes leicht abnimmt. Eine Behandlung eines isolierten Wadenmuskels eines Frosches mit dem isolierten Gift aus der Speicheldrüse der Kurzschwanzspitzmaus hatte eine verminderte Leistung der Kontraktion des Wadenmuskels zur Folge. Um einen Vergleich zur Waldspitzmaus zu erhalten, hat die Arbeitsgruppe die Herzen von Käfern und die Muskeln der Frösche zusätzlich noch mit dem Speichel der Waldspitzmaus behandelt. Dies offenbarte keinen Effekt, was bestätigt, dass die Waldspitzmaus im Gegensatz zur Wasserspitzmaus nicht giftig ist.

Lassen Sie mich noch einmal die Fakten zusammenfassen: Bestimmte Gattungen der Spitzmaus produzieren in der Unterkieferspeicheldrüse einen Giftcocktail, der zu einem großen Teil – aber nicht nur – aus Blari besteht. Die Spitzmaus injiziert ihrem Opfer diesen Giftcocktail durch einen Biss und kann so auch größerer Beutetiere wie Frösche oder Lurche lähmen und erlegen. Nach einer gewissen Aufbewahrungszeit wird das erlegte Tier verzehrt. Offenbar hat der Giftcocktail direkte Wirkung auf die Aktivität des Herzens und der Muskeln. Andere Studien legen auch einen direkten Einfluss auf Nerven nahe.

Katzen mögen keine Spitzmäuse

Sind Sie Besitzer einer Katze? Katzenhalter betonen an dieser Stelle gerne, dass eine Katze nicht besessen wird. Das Gegenteil sei der Fall. Katzen würden höchstens Personal dulden. Da ich in meinem Leben bisher keine Katze als Haustier hatte, kann ich hier leider nicht mitreden. Auf alle Fälle konnte ich jedoch einige Fernstudien bei Freunden oder aus dem Fenster heraus bei Nachbarn durchführen. Was ich sehe, bestätigt die einschlägige Literatur. Freigänger-Katzen töten gerne Mäuse. Nach einem etwas einseitigen Spiel, bei dem die Katze definitiv mehr Spaß hat als die Maus, bekommt das Opfer auf irgendeine Art und Weise einen Todesstoß und im Normalfall wird sie dann verzehrt – zumindest zu einem gewissen Teil. Der restliche Teil des Kadavers wird daraufhin voller Stolz vor dem Fenster oder der Tür des eigenen Heims platziert. Hier lohnt es sich im Übrigen am Fenster zu bleiben. Kurz nachdem die Katze hereingelassen wurde, kommt das sichtlich angeekelte Katzen-Personal nach draußen und versucht, die Mäuse-Leiche mit möglichst wenig Berührungen zu entsorgen. Übertroffen wird dieses Schauspiel nur noch dadurch, dass Kleinkinder den Kadaver zuerst finden und ihn mit den Worten »Guck mal Mama, was ich gefunden habe« ins Innere des Hauses tragen.

Interessanterweise liegen Spitzmäuse immer unversehrt vor den Türen und Fenstern. Genauer gesagt: Der Kadaver ist äußerlich unversehrt. Katzen fangen Spitzmäuse, sie spielen mit ihnen und töten sie auch, aber niemals fressen sie sie. Als Toxikologe galt mein erster Gedanke zu diesem Fakt natürlich dem Gift der Spitzmaus. Katzen wissen wahrscheinlich um die Giftigkeit und fressen die Mäuse deswegen nicht. Und es gibt tatsächlich auch Vermutungen in der Literatur, die in diese Richtung weisen[93]. Vermutungen sind es deshalb, weil bisher noch keine Katze eindeutige Äußerungen über ihr Fressverhalten gegeben hat. Allerdings wird eher davon ausgegangen, dass die Spitzmaus einfach nicht mundet. Offenbar besitzt das Tier Hautdrüsen, die ein moschusartiges Sekret absondern, das anscheinend nicht sehr lecker riecht und schmeckt.

Sollte Ihre Katze doch einmal eine Spitzmaus nach Hause gebracht haben, an der sie etwas herumgenagt hat, brauchen Sie sich keine Sorgen zu machen. Meist handelt es sich dabei um Gartenspitzmäuse, die für Katzen viel leichter zugänglich sind als die Wasserspitzmäuse. Und selbst wenn einmal eine Wasserspitzmaus darunter ist, reicht die aufgenommene Menge an Gift im Normalfall nicht aus, um die Katze nachhaltig zu schädigen.

Sind Spitzmäuse gefährlich für den Menschen?

Theoretisch könnte das Gift der Spitzmaus nach einem Biss für den Menschen gefährlich sein, praktisch ist es das jedoch kaum. Die Giftmenge, die durch einen potenziellen Biss der Spitzmaus in den Menschen (auch Kleinkinder) hineingelangt, ist einfach zu gering, als dass eine ernsthafte Gefährdung bestünde. Mit schmerzhaften lokalen Schwellungen an der Bissstelle müssen Sie allerdings rechnen. Sofern Sie sich schlecht fühlen nach dem Biss einer Spitzmaus oder Sorge um Ihr Kind haben, können Sie sich immer an den örtlichen Giftnotruf wenden. Hier erhalten Sie jederzeit eine kompetente Auskunft.

Eine kleine nicht toxikologische Ergänzung möchte ich an dieser Stelle noch geben. Die Spitzmaus (vor allem die Feldspitzmaus) kann Träger des Bornavirus sein[94]. Und Menschen können sich theoretisch beim Kontakt mit Ausscheidungen oder durch einen Biss damit infizieren. Auch Katzen könnten Überträger sein, nachdem sie mit einer infizierten Spitzmaus »gespielt« haben. Steckt man sich mit diesem Virus an, gibt es einen charakteristischen Krankheitsverlauf: Nach anfänglichen Kopfschmerzen kommen Fieber und ein allgemeines Krankheitsgefühl hinzu. Später folgen neurologische Symptome wie Sprach- und Gangstörungen. Unbehandelt können Patienten auch innerhalb weniger Tage oder Wochen ins Koma fallen und müssen mit dem Tod rechnen.

Sie brauchen jetzt aber keine große Angst zu haben. Eine Infektion ist selbst für Katzenhalter extrem selten. Wenn überhaupt, kommt sie in den deutschen »Risikogebieten« vor. Das sind Teile von Thüringen und Sachsen sowie ganz Bayern. Die Schweiz, Liechtenstein sowie Österreich gehören ebenfalls dazu. Doch selbst in diesen Gebieten ist es nicht sehr wahrscheinlich, dass Sie sich anstecken. Pro Jahr werden in Deutschland etwa zwei Infektionen bekannt. Vermutungen über die Dunkelziffer gehen von circa sechs Fällen im Jahr aus.[95]

17. BIENEN, WESPEN, HUMMELN UND HORNISSEN

Was	Bienen, Wespen, Hummeln, Hornissen
Giftige Bestandteile	Bei einem Stich wird Gift injiziert.
Toxische Dosis	Lebensgefahr tritt bei gesunden Erwachsenen erst bei über 100 Stichen auf, bei Kleinkindern früher. Einzelstiche in die Hals- oder Mundregion können zum Zuschwellen der Atemwege führen. Bei Allergikern kann ein allergischer Schock auftreten, der unter Umständen gefährlich werden kann.
Symptome	Schmerz, Schwellung, Juckreiz. Blutdruckabfall bei allergischem Schock
Erste Hilfe	Kühlung gegen den Schmerz. Vorsichtiges Entfernen des Stachels. Bei bekannten Allergien Notfallmedikament mitführen. Bei allergischem Schock oder Zuschwellen der Atemwege Notruf wählen

Mein erster wissenschaftlicher Kontakt mit der Honigbiene fand als motivierter (wirklich!) Jungstudierender statt. Ich werde nie diese eine prägende Vorlesung in meinem Grundstudium vergessen. Damals war ich noch voller Ehrfurcht angesichts der hohen Professorinnen und Professoren, die in den direkten Austausch mit uns traten. Dazu müssen Sie wissen, dass die Anzahl der Studierenden im Fach Biologie an der Universität Karlsruhe damals nicht sehr hoch war. Etwa 80 Studierende begannen das Studium, und die Zahl verringerte sich innerhalb kürzester Zeit (gefühlt) um etwa die Hälfte. Damit war die Biologie ein sehr kleiner Studiengang, was zu einem sehr guten Professoren-Studierenden-Schlüssel und damit zu einer vorbildlichen Betreuung der Studierenden führte. Wir kamen also früh in engen Kontakt zu diesen weisen, unseres damaligen Erachtens nach allwissenden Menschen. Wir waren – wie gesagt – voller Ehrfurcht.

Ich saß also voller Wissendurst mit gespitztem Bleistift und geradem Rücken in der Vorlesung und versuchte, ein möglichst interessiertes Gesicht aufzusetzen. Und was denken Sie, was passiert ist? Kaum hatte der Professor den Raum betreten, steckte er beide Hände unter die Achseln und richtete die Ellenbogen nach außen. Ähnlich einem Flügelschlag bewegte er die Ellenbogen hoch und runter und tänzelte mit kleinen Tippelschritten die ungefähre Form der Ziffer 8, wobei das Pult des Hörsaals den Mittelpunkt bildete. Diesen Tanz führte er für ungefähr 30 Sekunden auf. Ich durchlebte ein Wechselbad der Gefühle. Zuerst war ich konsterniert, dann irritiert, gefolgt von Unschlüssigkeit, Erheiterung und letztendlich voller Belustigung. So hatte ich mir einen waschechten Professor nicht vorgestellt. Sie werden unschwer erraten, dass dieser Professor schnell einer meiner liebsten wurde. Geballtes, fundiertes Wissen gepaart mit dem Schalk im Nacken – eine ideale Kombination. Was uns Studierenden an diesem Tage präsentiert wurde, war der Schwänzeltanz der Honigbiene. Mittels dieses Tanzes teilen die Honigbienen ihren Gefährtinnen unter anderem mit, dass sie eine Futterquelle gefunden haben. Auch Details über die Art des Futters und den Fundort können so kommuniziert werden. Witzigerweise gibt es bei dieser Sprache durch Tanzen auch verschiedene Dialekte.

Jetzt aber mal wissenschaftliche Fakten

Bienen unterscheiden sich in Nutztiere, die Honigbienen, über die wir gerade gesprochen haben, und die Wildbienen. Honigbienen sind wenig aggressiv, verteidigen aber in der Not durchaus ihre Nester. Auch sollten Sie nicht barfuß auf eine Honigbiene treten. Wildbienen leben meist einzelgängerisch und sind ebenfalls nicht wirklich aggressiv. Während Honigbienen aber durchaus dann und wann ihren Stachel in unserem Fleisch versenken, haben die meisten Wildbienen damit ein Problem. Ihr Stachel durchdringt meist nicht unsere Haut, die schlichtweg zu dick für ihren Stechapparat ist.

Hornissen sind allgemein gefürchtet. Nicht nur ich zucke kurz zusammen, wenn solch ein riesiges Teil an meinem Ohr vorbeifliegt oder gar in Richtung meiner Tochter saust. Frei nach Darth Sidious (dem Imperator in *Star Wars*): »Der Beschützerinstinkt ist stark in dir!« Dabei sind Hornissen von sich aus nicht angriffswillig, aber auch sie besitzen – wie ich – einen großen Beschützerinstinkt und verteidigen ihr Nest, das sie bevorzugt in hohlen Bäumen, Nistkästen oder Rollladenkästen bauen. Zum Glück interessieren sie sich im Normalfall nicht sonderlich für Erwachsene oder Kinder, nicht einmal für den nachmittäglichen Kuchen. Hornissen halten sich in ihrem Speiseplan eher an Insekten und Wespen. Achtung: Da sie unter Naturschutz stehen, dürfen die Nester der Hornissen nicht zerstört werden. Ausnahmen können jedoch bei unzumutbarer Belästigung von der zuständigen Naturschutzbehörde erteilt werden.

Wespen sind in ihrem Erscheinungsbild schon etwas weniger furchteinflößend als Hornissen, da sie doch im Schnitt merklich kleiner sind. Allerdings hält sich hartnäckig der Glaube, dass Wespen »aus Spaß« stechen und ihr Wesen vor Aggressivität nur so strotzt. Das ist falsch. Wahr ist allerdings, dass manche Wespenarten Kuchen lieben und beim sommerlichen Nachmittags-Tee enorm nerven. Hektisches Schlagen und Vertreiben kann sie dann in die Verteidigung zwingen. Ebenso verteidigen Wespen voller Inbrunst ihr Zuhause und stechen zu, wenn es ihnen notwendig erscheint. Die Nähe von frei hängenden Nestern sollten Sie daher auf alle Fälle meiden, wenn Sie in Ruhe Ihren Tee einnehmen möchten. Sollten Sie ein Wespennest in Ihrem Garten haben, dürfen Sie es nicht einfach umsiedeln oder gar alle Wespen darin töten. Denn die Tiere unterliegen dem allgemeinen Artenschutz. Für eine Umsiedelung oder Abtötung ist ein »vernünftiger Grund« nachzuweisen. Lassen Sie sich hierfür auf alle Fälle fachkundig beraten.

Hummeln sind definitiv meine Lieblinge in dieser Reihung. Die pummeligen, wenig elegant ausschauenden Brummer erfreuen mich jedes Mal, wenn sie aus ihren Erdnestern oder Baumhöhlen auftauchen. Ihr drolliges Aussehen zaubert mir ein Lächeln ins Gesicht. Theoretisch können sie stechen, tun dies aber gegenüber einem Menschen nur in alleräußerster Not. Im Gegensatz zu Bienen, Wespen oder Hornissen, die in der Nähe ihres Nestes schnell mal in Verteidigungsstellung gehen, müssen Sie auf einer Hummel schon draufstehen, wenn Sie gestochen werden möchten.

An dieser Stelle möchte ich noch mit einem weit verbreiteten Mythos aufräumen: Die Hummel dürfte nach den Gesetzen der Aerodynamik nicht fliegen können. Die Fläche ihrer Flügel ist zu klein für ihr Gewicht. Die Hummel weiß das aber nicht und fliegt trotzdem. Diese schöne Weisheit ist leider falsch[96]. Der Irrglaube basiert auf fehlerhaften Berechnungen aus den 1930er-Jahren. Bei der Berechnung wurde angenommen, dass die Flügel der Hummel starr sind. Das sind sie aber natürlich nicht. Durch die Bewegungen der Hummelflügel wird ein zusätzlicher Auftrieb erzeugt, der die Hummel in die Lüfte erhebt. Der Flug der Hummel ist also durchaus mit den Gesetzen der Aerodynamik vereinbar.

Nach dieser kurzen Vorstellung der Protagonisten möchte ich im Folgenden deren Verteidigung im Detail betrachten.

Das Gift der Bienen

In diesem Zusammenhang soll es um die Honigbiene gehen, denn wie bereits erwähnt, kann der Stachel der meisten Wildbienen die menschliche Haut normalerweise nicht durchdringen (Ausnahmen bestätigen die Regel). Ihren Stachel setzt die Honigbiene ausschließlich zur Verteidigung ein, denn sie jagt nicht. Außerdem haben lediglich Weibchen einen Stachel, die Männchen sind also harmlos. Da der Stachel mit Widerhaken ausgestattet ist, bleibt er im gestochenen Objekt stecken, und die Biene stirbt. Schon dieser Fakt macht deutlich, dass das Insekt generell wenig Interesse hat zu stechen.

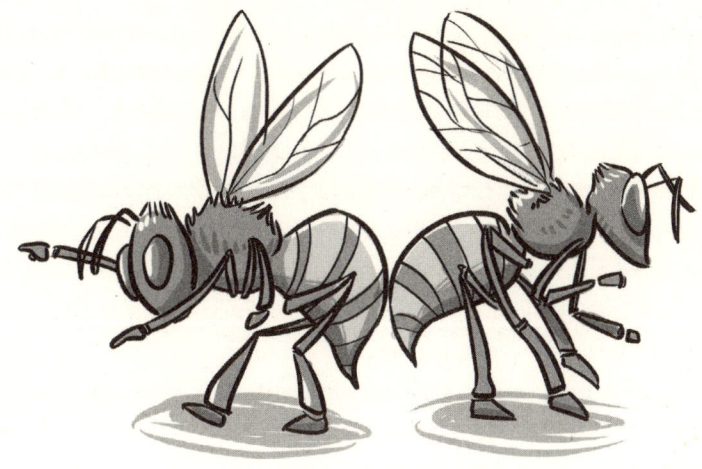

Das Gift der Honigbiene besteht aus einem komplexen Gemisch verschiedener Proteine, also Eiweiße. Der Hauptbestandteil ist das sogenannte Melittin[97]. Einmal durch den Bienenstachel injiziert, kann sich Melittin in die Zellmembranen, also die Zellwände, Ihrer Körperzellen hineinlagern. So wird für geladene Teilchen eine Pore gebildet, die das Innere der Zellen mit der Umgebung außerhalb der Zelle verbindet. Dies kann zum Durchtritt kleiner Stoffe und zum Absterben der betroffenen Zelle führen.

Wer einmal von einer Biene gestochen wurde, der erinnert sich noch lange an den darauf folgenden brennenden Schmerz (ich kann ein Lied davon singen!). Dieser Schmerz wird hauptsächlich durch das Melittin ausgelöst. In unserer Haut gibt es die sogenannten Schmerz-rezeptoren. Das sind kleine Nervenfasern, die auf vielfältige Reize mit Schmerz reagieren und dadurch eine immens wichtige Funktion einnehmen. Stellen Sie sich einmal vor, Sie würden keinen Schmerz beim Berühren einer heißen Herdplatte verspüren. Sie würden Ihre Hand nicht reflexartig zurückziehen und sich schlimmste Zerstörungen der Hand zuziehen. Schmerz signalisiert Ihnen also, dass Sie bitte acht auf sich geben sollen. Das Melittin aus dem Bienengift bildet nun auch die oben beschriebenen Poren an den Schmerzrezeptoren, wodurch es zum Durchstrom geladener Teilchen kommt und das elektrische Potenzial, welches Nervenzellen grundsätzlich innehaben, zusammenbricht[98]. Durch diese starke und plötzliche Änderung des elektrischen Potenzials wird das Schmerzempfinden angestoßen. Viel mehr Möglichkeiten gibt es ja nicht. Was soll ein Schmerzrezeptor schon anderes tun, wenn es ihm schlecht geht. Er löst einen Schmerz aus.

Apropos Schmerz: Im Bienengift ist auch der Stoff Histamin enthalten. Histamin macht Zellmembranen durchlässiger, erweitert Blutgefäße und lässt das Gewebe anschwellen. Es sorgt auf diese Weise ebenfalls für ein gewisses Schmerzgefühl.

Ein weiterer relevanter Bestandteil des Bienengiftes ist die Phospholipase A2[99]. Sie hat zwei entscheidende Wirkungen. Zum einen spaltet sie direkt einen wichtigen Bestandteil der Wand Ihrer Körperzellen. Sie arbeitet damit Hand in Hand mit Melittin an der Zerstörung der Körperzellen. Weiterhin entstehen durch die Spaltung der Bestandteile der Zellwände neue Stoffe, welche Entzündungen um die Einstichstelle herum fördern.

Einen letzten Bestandteil im Bienengift möchte ich Ihnen noch vorstellen: die sogenannte Hyaluronidase[100]. Diese Substanz zerlegt einen Bestandteil von Bindegewebe in kleine Einzelteile. Wenn Sie sich nun verinnerlichen, dass das Bindegewebe eine Art Stützgewebe in Ihrem Körper ist und quasi überall als Zwischengewebe vorkommt, wird so die Ausbreitung des Bienengiftes erleichtert. Das quasi allgegenwärtige Bindegewebe wird löchrig. Und genau durch diese Löcher kann sich das Bienengift weiter ausbreiten und seiner Wirkung nachkommen.

Das Gift der Wespen

Nun kommen wir zu einer weiteren Mixtur verschiedener giftiger Inhaltsstoffe. Exemplarisch möchte ich Ihnen zwei davon vorstellen.

Ein Grundbestandteil des Wespengiftes ist das Mastoparan. Mastoparan, der Name deutet es schon an, ist ein enger Bekannter der Mastzellen. Ich möchte jetzt nicht im Detail durchkauen, was Mastzellen so machen. Nur so viel sei verraten: Mastzellen sind ein Teil Ihres Immunsystems und helfen bei der Bekämpfung ungewollter Eindringlinge. Mastoparan sorgt dafür, dass Ihre Mastzellen (unter anderem) den Stoff Histamin ausschütten[101]. Dieser Stoff ist uns bei der Biene schon begegnet. Und genau dieses Histamin löst nun ein Schmerzempfinden in der Nähe der Stichstelle aus.

Zu einer Verstärkung dieses Schmerzes tragen die sogenannten Kinine bei[102]. Gemäß wissenschaftlichen Untersuchungen binden die Kinine an sogenannte B2-Rezeptoren[103]. Diese können andere Stoffe ausschütten, die unter anderem die zuvor erwähnten Schmerzrezeptoren stimulieren. Weiterhin sorgen die Kinine auch für die flüssigkeitsgefüllte Schwellung um die Einstichstelle herum, die Sie meist nach einem Wespenstich bekommen.

Das Gift der Hornissen

Hornissen unterscheiden sich nicht allzu sehr von Wespen. Eigentlich sind sie lediglich zu groß geratene Wespen, was die Giftzusammensetzung angeht (okay, mit kleinen Besonderheiten). Neben dem bereits erwähnten Mastoparan und den Kininen enthält das Gift der Hornisse beispielsweise noch Crabrolin, das rote Blutkörperchen auflösen kann[104]. Hoch konzentriert könnte das zu einem riesigen Problem im Körper werden. Zum Glück ist die Menge des injizierten Hornissengiftes im Verhältnis zur menschlichen Körpermasse aber recht gering.

Das Gift der Hummeln

Auch hier erfahren wir in puncto Giftzusammensetzung wenig Innovatives. Zwar tun wir der armen Hummel damit ein wenig unrecht, kann sie doch nichts dafür, als Letzte der vier Tiere genannt zu werden. Einer muss schließlich der Letzte sein. Und es ist ja nicht so, als wäre überhaupt nichts Neues dabei. Das Gift der Hummel weist beispielsweise noch das sogenannte Bombolitin auf, das vergleichbare Wirkungen zum oben erwähnten Mastoparan hat[105]. Es veranlasst die Ausschüttung von Histamin aus Mastzellen, was zu einem Schmerzempfinden an der Einstichstelle führt.

Wie gefährlich sind die vier Insekten?

Die gute Nachricht vorneweg: Alle vier Tiere sind für den Menschen normalerweise nicht lebensgefährlich. Auch die furchterregend ausschauenden Hornissen stellen in der Regel keine Lebensgefahr dar. Ein Stich wirkt sich üblicherweise nur auf die nähere Umgebung der Einstichstelle aus. Sie verspüren einen relativ starken Schmerz, der einige Stunden anhalten kann und in Juckreiz übergeht beziehungsweise mit diesem zusammen auftritt. Um den Stich herum gibt es eine Rötung sowie eine Schwellung, die mit Flüssigkeit gefüllt ist.

Der Stich einer Hornisse hat keine gravierenderen Ausmaße als beispielsweise der Stich einer Wespe oder Biene. Gemäß dem US-amerikanischen Insektenforscher Justin O. Schmidt von der University of Arizona fühlt sich beispielsweise der Stich einer Honigbiene wie folgt an: »Brennend und ätzend, aber ertragbar. Ein brennender Streichholzkopf landet auf deinem Arm. Er wird zuerst mit Lauge und dann mit Schwefelsäure gelöscht.«[106] Auf der Schmerzskala erhält dieser Stich aber nur 2 von 4 Punkten. Schlimmer ist demnach ein Stich in die Zunge, der mit 3 von 4 Punkten auf der Schmerzskala bewertet wird. Dieser Stich ist »… lähmend. Für über 10 Minuten ist das Leben nicht mehr lebenswert«.

Als Zivildienstleistender war ich im Umweltschutzbereich tätig. Ein Tätigkeitsschwerpunkt war dabei über viele Wochen hinweg, große Wildblumenwiesen zu mähen. An unzugänglichen Stellen mussten wir hierbei mit einem Freischneider, auch Motorsense genannt, arbeiten. Immer mal wieder sah man dabei eine Kollegin oder einen Kollegen in der Manier von Usain Bolt die Wiese entlangsprinten, verfolgt von einer Traube Dutzender Wespen. Der oder die Arme hatte versehentlich in ein Wespennest gemäht und wurde dann meist einige Male gestochen. Sie können sich vorstellen, dass dies dem äußeren Erscheinungsbild nicht zuträglich war.

Natürlich war der Schmerz, den die Stiche verursachten, vervielfacht, jedoch bestand keineswegs Gefahr für Leib und Leben, wie oft behauptet wird. Von einem normal gesunden Erwachsenen können bis zu 100 Bienen- oder Wespenstiche problemlos weggesteckt werden, ohne ein schwerwiegendes Gesundheitsproblem zu bekommen[107]. Gefährlich wird es nur bei Kindern oder dann, wenn Erwachsene mehrere Hundert Stiche erhalten. Diese können durch die Schädigung zu vieler Körperzellen zu akutem Nierenversagen führen. Die Niere ist das interne Filterorgan und käme in einem solchen Fall einfach nicht mehr mit den ganzen Stoffen klar, die aus den zerstörten Zellen ausgeschüttet werden.

Todesfälle sind in Europa jedoch sehr selten. Vermehrt sind diese nur beispielsweise in Südamerika aufgrund der sogenannten Killerbienen bekannt, die eine besondere Aggressivität aufweisen. Hier kam es schon zu Todesfällen nach bis zu 1000 Stichen. Im Normalfall kann ein einzelner Stich einer Biene, Hornisse, Wespe oder Hummel nur in zwei Fällen lebensbedrohlich sein:

1. Ein Stich direkt in die Rachen- beziehungsweise Halsregion. Dies kann etwa geschehen, wenn das Insekt im Getränk oder auf dem Essen sitzt und so versehentlich verschluckt wird. In diesem Fall kann die hervorgerufene Schwellung ein Zuschwellen der Atemwege und damit die Gefahr des Erstickens zur Folge haben.
2. Eine weitere Möglichkeit ist eine allergische Sofortreaktion. Sofern jemand allergisch auf die Bestandteile des Giftes reagiert, kann ein Stich den Blutdruck rasant abfallen lassen, was ohne Be-

handlung zum Tod führen kann. Leider kann eine Allergie auch erst im Laufe der Jahre auftreten und dann gefühlt ganz spontan akut sein.

Erste Hilfe

In den allermeisten Fällen reicht die Linderung des Schmerzes völlig aus. Hierfür können Sie beispielsweise durch Kühlung (Kühlpacks, Eiswürfel etc.) erfolgreich sorgen. Im Internet liest man oftmals von Hausmittelchen wie Backpulver, das man auf den Stich geben soll. Dies hat aber keine direkten Auswirkungen auf den Stich und wirkt höchstens positiv auf Ihre Psyche. Bei Stichen im Mundbereich oder am Hals sollte wegen der Gefahr des Zuschwellens der Luftversorgung der Krankenwagen gerufen werden. Nach einem Bienenstich verbleibt der Stachel im Normalfall in der Wunde. Mit diesem direkt verbunden ist oft noch die Giftblase. Entfernen Sie vorsichtig den Stachel, ohne dabei die Giftblase auszudrücken. Das machen Sie am besten mit einer spitzen Pinzette. Geübte können es auch mit zwei Fingernägeln versuchen.

Bei bekannten schweren Allergien sollten Sie schon im Vorfeld Vorsichtsmaßnahmen treffen und geeignete Notfallmedikamente immer mit sich führen. Eine sofortige Injektion kann lebensrettend sein. Bei Kindern sollten gegebenenfalls auch andere Personen über die Allergie sowie die Anwendung der Notfallmedikamente Bescheid wissen (zum Beispiel Betreuende im Kindergarten oder Lehrkräfte in der Schule). Beim Auftreten schwerer allergischer Reaktionen müssen Sie umgehend den Rettungswagen rufen. Leiden Sie an einer schweren Allergie, kann präventiv auch eine sogenannte Hyposensibilisierung durchgeführt werden. Dabei wird der Körper über mehrere Sitzungen an das Gift gewöhnt, die Allergie kann verschwinden. Vor allem bei Kindern ist dies eine sinnvolle langfristige Maßnahme. Eine Hyposensibilisierung ist aber nicht immer möglich. Lassen Sie sich hier von einem Allergologen oder einer Allergologin beraten.

18. AMMEN-DORNFINGER

Was	Der Ammen-Dornfinger, eine Spinne
Giftige Bestandteile	Das bei einem Biss injizierte Gift
Toxische Dosis	Langfristige Schäden sind nach einem einzelnen Biss unwahrscheinlich. Kleinkinder sind gefährdeter als Erwachsene.
Symptome	Starker Juckreiz, Schmerzen wie nach einem Wespenstich, Schwellung, Verfärbung. Im Extremfall Kreislaufversagen. Allergische Reaktionen möglich. Vorsicht bei Schwellungen im Hals-Rachen-Bereich (Zuschwellen der Luftversorgung)
Erste Hilfe	Arztpraxis aufsuchen. Bei schweren Symptomen oder betroffenen Kleinkindern Notruf wählen

Bevor ich mich an die Erstellung dieses Buches gewagt habe, habe ich Dutzende infrage kommende Themen aufgelistet. Die Anzahl der Tiere, Pflanzen, Chemikalien, Medikamente und Gebrauchsgegenstände, an denen Sie sich vergiften können, ist so hoch, dass es noch zahlreiche weitere Fortsetzungen dieses Buches geben könnte. Um mich für dieses Buch, das Sie gerade in Händen halten, auf die im Vorfeld festgelegte Kapitelzahl zu beschränken, habe ich eine Shortlist erstellt, um eine sinnvolle Auswahl zu treffen. Fragen, die mir dabei durch den Kopf gingen, waren: Wie relevant ist das Gift in Deutschland beziehungsweise in Mitteleuropa? Wie interessant ist der Wirkmechanismus? Wie tödlich wirkt das Gift? Wie leicht kommen Kinder damit in Kontakt? Gibt es irgendwelche skurrilen Besonderheiten?

All diese Fragen und Kriterien habe ich jedoch für dieses Kapitel ad acta gelegt, als mir eines bewusst wurde: Es gibt noch kein Kapitel über eine Spinne. Und das, obwohl die Angst vor Spinnen, auch Arachnophobie genannt, eine der weltweit häufigsten Ängste bei Menschen ist – wenn nicht sogar die häufigste. Ich kenne Leute, die saugen Spinnen mit einem Staubsauger ein und lassen diesen im Anschluss noch mehrere Stunden laufen, nur damit die Spinne auf gar keinen Fall wieder aus dem Staubsauger herauskrabbeln kann, »um sich zu rächen«. Diese Angst ist natürlich völlig irrational, da die Spinne meistens beim Einsaugen stirbt (wenn auch nicht immer) und zweitens der Rachegedanke einer Spinne völlig fremd sein dürfte.

Für mich war schnell klar, dass eine Spinne unbedingt in dieses Buch gehörte. Aber welche Spinne sollte Titelheldin dieses Kapitels werden? Insgesamt gibt es immerhin mehr als 40 000 verschiedene Spinnenarten, die in allen Regionen dieser Erde in nahezu allen Lebensräumen vertreten sind. Es gibt winzige Spinnen mit einer Größe von unter 1 Millimeter sowie recht große, 10 Zentimeter und mehr umfassende Vogelspinnen.

Grundsätzlich sind alle Spinnen Gifttiere, die über ihre Giftklauen ihrem Opfer das Gift injizieren. Manche von ihnen sind brandgefährlich für den Menschen wie beispielsweise die Sydney-Trichternetzspinne. Diese Spinne lebt mitten in der australischen Metropole Sydney und kann mit nur einem Biss einen Menschen töten. Der Tod kann dabei innerhalb einer Stunde eintreten. Andere Spinnen sind eher skurril und warten mit sehr interessanten und witzigen Details auf. Ein Beispiel hierfür ist die brasilianische Wanderspinne. Ein Biss dieser Spinne führt zu starken und brennenden Schmerzen. Auch der Tod ist eine mögliche Konsequenz. Besonders ungewöhnlich ist jedoch die Wirkung des Giftes auf Männer. Werden diese gebissen, kommt es zu einer lang anhaltenden Erektion. Deshalb versuchen verschiedene Firmen aktuell, aus dem Gift dieser Spinne ein neues Potenzmittel zu schmieden.

Ich habe mich schließlich für eine Spinne entschieden, welche Sie auch in Deutschland antreffen können. Es handelt sich um den Ammen-Dornfinger, auch bekannt als Dornfingerspinne. Sie ist eine von etwa drei einheimischen Spinnen, welche dem Menschen gefährlich werden können, wobei eine echte Lebensgefahr eher unwahrscheinlich ist.

Der Ammen-Dornfinger ist seit den 1950er-Jahren in Deutschland ansässig. Ursprünglich kommt die Spinne aus Südeuropa, hat sie es doch gerne etwas wärmer. Dank des Klimawandels wird sie aber mehr und mehr auch in Mitteleuropa heimisch. In Deutschland ist der Ammen-Dornfinger »in der nordwestlichen Niederlausitz über den Fläming bis in den Westen Sachsen-Anhalts und hinauf nach Rathenow, Potsdam und ins brandenburgische Elbtal« zu Hause. So beschreibt es zumindest die Internetseite des Brandenburgischen Naturschutzbundes[108]. Vereinzelte Exemplare wurden aber auch schon in vielen anderen Teilen Deutschlands sowie der Schweiz und Österreich gesichtet. Eines scheint auf jeden Fall klar zu sein: Der Ammen-Dornfinger ist in Mitteleuropa auf dem Vormarsch. Sein Aussehen ist recht charakteristisch: Bei einer Größe von etwa 1,5 Zentimetern weist die Spinne eine auffällige Körperfärbung auf. Der Vorderkörper ist rot-orange, das Hinterteil gelb bis olivgrün.

Normalweise finden Sie die Dornfingerspinne auf Ackerbrachen und Waldlichtungen sowie in Regionen des Aufeinandertreffens zweier Biotope wie Wegesränder oder Bahndämme. Manchmal kann sie aber auch bei Ihnen zu Hause Zuflucht suchen, vor allem zum Schutz vor extremen Temperaturen. Glücklicherweise ist das Tier aber nachtaktiv und tagsüber nur selten anzutreffen. Zu Kontakten mit der Spinne kommt es häufig dann, wenn Sie versuchen, ihre Behausung zu entfernen. Der Ammen-Dornfinger baut übrigens kein Netz, wie wir es von anderen Spinnen kennen. Er nutzt seine Fäden, um sackartige Rückzugsorte zu weben, in welchem auch die Eier abgelegt werden.

Bei fast allen Spinnen, die in Mitteleuropa vorkommen, kann man den folgenden Fakt nicht oft genug wiederholen: Im Normalfall können die Bisse der hier heimischen Spinnenarten die menschliche Haut nicht durchdringen. In seltenen Fällen kann dies allerhöchstens bei besonders dünnen Hautschichten geschehen. Leider ist der Ammen-Dornfinger diesbezüglich ein Rebell und hält sich nicht an diese grundsätzliche Regel. Für ihn stellt unsere Haut kein Problem dar und er durchdringt sie mit seinen Zähnen wie das Messer aus Damaszener Stahl die warme Butter. Allerdings beißt die Spinne dabei keineswegs aus Lust und Laune, sondern ausschließlich, wenn sie sich oder ihr Nest bedroht sieht. Ein Mensch steht zum Glück nicht auf ihrem Speiseplan.

Die Waffe des Ammen-Dornfingers

Das Gift aller Spinnen ist eine komplexe Mischung verschiedener Bestandteile. Die spezifische Mischung des Ammen-Dornfingers ist hierbei einzigartig, auch wenn noch nicht sehr viel darüber bekannt ist. Eine Suche in der Datenbank für naturwissenschaftliche Veröffentlichungen *PubMed.gov* mit dem Suchbegriff »cheiracanthium punctorium«, was der lateinische Name für das Tier ist, ergab im Juli 2021 beispielsweise lediglich sieben Treffer. Zusätzlich garniert mit dem Begriff »poison«, erschienen nur vier Resultate. Aber wenige Treffer bedeuten nicht zwangsläufig, dass überhaupt kein Wissen vorhanden ist. Eine einzige, aber dafür qualitativ hochwertige Publikation ist schließlich mehr wert als Dutzende schlecht durchgeführte wissenschaftliche Studien.

Im Giftcocktail der Dornfingerspinne sind auf jeden Fall sogenannte proteolytische Enzyme vorhanden[109]. Dies sind kleine Handwerker, welche Proteine aufspalten und in kleinste Teile zerlegen. Dies ist ein ähnlicher Vorgang, wie er auch bei unserer Verdauung geschieht. Ein weiterer sehr spezifischer Giftbestandteil heißt wenig glamourös CpTx1[110]. Wir wollen es für den besseren Lesefluss Captain oder besser in der Kurzform »Cap« nennen. Cap ist ein äußerst unangenehmer Zeitgenosse, führt er doch nach Injektion in Fliegenlarven umgehend zu einer vollständigen Lähmung und letztlich final zum Tod.

In isolierten Muskelfasern führt Cap zu einer Veränderung der fein justierten elektrischen Spannung, was kurzfristig eine Muskelkontraktion und mittelfristig eine Schädigung einzelner Muskelfasern nach sich zieht. Dies geschieht über kleine positiv geladene Natrium-Teilchen, deren Aufnahme in Muskelzellen durch Cap ausgelöst wird. Da das Zusammenspiel von Muskeln grundsätzlich über kleine Spannungsänderungen erfolgt, inklusive deren Übertragung von Nervenzellen auf die Muskelzellen, kann ein Eingriff in dieses empfindliche Zusammenspiel theoretisch gravierende Konsequenzen haben. Bitte vergessen Sie dabei nicht: Diese Erkenntnisse über die Wirkweise von Cap wurden an isolierten Muskelfasern gewonnen, mit welchen Cap direkt in Verbindung gebracht wurde. Beißt Sie die Dornfingerspinne in einen Finger, muss das Gift aber erst einmal

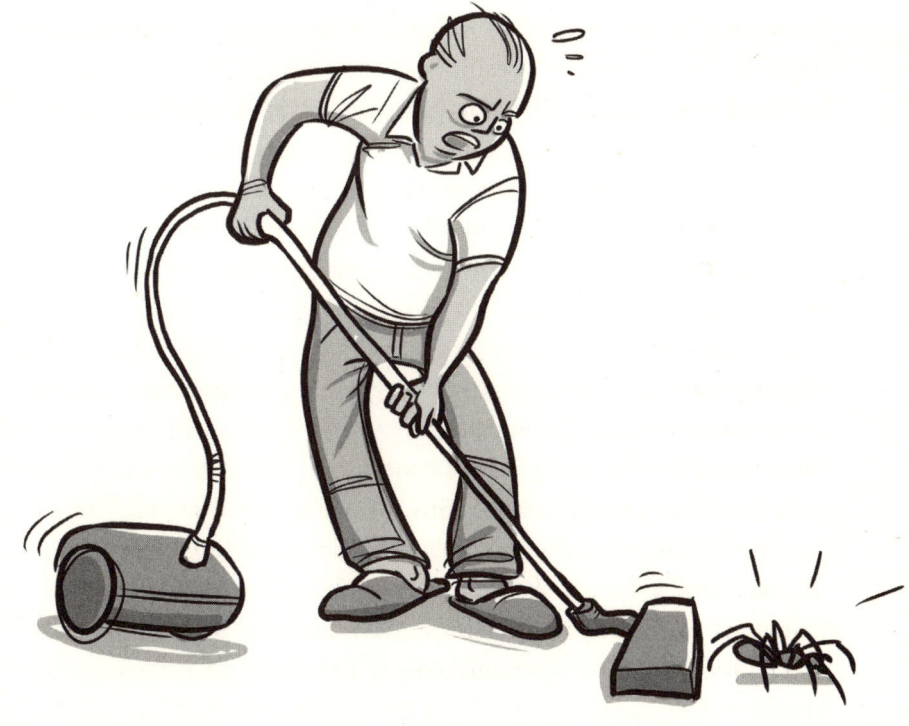

einen weiten Weg bis hin zu großen Muskelgruppen zurückzulegen und bis dahin ist es sehr verdünnt.

Ein anderer Ansatzpunkt von Cap ist die äußere Zellmembran der Körperzellen. Dazu müssen Sie wissen, dass (fast) jede Körperzelle von einer doppelten Schicht aus Lipiden, also Fetten, begrenzt wird. In diese Lipid-Schicht sind verschiedene andere Bausteine wie Proteine eingebettet. Cap interagiert nun direkt mit dieser Lipid-Doppelschicht und bindet daran. Hierdurch scheint, auf welchem Wege auch immer (Genaues ist da nicht bekannt), die gesamte Zellmembran destabilisiert zu werden, und es bilden sich Risse und Bruchstellen. Infolgedessen scheint Cap eine komplette Zerstörung der Zelle bewirken zu können. Ich muss an dieser Stelle anmerken, dass die beschriebenen Effekte von Cap hauptsächlich aus einer einzelnen wissenschaftlichen Publikation einer russischen Arbeitsgruppe aus dem Jahr 2010 resultieren. Und sie wurden in einer Laborsituation herbeigeführt, wie sie bei einem Menschen nicht vorzufinden ist. Beispielsweise entspringen die Ergebnisse der Interaktion mit Zellmembranen oder der zellzerstörerischen Fähigkeiten den Versuchen mit Zellkulturen in Reagenzgläsern. Auch wenn die Beschreibungen der durchgeführten Versuche sowie die erhaltenen Ergebnisse allen Ansprüchen an Sorgfalt genügen und plausibel erscheinen, sind es doch »nur« Zellkulturversuche. Die echte Situation im gesamten Organismus ist sehr viel komplexer. Daher können auf diese Weise gewonnene Erkenntnisse im Normalfall nicht exakt auf den lebenden Organismus übertragen werden. Außerdem werden in solchen Zellkulturversuchen oftmals relativ hohe Dosen des Giftes verwendet, die in der natürlichen Situation nach einem Spinnenbiss eher nicht erreicht werden.

Vom grundlegenden Prinzip her können diese Versuche aber einen kleinen Einblick in die Wirksamkeit und den Mechanismus von Cap liefern. Cap scheint also einer der Schlüsselspieler in der Wirkung des Giftes der Dornfingerspinne zu sein. Allerdings scheint er nicht der allerwichtigste Akteur zu sein. Betrachten wir die Menge, die benötigt wird, um ein Tier zu töten, scheint das gesamte Giftgemisch gemäß Angaben der oben genannten russischen Wissenschaftler in etwa (mittels Milchmädchenrechnung berechnet) dreimal tödlicher zu sein als Cap allein – zumindest bei Fliegenlarven. Offenbar verstärken sich also die einzelnen Giftbestandteile gegenseitig und arbeiten Hand in Hand. Im Team ist man halt doch effektiver denn als Einzelkämpfer.

Symptome nach dem Biss der Spinne

Wenn Sie von der Dornfingerspinne gebissen werden, ist die Schwere der Symptome von verschiedenen Faktoren abhängig. Zuallererst ist natürlich relevant, wie viel Gift insgesamt an welcher Stelle injiziert wurde. Ein Biss in den Hals-Rachen-Bereich kann erheblich schlimmer enden als ein Biss in den kleinen Zeh. Weiterhin sind Ihr Alter, Ihr Gewicht sowie auch Ihre gesundheitliche Vorbelastung entscheidend.

Einen mittelschweren Biss-Fall durch einen engen Verwandten unserer einheimischen Dornfingerspinne aus US-Amerika beschreibt eine wissenschaftliche Arbeitsgruppe der University of Pittsburgh[111]. Ein gesunder 19 Jahre junger Mann stellte sich im Krankenhaus vor. Er hatte umfangreiche lila Verfärbungen sowie Schmerzen und Schwellungen am linken Oberschenkel, welche in Richtung Hodensack und unteren linken Bauch »wanderten«. Befragt nach dem auslösenden Ereignis beschrieb er einen plötzlich einsetzenden starken linksseitigen Juckreiz unmittelbar nach dem Anziehen eines Fußball-Trikots vor einem Fußballspiel. Während des Spiels habe es keinen Unfall gegeben. Drei Stunden später habe er während des Ausziehens die Hautveränderungen bemerkt. Ich selbst habe Bilder dieser Hautveränderungen in der entsprechenden wissenschaftlichen Publikation gesehen. Glauben Sie mir, das war kein schöner Anblick. Vor allem der Anblick des stark geschwollenen lila Hodensacks hat bei mir umgehend Phantomschmerzen ausgelöst.

Nach verschiedenen Untersuchungen, unter anderem des Blutes des Mannes, kamen die Wissenschaftler durch eine Aussage des Sportlers auf die Lösung des Rätsels. Offenbar erwähnte der Mann, dass die Umkleidekabine des Fußballvereines von Spinnen »befallen sei«. Eine dieser Spinnen wurde daraufhin gefangen und von einem Experten identifiziert. Es handelte sich um ein Exemplar der gelben Sackspinne, einem engen Verwandten unseres Ammen-Dornfingers. Anscheinend hatten es sich einige Exemplare in den Fußball-Trikots gemütlich gemacht.

Generell tritt nach dem Biss und der Injektion des Spinnengiftes als frühes Symptom ein starker Juckreiz auf. Oftmals berichten die Gebissenen auch von einem starken Schmerz, ähnlich dem nach einem Wespen- oder Bienenstich. Die Stellen um den Biss herum können stark anschwellen und sich lila verfärben. Diese Symptome können sich dann, von der Bissstelle ausgehend, auf Nachbarbereiche ausdehnen und beispielsweise die Gliedmaßen »entlangwandern«. Je nachdem, wo sich die Schwellung befindet, besteht die Gefahr, dass sich Atemwege verengen. In diesem Fall sollten Sie umgehend einen Krankenwagen rufen. Seltene Folgen sind Kreislaufversagen und Erbrechen, auch allergische Reaktionen sind möglich. Bei Kreislaufversagen oder schweren allergischen Reaktionen sollten Sie ebenfalls einen Krankenwagen holen. Im Normalfall reicht nach einem Biss jedoch der Besuch bei Ihrer Hausärztin oder Ihrem Hausarzt oder Sie kontaktieren für weitere Informationen den Giftnotruf. Sind kleine Kinder betroffen, suchen Sie sicherheitshalber immer eine Ärztin oder einen Arzt auf. Die gute Nachricht ist: Langfristig bleibende Gesundheitsschäden sind nach dem Biss der Dornfingerspinne nicht bekannt. Meist bilden sich die Auswirkungen nach wenigen Tagen zurück.

19. KEGELSCHNECKE

Was	Kegelschnecke
Giftige Bestandteile	Kann giftgefüllte Stachel abschießen
Toxische Dosis	Je nach Art und Größe der Schnecke. Ein einzelner Stich kann lebensbedrohlich sein.
Symptome	Taubheitsgefühl um die Einstichstelle herum. Allgemeine Abgeschlagenheit, Muskelschwäche, Muskelzuckungen, Probleme beim Sprechen, Atemprobleme bis hin zum Atemstillstand
Erste Hilfe	Prävention: keine Kegelschnecken sammeln. Notruf wählen

Das folgende Kapitel haben Sie einem lieben Arbeitskollegen von mir zu verdanken. Mit diesem Kollegen befand ich mich auf einer Dienstreise im schönen Schwaben, um Schulungsteilnehmer mit den neuesten Erkenntnissen des deutschen Gefahrstoffrechts zu erquicken. Zwischen zwei Lehreinheiten erzählte ich ihm von diesem Buch, das zu dieser Zeit gerade im Entstehen war. Am Abend zwischen Schweizer Wurstsalat und einem Schluck Apfelschorle fragte er mich, ob ich eigentlich auch ein Kapitel über die Kegelschnecke eingeplant hätte. Dies musste ich verneinen, da ich nicht vorhatte, über eine Schnecke zu schreiben, die nicht einmal in Mitteleuropa heimisch ist (zumindest nicht in relevantem Ausmaß). Das erschien mir wenig attraktiv für deutsche Leserinnen und Leser. Außerdem: Wie interessant konnte eine Schnecke schon sein? Klein, glitschig, beliebig – so dachte ich zumindest (ich hatte mich schon eine Weile nicht mehr mit dieser Tierklasse beschäftigt). Zudem wollte ich mich eigentlich auf »einheimische Gifte« konzentrieren und nur in absoluten Ausnahmefällen, nämlich bei irgendeiner besonders interessanten Auffälligkeit, über Tiere außerhalb Europas berichten. Und diese Be-

sonderheit konnte bei einer Schnecke ja wohl kaum gegeben sein …
Ich lag selten so falsch!

In Wirklichkeit ist die Kegelschnecke nämlich ein total abgefahrenes Tier. Sie ist eine Mischung aus Tony Stark und Oliver Queen (für die Nicht-Nerds unter Ihnen: Das sind kampfeserprobte Protagonisten in Comics von Marvel und DC). Sie ist Captain Ahab mit einem Master in Chemie. Moby Dick würde vor der Kegelschnecke erzittern. Die unter Wasser lebenden Kegelschnecken sind aber nicht nur ausgesprochen tödliche Tiere, sie sind auch wunderschön. Ihre Schale ist von farbenprächtigen Zeichnungen geprägt. Bei Urlauberinnen und Urlaubern sind die Gehäuse daher begehrte Souvenirs, was mancher schon mit Muskellähmungen bis hin zum Atemstillstand bezahlt hat.

Spannende Gifte

Ich muss gestehen, dass ich in meinen Beschreibungen nicht ganz korrekt liege, wenn ich immer von der Kegelschnecke schreibe. Es gibt etwa 100 verschiedene Arten der Kegelschnecken, die alle unterschiedlich giftig sind. Von völlig ungiftigen Arten bis hin zu gravierend gefährlichen ist alles dabei. Auch im Wirrwarr der diversen Gifte der Schnecken kommt man leicht durcheinander. Die nach meinem Empfinden spannendsten und vielleicht auch bedeutendsten zwei Einsatzgebiete sind das Jagen von Fischen durch das Hervorrufen eines akuten Unterzuckers sowie eine umfangreiche Bandbreite an Nervengiften. Diese zwei Aspekte möchte ich Ihnen deswegen im Folgenden näherbringen.

1. Die Sache mit dem Unterzucker

Den Diabetikern unter Ihnen wird der Begriff »Insulin« sehr geläufig sein. Für alle anderen möchte ich dessen Wirkweise kurz beschreiben. Wie Sie wissen, benötigen wir für unser Leben Zucker. Dieser ist ein wichtiger Träger von Energie und ist quasi an der Aufrechterhaltung aller wichtigen und weniger wichtigen Körperfunktionen beteiligt. Hierbei muss der Zucker in unserem Körper jedoch wohl dosiert vorliegen. Ein stetes Gleichgewicht muss eingehalten werden. Was geschieht, wenn wir zu viel oder zu wenig Zucker in unserem Blut haben, kennen vor allem diejenigen Menschen, die an Diabetes erkrankt sind. Diabetes ist heutzutage eine Volkskrankheit geworden und bezeichnet einen dauerhaft zu hohen Blutzuckerspiegel. Dieser kann Blutgefäße und Nerven beträchtlich schädigen. Ablagerungen in den Gefäßen können die Folge sein, wodurch der Blutfluss behindert wird. Ein Herzinfarkt oder Schlaganfall ist eine mögliche Konsequenz.

Ein zu geringer Blutzuckerspiegel äußert sich generell durch Heißhunger, Unruhe, Herzrasen, Unkonzentriertheit und Bewusstseinsstörungen. Betroffenen wird vielleicht schwarz vor Augen, die Beweglichkeit ist stark eingeschränkt. Richtig gut fühlen sie sich nicht. Die Chefin, die im Körper die Kontrolle über den Blutzuckerspiegel innehat, ist die Leber. Sie arbeitet dabei eng mit der Bauchspeicheldrüse zusammen, welche fleißige Arbeiterinnen und Arbeiter beschäftigt. Zwei sehr wichtige Angestellte sind hierbei die Hormone Insulin und Glucagon. Während Glucagon dafür sorgt, dass der Blutzuckerspiegel ansteigt, kümmert sich Insulin um dessen Abfall. Sobald Sie beispielsweise ein leckeres Brot mit Schokoladenaufstrich oder auch einen deftigen Schweinebraten gegessen haben, droht der Blutzuckerspiegel zu hoch zu werden. Als Konsequenz wird Insulin in den Blutkreislauf abgegeben. Dieses flitzt dann eilig umher und öffnet Türen und Fenster in die Muskeln und in das Fettgewebe hinein, durch die nun der Zucker einströmen kann. Er wird also dem Blutfluss entzogen und in einzelnen Zellen eingelagert oder dort direkt verbraucht. Auch in die Leber hinein werden durch das Insulin große Tore geöffnet, damit sich Zucker einlagern kann. Alles in allem gilt die Regel: Je mehr Insulin freigesetzt wird, desto mehr Zucker wird dem Blutkreislauf entzogen. Zu viel Insulin im Körper sorgt also logischerweise für ein zu starkes Absinken des Zuckerspiegels im Blut mit all den oben beschriebenen Auswirkungen. Sie fühlen sich schwach, sind unkonzentriert, Ihnen wird schwarz vor Augen. Genau diesen Mechanismus machen sich manche Kegelschnecken zunutze[112]. Diese speziellen Tiere ernähren sich von kleinen Fischen. Und ihre Methode, ihrer Beute habhaft zu werden, ist so faszinierend wie einzigartig. Die Kegelschnecken produzieren eine Art Insulin. Sobald sie sich nun in der Nähe eines kleinen Fischschwarmes befinden, geben sie über eine Giftdrüse dieses Insulin ins Wasser ab. Die Fische nehmen es über ihre Kiemen auf, und das Insulin beginnt sein verhängnisvolles Werk. Der Blutzuckerspiegel der Fische fällt ab und sinkt in den Keller. Die kleinen Fische erleiden also einen massiven Unterzucker. Da dies sprichwörtlich von einer Sekunde auf die nächste geschieht, kommt es zum sogenannten hypoglykämischen Schock, also im gravierendsten Fall zu einer Bewusstlosigkeit. Im besten Fall verlangsamen sich die Schwimmbewegungen stark, und es zeigt sich eine vorübergehende Orientierungslosigkeit. Dies nutzen die Kegelschnecken für sich aus. Sie stülpen ihren weit geöffneten Mund vor und nehmen einen oder mehrere der kleinen Fische in sich auf. Meist injizieren sie dabei noch ein weiteres Gift, um die Fische endgültig schachmatt zu setzen. Viel raffinierte Arbeit für ein schmackhaftes Mahl.

Ich möchte an dieser Stelle noch erwähnen – wie so oft in diesem Buch – dass das tatsächliche Geschehen im Detail sehr viel komplexer ist, als ich es beschreibe. In Wirklichkeit befindet sich in dem Gift, welches ins Wasser ausgeschleust wird, nicht nur reines Insulin, sondern noch weitere Bestandteile, die auf andere Angriffspunkte an den Fischen abzielen. Und auch das Geschehen um das Insulin herum ist in unserem Körper in natura ein wenig filigraner und komplizierter. Aber diese Details würden den Rahmen des Buches sprengen, daher beschränke ich mich auf die spannenden Begebenheiten und damit auf diese groben Darstellungen. Klar geworden ist Ihnen anhand de-

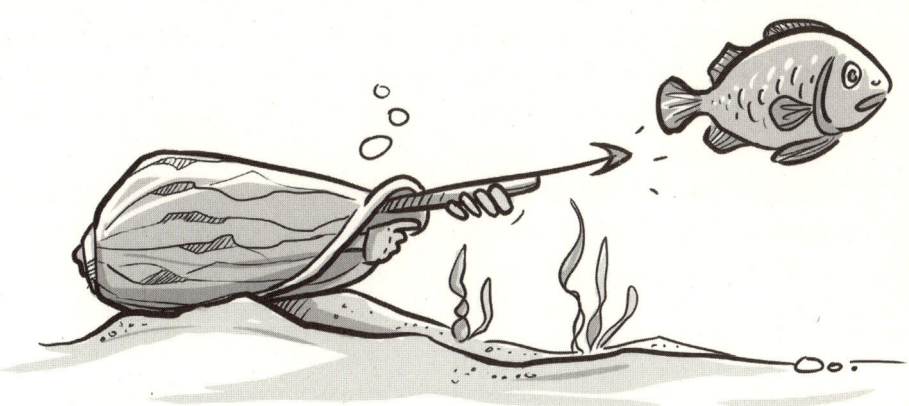

rer mit Sicherheit, dass diese Kegelschnecken wirklich faszinierende Jäger sind.

Lassen Sie mich an dieser Stelle noch einen kleinen Exkurs zum Thema Diabetes einfügen. Viele Menschen, die daran erkrankt sind, müssen sich regelmäßig Insulin spritzen. Dies braucht jedoch eine gewisse Zeit, bis es die erforderliche Wirkung im Körper einleitet. Je nach Medikament dauert es bis zu einer Stunde, bis das Insulin wirkt – mindestens jedoch 15 bis 30 Minuten. Deshalb müssen Betroffene immer zeitlich genau planen, wann sie Insulin benötigen werden. Mahlzeiten müssen teilweise nach einem strengen Zeitplan eingenommen werden. Dies schränkt in gewissem Maße die Lebensqualität erkrankter Menschen ein. Stellen Sie sich einmal vor, Sie bekommen einen fabelhaften selbst gebackenen Schokoladenkuchen angeboten und müssen sagen: »Vielen Dank, in einer Stunde werde ich ihn essen können.« Das erscheint Ihnen grausam? Für viele Menschen ist genau dies Realität.

Das Insulin, welches die Kegelschnecke zur Jagd nutzt, wirkt dagegen unmittelbar. Ein solches, schnell wirksames Insulin wäre für die Medikamentenentwicklung ungemein wertvoll und ein Segen für viele an Diabetes Leidende. Deshalb haben amerikanische und australische Wissenschaftlerinnen und Wissenschaftler die genaue Struktur dieses Kegelschnecken-Insulins erforscht, um den Unterschied zum menschlichen Insulin zu verstehen[113]. Sie haben herausgefunden, dass, im Gegensatz zum menschlichen Insulin, das zum Wirksamwerden zuerst in aktive kleine Untereinheiten zerfallen muss, das Schnecken-Insulin bereits in diesen kleinen aktiven Untereinheiten vorliegt. Offenbar ist das Schnecken-Insulin dabei aber weniger wirksam als das menschliche Insulin, was die ganze Sache der Medikamentenentwicklung wieder etwas verkompliziert. Ich bin mir auf jeden Fall sicher, dass wir darüber in den nächsten Jahren noch einige positive Nachrichten hören werden und die Entwicklung eines neuen und komfortableren Medikamentes für Diabetiker nur eine Frage der Zeit ist.

2. Jagen mit einem Nervengift

Die gerade beschriebene Jagdmethode mittels Insulin ist zwar recht effektiv, aber selbst für Kegelschnecken doch eher selten. Sehr viel häufiger setzen Kegelschnecken-Arten eine Art Giftstachel ein, der ähnlich einer Harpune funktioniert[114]. Die Kegelschnecken besitzen mit Widerhaken versehene Pfeile aus Chitin, die eine Länge von wenigen Millimetern bis hin zu 1 Zentimeter aufweisen. Vor dem Einsatz wird der Pfeil mit einem Gift gefüllt. Mit vorbereiteter, giftgefüllter Harpune verharrt die Schnecke nun, bis ein attraktiver Fisch vorbeischwimmt. Durch Muskelkontraktion wird dann die Harpune abgeschossen. Der Pfeil trifft den Fisch und lähmt ihn binnen Sekunden. Dieser gelähmte Fisch wird schließlich verschluckt und genüsslich verdaut.

Die Gifte, die hierbei zum Einsatz kommen, heißen Conotoxine – wir nennen sie nachfolgend kurz Cono[115]. Cono stellt eine große Familie ähnlicher Gifte dar, die jeweils, im Vergleich zu anderen chemischen Stoffen, sehr klein sind. Aufgrund ihrer geringen Größe können sie viele Strukturen im Körper schnell erreichen. Das können

Sie sich im Groben wie bei Steinen vorstellen, die durch ein Set verschieden grober Siebe durchgeworfen werden. Je größer der Stein ist, desto eher bleibt er mal in einem der Siebe hängen. Je kleiner der Stein, desto höher ist die Wahrscheinlichkeit, dass er bei allen Sieben durchrinnt.

Jedes Familienmitglied von Cono ist hoch spezialisiert. Für jede Kegelschnecke gibt es, je nachdem wo sie genau lebt und was ihre bevorzugten Beutetiere sind, einen eigenen, auf ihre Bedürfnisse abgestimmten Giftcocktail. So spezialisiert die verschiedenen Mitglieder der Cono-Familie auch jeweils sind, so lassen sich doch gewisse Gemeinsamkeiten festmachen. Manche Giftstoffe greifen direkt im System aus fein verzweigten Nervenzellen an. In dieser aneinandergereihten Kette von Nerven werden elektrische Signale von einer Zelle zur anderen weitergereicht, bis sie am Ende am Ziel – beispielsweise einer Muskelzelle – angelangt sind. Diese elektrischen Impulse werden anhand von Einstrom und Ausstrom (in die Zelle rein und auch wieder raus aus der Zelle) von verschiedenen Ionen, also elektrisch geladenen kleinen Teilchen, gesteuert. So können beispielsweise geladene Kalium-Teilchen oder geladene Natrium-Teilchen hinaus- und hineinströmen und auf diese Weise ein elektrisches Spannungspotenzial aufbauen, was von Nervenzelle zu Nervenzelle wandert. Für die Elektriker unter Ihnen: Wir bewegen uns hier im Bereich von circa −80 bis +40 Millivolt.

Bestimmte Gifte der Familie Cono binden beispielsweise an die Kanäle, welche für den Durchlass von geladenen Kalzium-Teilchen sorgen, und zwar nur an die Kalzium-Kanäle in der Muskulatur und im Herzen. Wenn Sie nun überlegen, dass zum gleichmäßigen Schlagen unseres Herzens gleichmäßige elektrische Impulse notwendig sind oder dass zur Kontraktion unserer Muskeln auch elektrische Signale unter anderem mithilfe der Kalzium-Teilchen wirken, können Sie Schlimmes ahnen. Wegen der Bindung von Cono an die Kanäle gelangt Kalzium nun nicht mehr in die Muskeln hinein oder hinaus, die Kontraktion der Muskeln – und damit das Bewegen – kann nicht mehr stattfinden. Der Fisch ist nach der Injektion des Giftes also nicht mehr in der Lage, davonzuschwimmen, und ist damit definitiv die Tagesempfehlung des Chefkochs.

Es gäbe bei den Kegelschnecken noch einige weitere Beispiele über blockierte oder unkontrolliert aktivierte Rezeptoren und Ionenkanäle. Aber auch wenn es andere Kanäle oder Rezeptoren sind und die Mechanismen an anderen Geweben angreifen, ist das Ergebnis immer ähnlich. Ein aufgrund elektrischer Impulse, die außer Rand und Band sind, unbewegliches, orientierungsloses Tier, das gegessen wird. Ist das nicht faszinierend?

Sind Kegelschnecken gefährlich für den Menschen?

Prinzipiell brauchen Sie sich keine Sorgen um Leib und Leben zu machen. Es gibt sehr viele Kegelschnecken-Arten, und die einzige, die relativ in unserer Nähe im Mittelmeer lebt, ist eher ungefährlich. Bei den anderen Arten kann es jedoch recht schmerzhaft und, wenn es blöd läuft, auch gefährlich werden. Insbesondere diejenigen Arten, die im Indopazifik vertreten sind, tauchen dann und wann aufgrund eines unschönen Zusammentreffens mit Menschen in den Medien auf. Viele Urlaubsgäste und Einheimische beispielsweise in Australien haben bereits schmerzhafte Erfahrungen gemacht.

Das oben beschriebene ausgeschüttete Insulin ist für den Menschen eher unproblematisch. Zwar könnte es, falls es in das Innere Ihres Körpers gelangt, erhebliche Störungen Ihres Blutzuckerspiegels hervorrufen, da Sie aber weder wie ein kleiner Fisch aussehen (die Schnecke also für Sie eher kein Gift ins Wasser abgeben würde) noch Kiemen haben, über die das Gift leicht eindringen könnte, sind Sie auf der sicheren Seite. Auch eine offene Wunde stellt kein großes Problem dar.

Anders schaut es bei den Giftpfeilen aus. Immer wieder sammeln beispielsweise Urlaubsgäste die wunderschön aussehenden Schneckenhäuser ein, um sie als Souvenir aufzubewahren. Die Schnecke, oft nicht sichtbar im Inneren des Gehäuses, hat naturgemäß ein eher geringes Interesse daran, ein Urlaubsmitbringsel zu werden, und schießt den Giftpfeil hervor, der die Haut durchdringt. Manchmal zeigt sich sofort ein stechender Schmerz wie nach einem Bienenstich, manchmal wird das Durchdringen der Haut überhaupt nicht bemerkt und die Wirkung des Giftes offenbart sich erst nach einiger Zeit.

Nach einer knappen halben Stunde entwickelt sich ein Taubheitsgefühl um die Einstichstelle herum. Dann folgen unter Umständen eine allgemeine Abgeschlagenheit, Muskelschwäche sowie Muskelzuckungen und Probleme beim Sprechen. Eventuell kommt Atemnot hinzu und in schweren Fällen der Tod durch Atemlähmung.

Eine der ersten dokumentierten Vergiftungen stammt vom britischen Wissenschaftler A. Adams, der auf dem Schiff »HMS Samarang« 1848 die Südsee erkundete[116]. Er beschrieb den Stich der Kegelschnecke wie folgt: »Bei der kleinen Insel Meyo, eine der Molukken-Inseln in der Nähe von Ternate [Indonesien], wurde Sir Edward Becher [Kapitän des Schiffes, auf dem A. Adams unterwegs war] von einer Kegelschnecke gebissen [wir wissen heute, es war kein Biss, sondern ein Stich], als er sie mit der Hand aus dem Wasser nahm und sie die Proboscis [Rüssel] ausstrecke. Er beschrieb einen brennenden Schmerz unter der Haut wie durch Phosphor verursacht.« In der Literatur tauchen mehrere Fälle von Stichen beim Menschen, inklusive des genauen medizinischen Verlaufs, auf. Eine wissenschaftliche Veröffentlichung aus dem Jahre 1955 widmet sich einem achtjährigen Mädchen, das urplötzlich an einem Strand in Papua-Neuguinea zusammenbrach[117]. Es wurde ins Krankenhaus gebracht und wies die folgenden Symptome auf: flache Atmung, undeutliche Sprache, keinerlei Reflexe und eine Lähmung der Muskulatur von Armen und Beinen. Im Krankenhaus angekommen, trat eine Atemlähmung auf. Dieser kritische Zustand dauerte etwa zwei Stunden an, in welchem das Mädchen künstlich beatmet wurde. Anschließend besserte sich der Zustand langsam. Die Beatmung konnte beendet werden, und der Gesundheitszustand des Mädchens normalisierte sich. Am folgenden Tag konnte das Mädchen aus dem Krankenhaus entlassen werden. Gemäß den Beschreibungen des Mädchens konnte geschlussfolgert werden, dass sie am Strand eine Kegelschnecke fand, die sie in die Hand gestochen hatte. So dramatisch sich dieser Fall liest, so gut ist die Nachricht, die enthalten ist. Meistens verbleiben nach dem Stich der Kegelschnecke keine anhaltenden Schäden. Sobald das Gift abgebaut ist, können zwar Muskelschwäche und Taubheitsgefühl bis zu einem Monat andauern, danach ist jedoch alles wieder wie vorher.

Ein anderer Fall aus dem Jahr 1968 ging ungleich dramatischer aus[118]. Ein 29-jähriger Mann fand beim Fischen mit einem Speer eine schöne Kegelschnecke, welche er in den Hemdärmel des linken Armes steckte. Einen Stich bemerkte er nicht. Nach einer Stunde zeigten sich jedoch eine allgemeine Schwäche und Gefühllosigkeit. Ins Krankenhaus wurde er in einem beinahe komatösen Zustand eingeliefert. Nach etwa drei Stunden verstarb er an Atemlähmung. Offenbar war dieser Patient ungenügend behandelt worden. Bei optimaler und rechtzeitiger medizinischer Versorgung hätte er überleben können.

Schutzmaßnahmen und Erste Hilfe

Wie immer ist Prävention der beste Schutz. Die Kegelschnecke schaut sehr schön und charakteristisch aus. Informieren Sie sich über gefährliche Pflanzen und Tiere, bevor Sie in den Urlaub fahren. Sammeln Sie im Urlaub in Übersee keine Kegelschnecken. Vor allem nicht unter Wasser, was sich aber aus ethischen Gründen sowieso verbietet. Schließlich handelt es sich um ein lebendiges Tier, welches bei Verwendung als Souvenir zugrunde gehen würde. Auch am Strand muss das Gehäuse, welches Sie finden, nicht zwangsläufig leer sein. Lassen Sie daher am besten die Finger davon, so werden Sie sicher nicht gestochen. Sprechen Sie auch mit Ihren Kindern über die Gefahren am Strand.

Sofern Sie trotz aller Vorsichtsmaßnahmen einen Stich abbekommen beziehungsweise die oben beschriebenen Symptome bei Ihnen auftreten, rufen Sie einen Rettungswagen oder suchen Sie ein Krankenhaus auf. Beschreiben Sie die Schnecke beziehungsweise machen Sie noch vor Ort ein Foto davon. Da es kein Gegengift gibt, können lediglich die Symptome behandelt werden, bis Ihr Körper das Gift von allein beseitigt hat. Bei rechtzeitiger Behandlung sind die Überlebenschancen allerdings hoch. Und denken Sie daran: Die sehr schweren Verläufe sind selten. Meist ist es nur schmerzhaft und unangenehm, von einer Kegelschnecke gestochen zu werden. Leider sehen Sie als Laie der Kegelschnecke im Vorfeld nicht an, welchen Verlauf ein Stich bei Ihnen nehmen wird. Es hängt immer von der genauen Zusammensetzung des Giftes und vor allem auch von Ihrer Konstitution ab. Also begeben Sie sich lieber auf die Suche nach ungefährlichen Souvenirs, als dieses Glücksspiel zu wagen.

20. KREUZOTTER

Was	Die Kreuzotter
Giftige Bestandteile	Das Gift, das bei einem Biss injiziert werden kann. Nicht immer wird Gift abgegeben.
Toxische Dosis	Ein einzelner Biss kann bereits Vergiftungssymptome auslösen.
Symptome	Schwellung und Schmerzen um die Bissstelle. Übelkeit, Erbrechen, Müdigkeit bis zur Bewusstlosigkeit. Im seltenen Extremfall kann der Tod eintreten.
Erste Hilfe	Den Gebissenen ruhigstellen, am besten hinlegen. Auf Kinder beruhigend einwirken. Notruf wählen

Es ist Samstagabend, 20:15 Uhr. Sie befinden sich in einem Fernsehstudio. Ihnen gegenüber sitzt Günther Jauch. Neben gut 200 Studiogästen werden Sie von einem Millionenpublikum an den Fernsehgeräten beobachtet. Sie haben bereits Ihren Telefon-Joker eingesetzt und hierbei ein Live-Telefonat mit Ihrem Nachbarn geführt, der seines Zeichens Experte für altertümliche Bettpfannen ist. Die Hitze der Scheinwerfer brennt auf Ihrem Gesicht. Schweißperlen rinnen Ihnen den Nacken hinunter. Nach einem zermürbenden Fragemarathon kommt nun die alles entscheidende 1-Million-Euro-Frage: Das Gift welches Tieres ist am giftigsten? A) Klapperschlange, B) Kreuzotter sowie C) und D) mit kryptischen Namen, die Sie niemals im Leben gehört haben. Was raten Sie? Gehen Sie aufs Ganze? Da Sie den Titel dieses Kapitels kennen, ist die Antwort jetzt nicht schwer zu erraten. In der Sendung *Wer wird Millionär* kämen Sie aber sicherlich ins Zweifeln. Kann die Kreuzotter, dieses vermeintlich harmlose Geschöpf, tatsächlich giftiger sein als die Klapperschlange? Ja, das Gift der Kreuzotter ist wirklich giftiger als das Gift der Schlange, die in Hollywood-Filmen als Sinnbild höchster Gefahr gilt und mit ihrem charakteristischen Klappern so bedrohlich erscheint. Trotzdem würde ich mich, wenn es sein müsste, lieber von einer Kreuzotter als von einer Klapperschlange beißen lassen. Erstens ist der Giftvorrat der Kreuzotter sehr klein und zweitens ist sie ein sehr sparsames Tier. Ihr Gift wendet sie bei vielen Verteidigungsbissen gar nicht an, sondern hebt es für die Jagd auf. Und selbst bei der Beutejagd werden normalerweise nur etwa 10 Prozent des Giftes injiziert.

Was die Kreuzotter weiterhin von der Klapperschlange unterscheidet, und das macht sie für uns in Europa noch einmal sehr interessant, ist ihre Verbreitung. Während die Klapperschlange in Amerika zu finden ist, hat sich die Kreuzotter auch in Deutschland einen großen Lebensraum erarbeitet. Anzutreffen ist sie beispielsweise in Oberbayern, Süd-Schwaben, im Bayerischen Wald, im Fichtelgebirge, im nördlichen Spessart, in der Rhön sowie im nördlichen Westfalen. Sogar in Großstädten wie München wird sie hin und wieder gesichtet. Auch ich kann mich an einige Begegnungen auf Wanderungen erinnern.

Die Kreuzotter hat einen wenig abwechslungsreichen Speiseplan, der sehr fleischlastig ist. Gemüse und Obst sind bei ihr eher nicht so beliebt. Die Lieblingsspeise scheinen Mäuse zu sein, wobei auch Frösche, Hamster, Wiesel und junge Maulwürfe nicht verschmäht werden. Selten landet auch mal ein Vogel auf ihrem Teller. Setzt man die Kopfgröße der Kreuzotter ins Verhältnis zu einem Wiesel oder einem jungen Maulwurf, so zeigt sich, dass die Kreuzotter ein beachtliches Maul haben muss. Im Vergleich wäre es ungefähr so, als könnten Sie ein ganzes ausgewachsenes Huhn auf einmal in den Mund nehmen und herunterschlucken. Möglich wird dies durch den faszinierenden Gaumen-Kiefer-Apparat der Schlange. Dieser erlaubt es, Nahrung herunterzuschlucken, die doppelt so groß ist wie der eigene Kopf. Die Kreuzotter ist also ein richtiges Großmaul. Damit diese große Beute nicht zu einer Verletzungsgefahr beim Herunterschlingen wird und auch damit der komplette Tierkörper im Bauch der Kreuzotter nicht zu verwesen beginnt, bevor er verdaut ist, hat die Evolution ihr den Giftapparat und das Gift beschert. Dieser Giftapparat besteht aus den zwei Giftzähnen, die jeweils einen Giftkanal umschließen. Im Ruhezustand liegen diese beiden Giftzähne eingeklappt in einer Schleimhautfalte. Bei Bedarf können sie zusammen oder einzeln hervorgeklappt werden und zum Einsatz kommen. Die Giftdrüse befindet sich unterhalb des Auges und ist direkt mit den Giftkanälen der Zähne verbunden. Das Gift wird von der Schlange bewusst – und nicht automatisch bei jedem Biss – freigegeben, was die ganzen Verteidigungsbisse, auch gegenüber Menschen, erklärt, bei denen kein Gift injiziert wird. Der Biss an sich ist schmerzhaft genug und für eine Abwehr im Normalfall völlig ausreichend, sodass es sich die Kreuzotter leisten kann, auf den Gifteinsatz zu verzichten.

Eine fatale Giftmixtur

Das Gift der Kreuzotter ist eine gelbliche Flüssigkeit, die in etwa 25 verschiedene Proteine und Peptide enthält. Zusammen sorgen sie dafür, dass das Opfer gelähmt wird und dass um die Bissstelle herum eine zerstörerische Wirkung auf das Gewebe beginnt. Im Folgenden möchte ich Ihnen gerne vier der Inhaltsstoffe genauer vorstellen.

1. Ein beispielhafter Inhaltsstoff ist die Phospholipase A2[119] – für uns kurz Pholi. Pholi ist ein entscheidender Schlüsselfaktor der Giftwirkung, da es Phospholipide spalten kann, die unter anderem einer der Hauptbestandteile von Zellmembranen (also Zellwänden) sind. Durch diese Fähigkeit der Spaltung ist Pholi direkt an einer Hemmung der Blutgerinnung beteiligt. Auch für eine Schädigung des Herzens sowie der Nerven wird der Stoff so verantwortlich gemacht. Pholi ist kein Scharfschütze, der spezifisch auf ein einzelnes Ziel konzentriert ist, es ist der Vorschlaghammer, um eine breite Schadenswirkung zu erreichen.

2. Hyaluronidase[120] ist ein weiterer Inhaltsstoff – wir nennen ihn Hyni. Der Stoff unterstützt die Spaltung von Strukturen, die im

Gewebe des gebissenen Opfers zu finden sind. Die Zielstrukturen, auf deren Spaltung Hyni sich spezialisiert hat, sind die sogenannten Glykosaminoglykane, von uns auch als Gags bezeichnet. Das Maßgebliche hierbei ist, dass diese kleine Basis-Bausteine für sehr viele verschiedenartige Strukturen wie Bindegewebe oder Knorpel sind. Sie fungieren oftmals sogar als eine Art Gerüst, an dem sich andere Bestandteile des Körpergewebes orientieren können. Dadurch, dass die Kreuzotter Hyni in das Gewebe ihrer Beutetiere injiziert, wird die Zersetzung dieser Gerüststrukturen gefördert, und das Gewebe wird insgesamt durchlässiger. Dies hat zur Folge, dass sich das abgegebene Gift besser im Gewebe verteilen kann. Durch diese Ausbreitung kommt Hyni in Kontakt mit weiteren Gags und sorgt dort erneut für deren Zersetzung. Das Gewebe wird wieder durchlässiger und Hyni stößt auf viele andere Gags ... Sie verstehen, worauf das Ganze hinausläuft. Es entsteht nicht nur eine Schädigung im begrenzten Bereich um die Bissstelle herum, sondern ein viel großflächigerer Schaden.

3. Ebenfalls im Gift der Kreuzotter enthalten ist die Metalloproteinase[121]. Sie schädigt unter anderem spezifisch die Blutgefäßwände, wodurch es zu (inneren) Blutungen kommt. Dazu passt, dass das Gift der Kreuzotter auch einen Stoff beinhaltet (Pholi, siehe oben), der direkt in die Blutgerinnung eingreift und diese zumindest verlangsamen, wenn nicht gar verhindern kann. Das Zusammenspiel ist perfide: Metalloproteinase löst eine Blutung aus und Pholi behindert das Stillen der Blutung.

4. Die Arginin-Esterase ist ein weiterer Bestandteil des Giftes der Kreuzotter[122]. Diese Komponente sorgt direkt für die Freisetzung eines Hormons, was normalerweise gebunden vorliegt. Dieses Hormon, Bradykinin, stimuliert bestimmte Muskelzellen, welche sich um Gefäße herum befinden, sodass diese sich weiten. Die gleiche Menge Blut fließt nun in einem geweiteten und dadurch sehr viel größeren Gefäß als zuvor. Ein größerer Rohrdurchmes-

ser (und ein Blutgefäß für Blut ist in diesem Fall nichts anderes als ein Rohr für Wasser) führt bei gleichem Flüssigkeitsvolumen zu einem geringeren (Blut-)Druck. Die Folge: Ein plötzliches Absacken des Blutdrucks erzeugt Sternchen vor den Augen, und im schlimmsten Fall werden Sie ohnmächtig. Äußerst praktisch, wenn dies nicht Ihnen, sondern einem Beutetier passiert.

Mit der Erläuterung dieser vier Giftbestandteile möchte ich die spezifische Wirkung des Giftcocktails der Kreuzotter abschließen. Ich glaube, Sie können sich nun gut vorstellen, dass das Gift der Kreuzotter giftiger ist als das der Klapperschlange. Jeder Giftbestandteil für sich wäre schon äußerst ungünstig für die Gesundheit eines Beutetieres, aber zusammen können sie verheerende Wirkungen entfachen. Von der Bewusstlosigkeit über innere Blutungen bis hin zur Aufspaltung verschiedener Strukturen des Körpers, was auch schon der Beginn der Verdauung ist. Schließlich ist die Verdauung nichts anderes als die Aufspaltung der Nahrung in kleine, für den Körper verwertbare Happen.

Auswirkungen auf den Menschen

Die Giftinjektion in ein Kleintier hat gravierende Folgen. Meist wird das Tier an zentraler Stelle gebissen, und das Gift verteilt sich dann schnell über den Blutkreislauf im gesamten Organismus und kann so überall gleichzeitig wirken. Weiterhin ist die Giftmenge im Verhältnis zum Körpergewicht des Beutetieres – beispielsweise einer Maus – sehr hoch. Sie können vermutlich schon selbst schlussfolgern, wieso der Biss einer Kreuzotter für Menschen meist keine gravierenden Auswirkungen hat. Wobei auch hier natürlich Ausnahmen die Regel bestätigen. Zuerst einmal gehört der Mensch nicht zu den bevorzugten Beutetieren der Kreuzotter. Bei aller Großmäuligkeit, aber ein Mensch, auch ein Kind, passt beim besten Willen nicht in den Mund des Tieres. Dies bedeutet, dass die Kreuzotter bei einem Biss

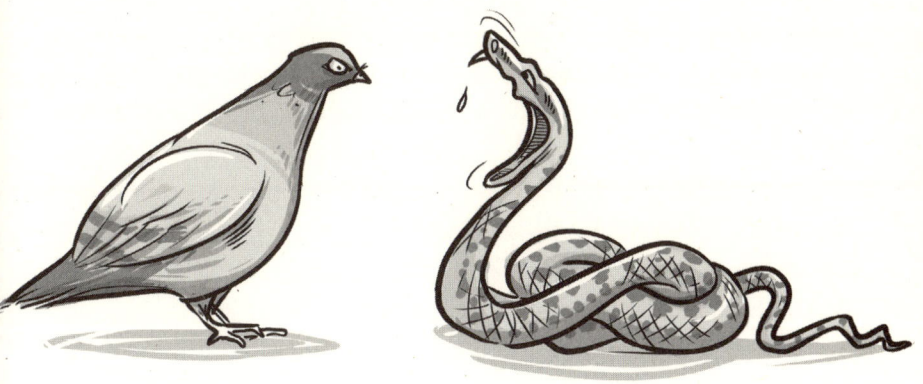

in den Menschen im Normalfall kein Gift injiziert (wie schon gesagt, steuert das Tier die Giftabgabe bewusst und setzt diese nicht bei jedem Biss ein). Wieso sollte sie das bei Menschen auch tun? Der Biss allein ist schon schmerzhaft genug und verjagt uns auch so. Dafür muss kein Gift verschwendet werden, was im Anschluss wieder mit Energie nachgebildet werden muss. Und wenn doch einmal Gift ausgestoßen wird, ist es im Verhältnis zu unserer Körpermasse eher in geringer Konzentration vorhanden. Weiterhin muss das Gift, damit es uns wirklich lebensbedrohliche Schäden zufügt, mittels unserer Blutbahn im Körper verteilt werden beziehungsweise in kritische Systeme vordringen. Da wir von Kreuzottern jedoch meist in die Füße gebissen werden (zum Beispiel beim Barfußlaufen) oder auch in die Hände, muss das Gift erst mal eine gute Strecke überwinden, bis beispielsweise unser Herz erreicht wird. Sofern es dort überhaupt ankommt, ist es bis dahin schon gut verdünnt und schadet im Normalfall kaum mehr. Allerdings gibt es immer mal wieder Berichte von Todesfällen nach dem Biss einer Kreuzotter oder zumindest von lebensbedrohlichen Situationen. Betroffen sind dabei meist sehr junge oder sehr alte Menschen. Kinder haben eine geringere Körpermasse als Erwachsene, weswegen das Gift in ihnen im Verhältnis höher konzentriert ist. Und ältere Menschen haben oft schon ein geschwächtes Herz-Kreislauf-System, wodurch hier das Gift besser angreifen beziehungsweise wirken kann. Auch Menschen mit bestimmten Vorerkrankungen, wie Herzerkrankungen, sind eher in Gefahr.

Was relativ häufig vorkommt, sind lokale Vergiftungsreaktionen um den Ort der Bissstelle. So bildet sich rasch eine schmerzhafte Schwellung um die entsprechende Stelle herum, die bis zu 72 Stunden nach dem Biss noch anwachsen kann. Bläschen, Rötung und Absterben von Gewebe können sich im Areal um die Bissstelle entwickeln. In etwa 20 Prozent der Fälle schafft es das Gift, sich im Organismus – zum Beispiel über die Blutbahn – auszubreiten und andere Symptome auszulösen. Bauchschmerzen, Übelkeit und Erbrechen sind die häufigsten Symptome dabei, wobei dies nicht unbedingt direkte Auswirkungen des Giftes sein müssen. Oft spielt die Psyche dabei eine gewaltige Rolle. Wenn ich mir vorstelle, dass mich eine Giftschlange gebissen hat und dies im allerschlimmsten Fall tödlich sein kann, wird mir auch schon ganz flau im Magen. Müdigkeit, Schwindel bis hin zum Koma können theoretisch ebenfalls als Konsequenzen eines Kreuzotterbisses auftreten.

Körperliche Aktivität nach dem Biss regt Ihren Blutkreislauf an. Dies erleichtert dem Gift ein Vorankommen und damit eine Ausbreitung im Körper. Deshalb kann es in diesem Fall vermehrt zu Herz-Kreislauf-Störungen kommen. Ein medizinischer Bericht aus dem Jahr 2002 beschreibt den Fall eines 22-jährigen Mannes, der in den Kopfbereich gebissen wurde[123]. Eine ein Jahr andauernde Gesichtslähmung war die unangenehme Konsequenz. Die Lektion daraus: Versuchen Sie niemals, eine Kreuzotter zu küssen. In seltenen Fällen können auch allergische Reaktionen auftreten. Diese können – je nachdem wie schwer die Allergie auf Giftbestandteile ausgeprägt ist – von leichter bis hin zu schwerwiegender Natur sein. Glücklicherweise bilden sich im Normalfall die meisten Symptome wieder vollständig zurück. Allerdings gibt es immer wieder einzelne Berichte über anhaltende Schwellungen, Steifigkeit von Gliedmaßen, dauerhaften Schmerzen sowie Sensibilitätsstörungen.

Erste Hilfe

Sollten Sie von einer Kreuzotter gebissen werden, legen Sie sich hin und bewahren Sie Ruhe. Jede Anregung Ihres Kreislaufs kann zu einer Verschlimmerung Ihres Zustands führen. Wurde Ihr Kind gebissen, wirken Sie beruhigend auf das Kind ein. Prinzipiell spricht nichts gegen das Trinken von Wasser. Saugen Sie niemals die Bisswunde aus, wie Sie es oftmals in Filmen sehen. Auch ein Ausschneiden oder Ausbrennen der Bisswunde nützt nichts und verschlimmert im Gegenteil den Zustand des Gebissenen. Von einer etwas anderen, sehr skurrilen Heilmethode möchte ich Ihnen ebenfalls abraten: 1986 ist ein Bericht erschienen, nach dem in Ecuador von Schlangen gebissene Menschen mittels Elektroschocks »geheilt« wurden[124]. Dies ist jedoch völlig absurd und konnte in späteren wissenschaftlichen Studien widerlegt werden[125][126]. Diese Art der fragwürdigen Therapie sollte auf keinen Fall durchgeführt werden. Bewegen Sie den Gebissenen nur liegend zum Beispiel auf einer Bahre oder tragen Sie Kinder. Am besten rufen Sie direkt einen Krankenwagen an und lassen die gebissene Person ins Krankenhaus transportieren.

21. FEUERSALAMANDER

Was	Feuersalamander
Giftige Bestandteile	Ein giftiges Sekret, welches die Haut des Feuersalamanders bedeckt und durch das Tier versprüht werden kann
Toxische Dosis	Direkter Hautkontakt mit dem Gift kann zu Symptomen führen.
Symptome	Brennen, Rötungen, Schwellungen
Erste Hilfe	Waschen Sie das Sekret von Ihrer Haut. Bei starken Schmerzen können Sie den Giftnotruf kontaktieren.

Ich bin der festen Überzeugung, dass Werbung, die sich direkt an Kinder richtet, verboten werden sollte. Denn Kinder sind besonders empfänglich für Werbung, vor allem für emotional ausgerichtete Slogans und Szenen. Hat sich im Gehirn eines Kleinkindes die unabänderliche Meinung gebildet, dass es ohne dieses oder jenes Produkt nicht mehr leben kann, so kann dies die Gedanken bis ins hohe Erwachsenenalter beeinflussen. Für diese Behauptung habe ich zwar keine wissenschaftliche Studie zur Hand, aber ich kann aus persönlicher Erfahrung berichten. Noch heute kann ich mich lebhaft an Lurchi erinnern. Ich bin mir sicher, dass allen, die in etwa meiner Altersgruppe entsprechen, allein getriggert durch den Namen Lurchi durch gedankliche Blitzlichter Situationen aus ihrer Kindheit einfallen. Die Marketingmaschinerie um Lurchi ist meines Erachtens ein exzellentes Beispiel für das Schaffen eines Markenbewusstseins. Lurchi hat unsere Gehirne infiltriert wie die Borg, eine Zivilisation kybernetisch aufgewerteter Bioorganismen im *Star Trek*-Universum, die ganze Spezies assimilieren können.

Zur Erklärung: Lurchi ist eine Comicfigur, die sich explizit an Grundschulkinder richtet beziehungsweise gerichtet hat. Lurchis Abenteuer wurden gezeichnet und in schönster Schreibschrift verfasst, um so den Kindern schnell näher zu kommen. Und es hat funktioniert. Lurchi, der Salamander, und seine Freunde Hops, der Frosch, Mäusepiep, der Mäuserich, oder auch Unkerich, die Gelbbauchunke, haben in mir eine tiefe Verbundenheit geweckt, die bis heute anhält. Untrennbar mit Lurchi verbunden ist eine Schuhmarke, deren Werbefigur er war und deren Namen hier nicht genannt werden soll. Noch heute habe ich das Gefühl, dass diese Schuhe gut und wertig sind oder dass ich sie besonders gerne kaufen möchte – wie als Kind damals. Allerdings sei an dieser Stelle ausdrücklich betont, dass ich keine guten oder schlechten rationalen Erinnerungen an die tatsächliche Qualität dieser Schuhe habe. Meine liebevollen Gedanken gegenüber dieser Marke beruhen einzig und allein auf meiner emotionalen Verbundenheit zu Lurchi. Das Marketing hat also bei mir hervorragend angeschlagen.

Ein faszinierendes Tier

Da die Beschäftigung mit einem echten Feuersalamander für mich untrennbar mit Lurchi und meiner Grundschulzeit verknüpft ist, erlebe ich das Schreiben dieses Kapitels als besonders emotional. Doch lassen Sie uns zunächst mal die nüchternen Fakten betrachten.

Der Feuersalamander (übrigens von der Deutschen Gesellschaft für Herpetologie und Terrarienkunde e. V. zum Reptil/Lurch des Jahres 2016 gewählt) ist weit verbreitet in Mittel- und Südeuropa. Seine charakteristische Farbgebung (ein bezaubernder Kontrast aus Schwarz und Gelb) lässt ihn leicht im Gedächtnis haften. Die auffällige Färbung gilt als Warnsignal für andere Tiere. Einmal in Kontakt mit dem Gift gekommen, erinnern sich die betroffenen Tiere ein Leben lang an die Signalfarben. In Deutschland findet man den Feuersalamander vor allem in bewaldeten Hügel- und Berglandschaften. Ich selbst konnte ihn in meiner Kindheit auf zahlreichen Wanderungen im Schwarzwald bewundern. Nicht nur sein Erscheinungsbild macht den Feuersalamander außergewöhnlich, er hat auch ein paar sehr interessante und nützliche Drüsen. In unserem Interesse stehen dabei seine Ohr- und Rückendrüsen, über die ein giftiges Sekret abgesondert und etwa 1 bis 2 Meter weit gespritzt werden kann. In dieser glitschigen und schleimigen Flüssigkeit sind verschiedene Giftstoffe enthalten wie beispielsweise das Samandarin, das Samandaridin und das Samandaron. Diese Namensgebung belustigt mich immer ein wenig, und ich kann mich nicht entscheiden, ob der Namensschöpfer besonders einfallslos oder eher besonders humorvoll bei der Vergabe war.

Forscher melken Feuersalamander

Die Datenlage zum Gift des Feuersalamanders ist im Vergleich zu anderen Giften eher mau. Wissenschaftliche Arbeitsgruppen auf der ganzen Welt haben es nämlich äußerst schwer, sein Gift zu untersuchen. Obwohl eigentlich fast alles irgendwo käuflich zu erwerben ist, gilt dies für dieses Gift nicht. Zumindest konnte ich bei meiner Recherche keine käufliche Variante auftreiben (im Gegensatz zu vielen anderen Giften). Das Darknet lassen wir hier mal außen vor.

Doch was ist die Ursache dieser Knappheit an Feuersalamander-Gift? Sie liegt zum einen daran, dass es chemisch nur unter sehr schwierigen Bedingungen im Labor herzustellen ist. Zum anderen lässt sich aus gefangenen Feuersalamandern lediglich eine kleine Menge Gift gewinnen. Diese kleinen Mengen mögen für wenige Experimente im Labor ausreichen. Es lohnt sich aber für große Chemiefirmen nicht, dieses Gift von den Salamandern zu gewinnen und zu verkaufen. Und selbst, wenn diese Firmen versuchen würden, das Gift anzubieten, bin ich mir nicht sicher, wie groß der freie Markt dafür tatsächlich wäre. So viele Feuersalamander-Forschungen gibt es nun auch wieder nicht und – unter uns gesagt – für Ihre Feinde gibt es wirkstärkere Gifte. Wissenschaftlerinnen und Wissenschaftler beschreiben in ihren Publikationen (im Idealfall) immer sehr detailliert, was sie Schritt für Schritt getan haben. Dies ist ungeheuer wertvoll

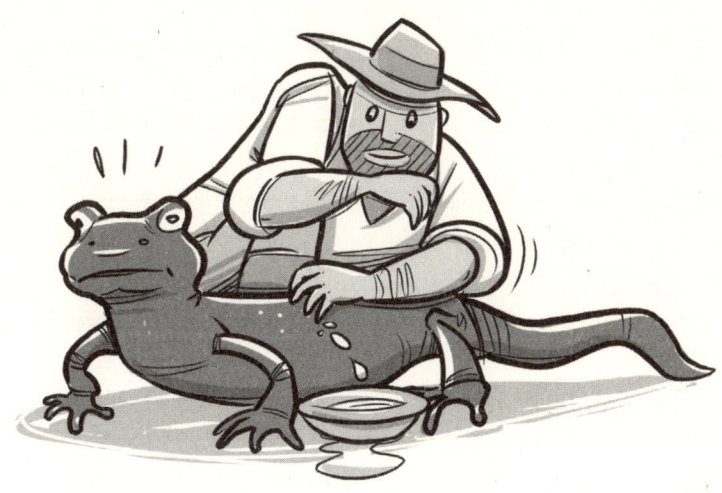

und wichtig, weil es zur Bestätigung und Wertung der wissenschaftlichen Ergebnisse hilfreich ist. In einer Publikation zum Feuersalamander aus dem Jahre 2019 wird beispielsweise genau dargelegt, auf welche Art und Weise das Gift des Tieres isoliert wurde[127]. Und diese meines Erachtens skurrile Erläuterung möchte ich Ihnen nicht vorenthalten: Zur Gewinnung des Giftes wurden die Feuersalamander gemolken. Aber wie melkt man einen Feuersalamander? Hierfür nimmt man einen Feuersalamander in eine Hand, der Kopf des Tieres ist dabei Richtung Daumen gerichtet. Im Anschluss platziert man den Daumen direkt an einer der Giftdrüsen und den Daumen der anderen Hand unterhalb derselben. Durch sanften Druck beider Daumen entlässt die betreffende Giftdrüse ihr Gift, das in einem Glasgefäß aufgefangen werden kann. Eine zweite Quelle für das Gift des Feuersalamanders ist sein Schwanz. Hier müssen Sie zur Gewinnung sanften Druck auf die Schwanzwurzel ausüben. Unter Beibehaltung des sanften Druckes gleiten Sie dann weiter bis zur Schwanzspitze. Hierdurch soll der Feuersalamander sein giftiges Sekret ausschütten. Der Nachteil dieser Methode ist allerdings, dass das Sekret nun aus verschiedenen Drüsen gleichzeitig ausgestoßen wird, was das »Einsammeln« sehr viel schwieriger macht. Nun können Sie wirklich nicht mehr behaupten, dass Sie nichts Wertvolles durch das Lesen dieses Buches gelernt hätten. Denn das Wissen darüber, wie man einen Salamander melkt, können Sie sicherlich in vielen Alltagssituationen gebrauchen.

Je nach wissenschaftlicher Publikation, die man liest, müssen etwa um die 100 wilde Feuersalamander gefangen, mit aller Vorsicht gemolken und wieder freigelassen werden. Erst dann kommt genügend Gift für eine Reihe an wissenschaftlichen Experimenten zusammen. Bitte versuchen Sie nun aber nicht, einen Feuersalamander zu fangen und zu melken. Denn ohne fachkundige Anweisung könnten Sie das Tier dabei empfindlich verletzen. Aus eigener Erfahrung kann ich Ihnen sagen, dass es für den Ungeübten schon schwierig genug ist, eine Kuh zu melken. Und das erscheint mir im Vergleich doch etwas leichter.

Das Gift und seine Wirkung

Das Sekret des Feuersalamanders, in welchem die Giftstoffe enthalten sind, dient als Verteidigungsmechanismus gegen Feinde und sogar als Schutz vor einer Infektion durch Bakterien oder Pilze. Da es immer wieder zu massenhaftem Salamander-Sterben aufgrund von Hauterkrankungen kommt, ist dieser Schutzmechanismus auch bitter notwendig. Durch Muskelkontraktion kann das Sekret vom Feuersalamander bewusst freigesetzt werden und verteilt sich im Normalfall gleichmäßig über seine Haut. Beschreibungen des Frankfurter Wissenschaftlers Dietrich Mebs zufolge, schmeckt es sehr bitter, was einem potenziellen Fressfeind eine frühe Warnung sein soll[128]. Und bevor Sie fragen: Nein, ich weiß nicht, wie man herausgefunden hat, dass das Sekret bitter schmeckt. Ich glaube auch, ich möchte das gar nicht wissen.

Sofern sich der Feuersalamander bedroht fühlt, kann er das Sekret bis zu einer Entfernung von 1 bis 2 Metern versprühen. Glücklicherweise kündigt er sein Abwehrverhalten oftmals an. Sollten Sie also jemals einem Feuersalamander gegenüberstehen, der sich Ihnen direkt zuwendet und den Kopf leicht senkt, dann halten Sie besser Abstand, denn als Nächstes kommt der Gift-Sprühstoß. Das Sekret des Feuersalamanders besteht aus verschiedenen Stoffen, von denen einige giftig sind. Beispiele hierfür sind die oben erwähnten Stoffe Samandarin, Samandaridin und Samandaron[129]. Diese sind eng verwandt und haben ähnliche Auswirkungen. Zu Ehren der *Lustigen Taschenbücher*, welche ich in meiner Kindheit sehr geliebt habe, wollen wir die drei Giftstoffe der Einfachheit halber Tick, Trick und Track nennen. Tick, Trick und Track scheinen mit die wichtigsten Komponenten im Gift des Feuersalamanders zu sein. Woher ich das weiß? Um dies herauszufinden, haben Wissenschaftlerinnen und Wissenschaftler einen ganz einfachen Versuch gemacht. Wurde das gesamte Sekret des Feuersalamanders in ein kleines Tier injiziert, dann waren die gleichen toxischen Auswirkungen festzustellen, wie wenn Tick, Trick und Track allein gespritzt wurden. Die Stoffe wirken direkt auf die Nerven der Tiere und lösen Krämpfe aus, die zum Tod durch Atemlähmung führen können. Bevor Sie jetzt aber Ihren Ausflug in den Schwarzwald stornieren, kann ich schon einmal vorsichtige Entwarnung geben. Erstens sind Sie kein kleines Tier und zweitens ist die Wahrscheinlichkeit, dass Ihnen ein Salamander bei Ihrem Ausflug das Gift mit einer Spritze injiziert, eher gering. Aufmerksame Leser werden bemerkt haben, dass ich nur eine vorsichtige und keine komplette Entwarnung gegeben habe. In Medienberichten ist immer wieder beschrieben, dass Hunden und Katzen nach Kontakt mit einem Feuersalamander Vergiftungssymptome, im Extremfall bis zum Tod, aufweisen können. Sie bekommen zwar keine Injektion, es ist aber davon auszugehen, dass unerfahrene Jungtiere durchaus herzhaft in einen Salamander hineinbeißen. Der genaue Mechanismus, wie das Gift dabei auf die Nerven wirkt und Krämpfe hervorruft, ist leider bisher nicht bekannt. Sicher ist nur, dass das Gift bei direktem Kontakt mit Körperzellen diese löchrig macht und zerstört[130]. Dies bewirkt insbesondere in der Mundschleimhaut einen stärkeren Transport der Giftstoffe durch die Mundschleimhaut hindurch und sorgt so schneller für die beschriebenen Krämpfe und Atemlähmungen. Zum Glück ist das Beißen in einen Feuersalamander kein Verhalten, das regelmäßig bei Schwarzwald-Urlaubsgästen anzutreffen ist. Und falls Sie doch einmal das Verlangen verspüren, kann ich Ihnen nur raten, diesen Drang zu unterdrücken.

Eine Gefahr für den Menschen?

Berühren Sie einen Feuersalamander, kann das Gift, das auf der Oberfläche des Salamanders verteilt ist, zu einem Brennen auf Ihrer Haut führen. Gelangt das Gift des Feuersalamanders – durch Versprühen oder durch Reiben über die Hand – in Ihre Augen, kann es auch dort zu einem unangenehm brennenden Gefühl kommen. Alles in allem sollten Sie aber keine bleibenden Schäden erwarten. Auch bei Kindern ist ein Hautkontakt eher von schmerzhafter als von dauerhaft schädigender Natur. Aufpassen sollten sie allenfalls, falls Kleinkinder versuchen sollten, den Feuersalamander in den Mund zu nehmen, da das Gift über die Mundschleimhaut schnell in den Körper transportiert werden kann. In diesem Fall sollten Sie den Giftnotruf kontaktieren beziehungsweise eine Arztpraxis aufsuchen. Ein ernsthaftes Risiko stellt der Feuersalamander im Normalfall also nur für Ihre Tiere dar. Kontakt im Mund oder gar Verschlucken des Feuersalamanders kann für diese durchaus tödlich enden.

22. PETERMÄNNCHEN

Was	Petermännchen, ein Fisch, der vor allem von Frühling bis Sommer im seichten Wasser in Nord- und Ostsee verbuddelt ist
Giftige Bestandteile	Stacheln am Rücken und Kiemendeckel
Toxische Dosis	Ein einmaliges Stechen löst die beschriebenen Symptome aus.
Symptome	Sofort eintretende starke Schmerzen. Schwellung und Taubheitsgefühl. Sehr selten: Herz-Kreislauf-Probleme
Erste Hilfe	Heat-Stick anwenden, Wunde säubern und desinfizieren, Arztpraxis aufsuchen für Schmerztherapie, vor allem wenn Kinder betroffen sind.

Die Nordsee ist ein faszinierender Ort. Für mich steht sie hauptsächlich für verschiedene Urlaubserinnerungen. Als gebürtiger Badener, der zwar zwischendurch ein Jahr an der Ostsee gelebt hat, auch mal ein paar Jahre in Hannover sein Zuhause hatte und inzwischen im Speckgürtel Münchens wohnt, war die Nordsee nie Lebensmittelpunkt. In meiner Jugend sowie als junger Erwachsener war ich jedoch mehrmals dort: mit meinen Eltern, im Schullandheim sowie mit meiner heutigen Frau. Die Nordsee ist für mich ein verzauberter Ort, der mit seinem rauen Charme Sehnsüchte weckt. Eine ganz besondere Verlockung war und ist es für mich und viele andere Urlaubsgäste, im flachen Watt barfuß zu waten. Bei jedem Schritt sinkt man langsam in den Boden ein. Sand und Schlick quellen schmierig zwischen den Zehen hindurch. Das ist ein herrliches, erfrischendes Gefühl, welchem ich mich stets gerne hingegeben habe.

Hätte ich damals schon über das Petermännchen Bescheid gewusst, hätte ich dieses Gefühl wohl nie kennengelernt. Oder noch schlimmer: Hätte mir jemand dessen unangenehme Eigenheit erläutert, während ich mich mitten in einer Barfuß-Watt-Wanderung befunden hätte – wie wäre ich jemals wieder zurück an Land gekommen? Das Petermännchen ist ein lang gestreckter Fisch, der mehrere äußerst fiese Stachel auf der ersten Rückenflosse sowie am Kiemendeckel aufweist. Während der Laichzeit im Frühjahr bis in den Sommer kommen die Fische ins flache Gewässer und graben sich dort tagsüber in den Sand ein. Für uns Badegäste sind sie quasi nicht zu erkennen, daher treten oder setzen wir uns manches Mal unbeabsichtigt direkt auf sie. Dies gefällt den Tieren natürlich nicht wirklich, was ich gut verstehen kann. Auch ich hätte keine Lust, dass sich ein 80 Kilogramm schweres Petermännchen auf mich draufstellt. Als Reaktion klappt der Fisch seine Stacheln hoch, die dann in uns eindringen. Erschwerend kommt hierbei dazu, dass das Petermännchen ein Gift produziert und dies durch die Stacheln in uns injiziert wird. Über den Blutkreislauf wird es anschließend im Körper verteilt.

Das Gift des Petermännchens

Wie so oft ist auch das Gift des Petermännchens kein einzelner Stoff, sondern ein Cocktail aus verschiedenen Stoffen wie Eiweißen, Serotonin und einer Substanz, die nach der Injektion bewirkt, dass unsere Körperzellen Histamin ausschütten[131] [132]. Serotonin wird auch in unserem Körper produziert. Es hat vielfältige Funktionen und ist ein sogenannter Neurotransmitter, also ein Stoff, der Informationen von einer Nervenzelle zur anderen weitergibt. Es ist sozusagen ein Brief der Deutschen Post, beauftragt durch die Nervenzellen. Das Serotonin wird dabei in kleinen Vesikeln einer Nervenzelle gespeichert. Ein Vesikel ist somit so etwas wie der Postsack voller Briefe. Nach der Entleerung des Serotonins aus den Vesikeln (der Briefträger entnimmt die Briefe), binden sie an Rezeptoren einer anderen Nervenzelle. Die Rezeptoren sind in unserem Beispiel also die Briefkästen, in welche die Briefe eingeworfen werden. Je nachdem, wie viele von diesen Briefen in die Briefkästen gesteckt werden (es gibt verschiedene Briefkästen, die sich minimal unterscheiden), werden die Informationen aus

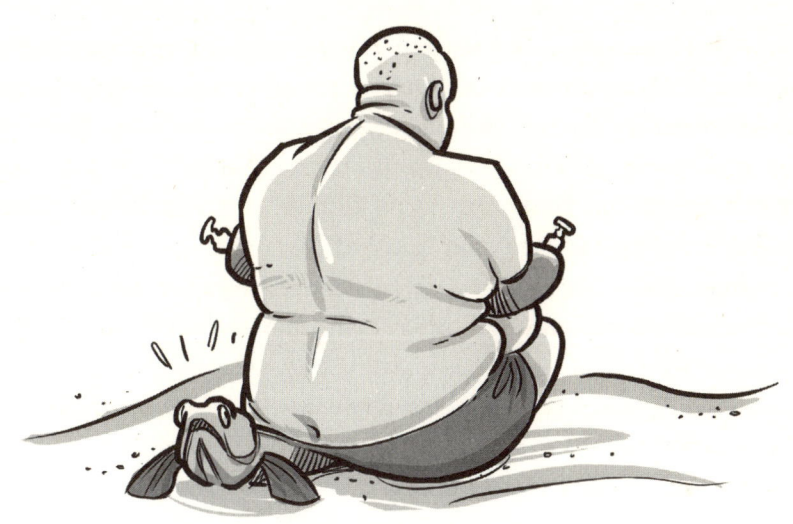

den Briefen ausgelesen, und eine entsprechende Reaktion wird ausgelöst. Im Anschluss wird das Serotonin auseinandergebaut, und die Einzelteile werden für den Neuaufbau von Botenstoffen verwendet. Die Briefe kommen also quasi ins Altpapier, und neues Papier wird daraus gefertigt. Letztendlich hat Serotonin viele Funktionen in unserem Körper. Eine der Hauptfunktionen von diesem beschriebenen Vorgang ist die Regulation unserer Herz-Kreislauf-Funktion, und die sollte immer in gut geregeltem Gleichklang erfolgen. Unter anderem deswegen wird das Serotonin in unserem eigenen Körper wohldosiert und nur in den exakt benötigten Mengen hergestellt. An dieser Stelle schwant Ihnen wahrscheinlich schon Übles. Es kann nicht gut sein, wenn ein vom Petermännchen injiziertes Gift Serotonin enthält und so in der Lage ist, unsere Herz-Kreislauf-Funktionen zu verändern. Und in der Tat kann es in seltenen Fällen nach der Aufnahme des Giftes zu einem Kreislaufkollaps oder Herzrhythmusstörungen kommen. Zum Glück aber nur sehr selten. Und unter welchen Bedingungen das genau der Fall ist, ist noch nicht vollständig geklärt. Wie ich Ihnen oben beschrieben habe, wirkt Serotonin an sich als Neurotransmitter. Allerdings gibt es verschiedene wissenschaftliche Studien, die eine direkte Wirkung als Neurotransmitter für den gesamten Giftcocktail des Petermännchens nicht eindeutig nachweisen konnten. Offenbar geht im gesamten Petermännchen-Gift die spezifische Wirkung des Serotonins unter. Warum dies so ist und wie das genau bewirkt wird, ist noch nicht zweifelsfrei wissenschaftlich geklärt.

Typisch für einen Stich durch das Petermännchen ist eine lokale Reaktion um die Einstichstelle herum, die durch eine Schwellung sichtbar wird. Unterhält man sich mit Menschen, die schon einmal auf ein Petermännchen getreten sind, so betonen sie lebhaft die starke Schmerzwirkung des Giftes. Der Schmerz trete unmittelbar auf extrem stechende Art und Weise ein und breite sich innerhalb einer halben Stunde auf benachbarte Körperregionen aus. Leider sind viele starke Schmerzmittel nahezu wirkungslos. Deshalb müssen betroffene Menschen oft stundenlang unter heftigsten Schmerzen leiden, bis die Wirkung des Giftes abklingt.

Woher kommen die Schmerzen?

Stellen Sie sich bitte einmal einen beliebigen Teil in Ihrem Körper vor. Mit hoher Wahrscheinlichkeit befindet sich in diesen Körperstrukturen der Stoff Histamin. Histamin ist nämlich nahezu in jeder Körperstruktur vorhanden – egal, ob in der Haut, im Magen, Darm oder in der Lunge. Ihr körpereigenes Histamin kann sehr viele verschiedene Dinge bewirken. Beispielsweise kann es zu einer Weitung Ihrer Blutgefäße und damit zu einem Abfall Ihres Blutdrucks beitragen. Auch kann Histamin beispielsweise eine Migräneattacke auslösen, und es ist ein wichtiger Faktor bei der Ausprägung von allergischen Beschwerden. Weiterhin ist es an der Auslösung des Erbrechens sowie an der Regulation des Schlafes beteiligt. Noch sehr viele andere Dinge könnten hier genannt werden.

Sie fragen sich jetzt bestimmt, was dieses Histamin, das es ja in unserem eigenen Körper gibt, mit dem Gift des Petermännchens zu tun hat. Die Antwort ist ganz einfach: Substanzen im Gift des Fisches führen zu einer schlagartigen Ausschüttung von körpereigenem Histamin. Ist es normalerweise in Strukturen der einzelnen Körperzellen gebunden, wird es nun durch das Gift schwallartig in das Gewebe um den Einstich herum ausgeschüttet. Die Substanzen im Gift des Petermännchens stellen quasi einen Rammbock dar, der ein Schleusentor zertrümmert. Das dahinterliegende Histamin wird plötzlich in die umliegende Gegend entlassen.

Dieses freigelassene Histamin ist zumindest mitverantwortlich für die starke Schmerzwirkung nach dem Stich des Petermännchens. Inwiefern es den Schmerz jedoch auslöst oder nur andere Stoffe im Gift unterstützt, ist (ich weiß, ich wiederhole mich) nicht vollständig wissenschaftlich geklärt. Betroffene Personen berichten, dass die Schmerzen zwar unglaublich stark sind und kaum ein Schmerzmittel richtig wirkt, die Probleme jedoch nach mehreren Stunden (bis zu 24 Stunden) wieder abklingen. Allerdings gibt es vereinzelt Personen, die auch noch nach Monaten Probleme mit dem Bereich der Einstichstelle haben und über Schmerzen oder eine gewisse Taubheit klagen. Vor allem bei Kindern kann es zu Fieber, Blutdruckabfall bis hin zum Kollaps kommen. Die starken Schmerzen können bei diesen auch Angstgefühle auslösen, die zu weiteren Symptomen wie Übelkeit und Erbrechen führen. Die gute Nachricht ist, dass es nur sehr selten zu ernsthaften Vergiftungen beziehungsweise gesundheitlich schweren Problemen durch das Petermännchen kommt – selbst bei Kindern. Über die Zeit heilt die Vergiftung meistens komplett wieder ab. Nichtsdestotrotz gilt der Fisch aufgrund der erzeugten extrem starken Schmerzen als eines der giftigsten Tiere, die wir in Deutschland antreffen können.

Wie häufig sind Verletzungen durch das Petermännchen?

Neben den Badgästen oder den Im-seichten-Wasser-Spaziergängern sind vom Stich des Petermännchens auch angelnde und fischende Personen betroffen. Diese stoßen auf den giftigen Fisch als Beifang im Netz oder auch an der Angel, selbst wenn nicht nach diesem geangelt wurde. Beim Versuch, den Fisch zu befreien, windet sich dieser und treibt so seine Stacheln (die es nicht nur am Rücken, sondern auch auf den Kiemendeckeln gibt) in die Hände. Sogar an den Stacheln bereits toter Petermännchen kann man sich noch verletzen und vergiften.

Mit ein wenig Umsicht ist es allerdings nicht sehr wahrscheinlich, dass Sie von diesem Fisch gestochen werden. Zwar gibt es jedes Jahr einige beschriebene Fälle, im Verhältnis zu der Anzahl der Urlauber oder Angler ist die Menge jedoch recht gering. Eine exakte Statistik darüber gibt es jedoch nicht, weil die Fälle nicht zentral gesammelt werden. Das Giftinformationszentrum Nord in Göttingen, welches häufig der erste Ansprechpartner bei Vergiftungen durch Tiere ist, spricht von etwa 40 Anfragen pro Jahr. Im Übrigen soll das Petermännchen ein sehr schmackhafter Speisefisch sein. Sie könnten sich also nach einem Stich rächen und den Täter ganz einfach zubereiten und verzehren. Bitte entfernen Sie aber zuvor sorgfältig die Stacheln.

Prävention und Erste Hilfe

Die gute Nachricht zuerst (auch wenn ich mich wiederhole): Der Stich durch das Petermännchen ist in den seltensten Fällen lebensbedrohlich. Sie leiden zwar sehr, sterben aber nicht und haben im Normalfall auch keine bleibenden Schäden. Der sicherste Weg, um einen guten Urlaub ohne Schmerzen zu verbringen, ist, wie so oft, die Prävention. Sorgen Sie vor, damit es erst gar nicht zu einem Stich kommt. Waten Sie im Watt oder im seichten Wasser? Dann tragen Sie Badeschuhe. Gerade Kinder sollten unbedingt immer Schuhe anhaben. Dann wird vielleicht der Fisch ein wenig platt, wenn Sie darauf stehen (was für den Fisch nicht schön ist), aber immerhin bleiben Sie unbehelligt. Sollten Sie ein Petermännchen gefangen haben, dann verwenden Sie dicke Handschuhe, wenn Sie das Tier anfassen. Seien

Sie bitte auch beim Tauchen vorsichtig und schwimmen Sie nicht zu nahe an das Petermännchen heran. Die Informationszentrale gegen Vergiftungen Bonn berichtet auf ihrer Webseite, dass aufgeschreckte Petermännchen urplötzlich angreifen können[133]. Wurden Sie gestochen? Dann entfernen Sie in der Wunde verbliebene Stücke der Stachel oder des Fischgewebes. Säubern und desinfizieren Sie die Wunde. Das Gift reagiert äußerst empfindlich auf Hitze, deshalb können Sie einen sogenannten Heat-Stick benutzen. Diese sind mittlerweile für eine Anwendung nach einem Mückenstich sehr gebräuchlich. Man drückt diese Sticks genau auf die Einstichstelle. Daraufhin erhitzen sich die Stifte und zerstören – zumindest zum Teil – die Giftstoffe durch die Hitze. Verzichten Sie auf die früher oft empfohlene Heißwasser-Methode. Dabei kam es immer wieder zu Fällen schwerer Verbrühungen. Tritt Ihr Kind in ein Petermännchen, sollten Sie sofort den Stachel entfernen, das verletzte Bein oder den Arm ruhigstellen und eine Arztpraxis aufsuchen. Ansonsten können Sie nur warten und hoffen, dass der Schmerz zügig abklingt. Eine Linderung mithilfe von Schmerzmitteln können Sie zwar versuchen, diese sind aber wie erwähnt oft nicht wirksam.

23. SEEWESPE

Was	Die Seewespe, eine Qualle an den Stränden Australiens
Giftige Bestandteile	Eine Seewespe hat vier 2–3 m lange Tentakel, die bei Berührung Gift in die Haut ausstoßen können.
Toxische Dosis	Je mehr Kontakt zu den Tentakeln besteht, desto mehr Gift wird injiziert. Bei Kindern haben die nach Tentakelkontakt auf der Haut sichtbaren Striemen bei addierten Striemen-Längen von insgesamt 2–4 m oft tödliche Folgen.
Symptome	Brennende Schmerzen, Herzprobleme, Atemstillstand
Erste Hilfe	Stellen mit Haushaltessig großzügig übergießen. Arztpraxis aufsuchen

»Quallen-Horror in Australien: Teenager (17) stirbt nach Kontakt mit Seewespe« – diese Überschrift eines Artikels im März 2021 auf einer bekannten Nachrichtenseite sprang mir entgegen, als ich den Begriff »Seewespe« in eine Suchmaschine eingab[134]. Und tatsächlich ist diese Qualle an den Stränden Nord- und Ostaustraliens ein riesiges Problem. Zunächst also gleich die Entwarnung: Das Ganze betrifft Sie höchstens im Urlaub und vorwiegend dann, wenn sie nach Australien fliegen. Nord- und Ostsee sowie das nahe adriatische Meer sind frei von der Seewespe. Das macht die Plage an Australiens Stränden aber nicht weniger gefährlich und die Kontakte mit der Seewespe nicht weniger dramatisch. Schätzungen gehen davon aus, dass jährlich mindestens ein Kind an den Folgen eines Kontaktes mit der Qualle stirbt. Hinzu kommen noch die zahlreichen nicht tödlichen, aber äußerst schmerzhaften Verletzungen.

Auf jeden Fall sollten Sie, sofern Sie planen, nach Australien in den Urlaub zu fliegen, die Seewespe, eine würfelförmige Qualle, kennen! Dabei handelt es sich gleichzeitig um ein brandgefährliches und doch alltägliches Tier – eine glibbrige Qualle eben. Diese faszinierende Kombination aus unbewusster Heimtücke mit langweiliger Beliebigkeit führten dazu, dass ich dieses Tier – auch wenn es nicht bei uns heimisch ist – in das Buch aufnehmen musste. Vom Quallenkörper, der einer durchsichtigen Plastiktüte gleicht, gehen bis zu 60 lange Tentakel aus, die im Normalfall 2 bis 3 Meter lang sind und sich je nach Schwimmbewegung der Qualle wie lange Fäden durch das Wasser ziehen[135]. Die Tentakel sind dicht mit sogenannten Nesselzellen besetzt, die jeweils mit einer mit Gift gefüllten Nesselkapsel ausgestattet sind. Insgesamt sind auf den Tentakeln einer erwachsenen Seewespe bis zu 200 Millionen Nesselkapseln vorhanden. Würden Sie das komplette Gift eines einzigen Tieres aus den Kapseln extrahieren und sammeln, könnten Sie damit etwa 250 Menschen tödlich vergiften[136].

Vor Australiens Stränden taucht die Seewespe vor allem bei stürmischem Wetter, bei wolkigem Himmel, an heißen Tagen und üblicherweise im Sommer auf – Ausnahmen bestätigen jedoch die Regel. Bei diesen beschriebenen klimatischen Bedingungen können sich wahre Massenansammlungen im knietiefen Wasser tummeln. Im vom Sand aufgewühlten Wasser sind die Quallen mit dem bloßen Auge meist nicht oder zumindest schwer zu erkennen. Dies macht das Spielen Ihrer Kinder oder auch nur das Spazierengehen in seichtem Wasser zu einer großen Gefahr. Selbst beim Schwimmen dürfen Sie sich nicht sicher fühlen. Immer wieder kommt es zu Kontakt mit den gefährlichen Quallen, wenn Schwimmende im tieferen küstennahen Wasser ihre Bahnen ziehen. Je mehr ich schreibe, desto unattraktiver erscheint mir Australien als Reiseland auf meiner persönlichen Destinationen-Wunschliste. Es stand aber sowieso nicht ganz oben. Denn neben der Seewespe gibt es dort einen Haufen anderer Tiere, die Sie umbringen können. Zudem ist es je nach Jahreszeit verdammt heiß dort (das ist nicht so mein Ding), und der Flug dauert eine gefühlte Ewigkeit …Aber zurück zur Seewespe.

Woher kommt das Gift und wie wirkt es?

Der Kontakt mit den Tentakeln der Seewespe erfolgt im Normalfall unabsichtlich. Sobald Sie im Wasser die Tentakel berühren, schnellt aus den Nesselzellen eine Art Dolch hervor, der sich in Ihre Haut bohrt. Zusätzlich ist in jeder Nesselkapsel ein aufgerollter Schlauch enthalten, der mit Widerhaken besetzt ist. Dieser Schlauch wird in Ihre Haut gestoßen und durch ihn das Gift aus den Nesselkapseln direkt in die Haut gespritzt. Und als wäre das nicht schon schlimm genug, kontrahieren sich die Tentakel, was zu Kontakt mit weiteren Tentakeln und den darauf befindlichen Nesselkapseln führt. Noch mehr Gift wird in Sie injiziert. Dies geschieht natürlich nicht unbemerkt. Sie verspüren unmittelbar nach dem Kontakt einen brennenden und sehr starken Schmerz. Obwohl die Seewespe ein großes Problem an Australiens Küsten darstellt und jährlich viele Menschen gravierend verletzt werden und einige daran sterben, ist ihr Gift jedoch vergleichsweise wenig erforscht. Ein Grund dafür scheint zu sein, dass die Seewespe vorwiegend in Australien ihr Unwesen treibt und daher auch vor allem australische Wissenschaftler mit dem Gift dieser Qualle arbeiten.

Sucht man in wissenschaftlichen Datenbanken nach neuen Erkenntnissen über das Gift, finden sich nur wenige Dutzend mehr oder weniger passende Veröffentlichungen. Je nachdem, durch welche Kriterien man die Suche einschränkt beziehungsweise auf relevante Parameter fokussiert, kommen wir bezüglich der Menge an Publikationen sogar in den einstelligen Bereich. Bei anderen giftigen Tieren hingegen erscheinen schnell mehrere hundert bis tausend Veröffentlichungen. Klarheit scheint darüber zu bestehen, dass die Giftbestandteile (es sind natürlich wieder mehrere) allesamt Proteine, also Eiweiße, sind. Zwei der bekannten Bestandteile haben die klangvollen Namen CfTX-1 und CfTX-2. Kurz war ich versucht, diese zur besseren Lesbarkeit »Schakkeline« und »Mandy Chantal« zu taufen, aber wir wollen an dieser Stelle zumindest halbwegs seriös bleiben. Nennen wir sie also Nummer eins und Nummer zwei. Ihre genaue Funktion ist nicht sicher geklärt, einige wenige Puzzleteile kennt man aber natürlich. Beispielsweise haben australische Wissenschaftler nachgewiesen, dass beide hämolytische Wirkungen gegen rote Blutkörperchen des Schafes aufweisen[137]. Sie lösen also die roten Blutkörperchen des Schafes auf. Da das gesamte Gift der Seewespe auch hämolytische Wirkungen hat, liegt nahe, dass dies an Nummer eins und Nummer zwei liegt.

Sie fragen sich, was ein Schaf mit der ganzen Sache zu tun hat? Zerbrechen Sie sich nicht allzu sehr den Kopf darüber. Die roten Blutkörperchen des Schafes sind einfach nur ein gängiges Untersuchungsobjekt, um Hämolyse an sich zu erforschen. Die Wissenschaftlerinnen und Wissenschaftler mussten für die genannten Erkenntnisse einfach einem Schaf Blut abnehmen und mittels gängiger, recht einfacher Methodik die roten Blutkörperchen isolieren. Ein Schaf hat hierbei als Blutspender den Vorteil, dass es ein recht großes Tier ist und man ihm relativ leicht, ohne dem Schaf zu schaden, entsprechend große Mengen an Blut für die Untersuchungen abnehmen kann. Man könnte auch das Blut einer Kuh oder eines Pferdes verwenden, aber wahrscheinlich hatten die Wissenschaftlerinnen und Wissenschaftler der Versuche gerade keinen Zugriff darauf. Ich gehe davon aus, dass die Universität, an der sie arbeiteten, Schafe hielt und eben keine Kühe oder Pferde. Antworten können oft so simpel sein. Und keine Sorgen, das Gift der Seewespe wurde neben den roten Blutkörperchen des Schafes auch im Zusammenhang mit menschlichen roten Blutkörperchen untersucht. Der Mensch ist schließlich ebenfalls ein recht großes Säugetier, dem man, ohne ihm zu schaden, recht große Mengen an Blut abnehmen kann. Die Ergebnisse der Experimente mit menschlichem Blut gleichen denen mit den Blutkörperchen von Schafen. Doch wie wird die Hämolyse nun untersucht? Zuerst einmal müssen Sie die roten Blutkörperchen aus dem Blut isolieren und dann im Reagenzglas zusammen mit verschiedenen Verdünnungsstufen des Giftes mischen. Nun warten Sie eine gewisse Zeit und lassen das Gift arbeiten. Am Schluss messen Sie, wie viele rote Blutkörperchen ihr Inneres freigegeben haben, und schon haben Sie einen Wert, der die Zerstörung der Blutkörperchen angibt. Als Vergleich machen Sie das gleiche Experiment noch mit einem Stoff, der bekanntermaßen überhaupt gar nicht hämolytisch ist (ein negatives Ergebnis wird erwartet, das ist die Negativkontrolle) und mit einem Stoff, der zu 100 Prozent hämolytisch ist, also wirklich alle roten Blutkörperchen kaputt macht (hier wird von einem positiven Ergebnis ausgegangen, das ist die Positivkontrolle). So können Sie zum einen nachprüfen, ob das Experiment funktioniert hat (haben Positiv- und Negativkontrolle ergeben, was sie sollen?), und können die hämolytische Wirkung des untersuchten Giftes ins Verhältnis setzen, um die Effektivität der Hämolyse-Wirkung beurteilen zu können.

Was wissen wir also bisher? Das Gift der Seewespe kann rote Blutkörperchen vom Schaf und vom Menschen auflösen, und das liegt wahrscheinlich an Nummer eins und Nummer zwei, welche Bestandteile des Giftes sind. Aber das Gift der Seewespe ist nicht nur ein schlechter Umgang für rote Blutkörperchen. Australische Wissenschaftler zeigten, dass offenbar auch die Zellen unserer Muskeln erheblich darunter leiden[138]. Zumindest zeigen dies Experimente mit Muskelzellen, welche aus der Muskelfaser einer Ratte isoliert wurden. Bringt man diese Muskelzellen mit dem Gift zusammen, kommt es zu einem rasanten Einstrom an positiv geladenen Kalzium-Teilchen in die Muskelzellen hinein, was in letzter Konsequenz den Tod der Zellen zur Folge hat. Eine weitere Wirkung, wahrscheinlich die Hauptursache für auftretende Todesfälle, ist die auf das Herz. Das Gift sorgt auch in Zellen des Herzens für einen gestörten Austausch von geladenen Teilchen[139]. Für das normale Funktionieren unseres Herzens ist ein genau definierter Ein- und Ausstrom vieler geladener Teilchen notwendig. Kommt es da zu einer Störung, bringt dies das Herz gehörig ins Stottern.

Dies alles sind Effekte, welche im Detail im Reagenzglas erforscht wurden. Zumindest einige davon können nach Kontakt eines Menschen mit der Seewespe ebenfalls zum Tragen kommen. Aber so ganz sicher weiß man das bisher nicht. Ein rotes Blutkörperchen im Reagenzglas ist eben doch nicht das Gleiche wie ein rotes Blutkörperchen, das durch Ihre Blutgefäße fließt. Doch auch wenn die genauen Mechanismen des Giftes noch nicht hundertprozentig geklärt sind, das Gift der Seewespe ist trotzdem brandgefährlich für uns Menschen. Das ist sicher!

Wie kann man sich schützen?

Die gute Nachricht ist, dass das Problem an Australiens Stränden natürlich bekannt und gefürchtet ist. An öffentlichen Badestränden werden deshalb Maßnahmen gegen die Qualle getroffen. Bereiche, in denen die gefürchtete Seewespe gesichtet wurde, werden unmittelbar gesperrt. Dort sollten Sie das Baden natürlich auf alle Fälle unterlassen. An vielen beliebten Stränden werden die Badestellen meerseitig eingezäunt. Die engen Zaunmaschen sollen verhindern, dass die Seewespen in Strandnähe gelangen. Im Normalfall funktioniert dies auch recht gut. Vermeiden Sie das Baden an einsamen Stränden, die nicht überwacht beziehungsweise geschützt sind – vor allem in Regionen,

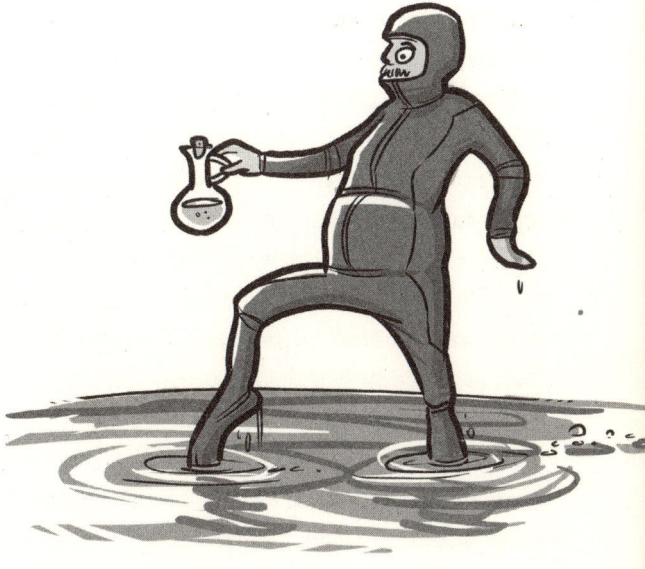

in denen Seewespen häufiger auftauchen. Zum persönlichen Schutz können Sie auch Taucheranzüge, spezielle Quallen-Schutzanzüge oder Stoffhemd und Stoffhose tragen. So sind sie vor direktem Quallen-Kontakt geschützt.

Die Symptome

Sie haben sich nun, trotz meiner Warnungen, nicht davon abhalten lassen, im australischen Meer an einem unüberwachten Strand in der Seewespen-Gefahr-Zone zu baden. Sie haben keinen Schutzanzug getragen und wirklich alle meine Warnungen missachtet. Dann haben Sie Kontakt mit der Seewespe gehabt. Was jetzt? Unmittelbar nach dem Kontakt spüren Sie einen starken brennenden Schmerz, der sich innerhalb der nächsten Minuten noch verstärkt. Der Kontakt zu den Tentakeln ist als bläulicher oder brauner Streifen klar auf Ihrer Haut zu erkennen. Es bilden sich Schwellungen und Rötungen mit Blasen. Nach etwa zwei Wochen stirbt das Hautgewebe ab und es bilden sich Narben. Diese Beschreibungen sind allerdings eine Prognose für den Fall, dass Sie Glück haben. Wenn sie Pech haben, kommt es sehr viel schlimmer. Dies hängt davon ab, ob Sie ein Erwachsener oder ein Kind sind und mit wie vielen der Nesselzellen Sie in Berührung gekommen sind. Je mehr Kontakt Sie zu Nesselzellen hatten, desto mehr Gift wurde in Sie injiziert und umso düsterer sind Ihre Aussichten. Es zeigen sich vielleicht Herzrhythmusstörungen und schlimmstenfalls ist ein Herzversagen möglich. Dies alles wird begleitet von Atemproblemen oder sogar Atemstillstand.

Man kann übrigens von den Striemen, welche die Tentakel auf der Haut hinterlassen, auf die Schwere der Vergiftung schließen. Bei Kindern führen Berührungen mit mehreren Tentakeln und einer resultierenden addierten Striemen-Länge von insgesamt 2 bis 4 Metern oft zum Tode. Bei Erwachsenen geht man davon aus, dass Striemen-Längen von insgesamt etwa 6 Metern rasch eine Bewusstlosigkeit zur Folge haben, weswegen viele Opfer ertrinken.

Maßnahmen im Notfall

Retten Sie sich oder die verletzte Person umgehend aus dem Wasser. Oftmals sind Betroffene in Panik und wissen nicht, was sie tun sollen. Der Schmerz ist einfach zu stark. Denken Sie aber beim Helfen und Retten auch immer an den Eigenschutz. Wo eine Seewespe ist, sind oftmals weitere. Berühren Sie die betroffenen Hautregionen der verletzten Person nicht. Es sind noch Nesselzellen vorhanden, die ihr Gift nicht entladen haben, was dann bei Berührung passieren kann. Reiben Sie nicht mit einem Handtuch darüber, das verschlimmert die Situation nur. Ihr oberstes Ziel muss es sein, die noch aktiven Nesselzellen zu inaktivieren, um eine weitere Giftinjektion zu vermeiden. Dies machen Sie mit herkömmlichem Haushaltsessig (5-prozentige Essigsäure). Übergießen Sie die Haut großzügig damit und lassen Sie den Essig gut einwirken. Oftmals gibt es diesen Essig in betroffenen Regionen irgendwo am Strand. Zur Sicherheit bringen Sie einfach Ihren eigenen Essig mit an den Strand. Klingt komisch? Ist aber auf alle Fälle sinnvoll!

Beobachten Sie die verletzte Person sorgfältig. Macht vielleicht die Atmung oder das Herz schlapp? Suchen Sie sicherheitshalber eine Arztpraxis auf. Vor allem bei Kindern sollten Sie immer ärztliche Hilfe in Anspruch nehmen. Bei besonders schweren Vergiftungen haben die lokalen Arztpraxen auch ein Gegengift parat. Durch ein wenig Prävention, Vorsicht und ausreichende Information können Sie eine Gefährdung aber recht gut umgehen. Ihren geplanten Urlaub müssen Sie also sicher nicht stornieren.

TEIL V

WO SONST NOCH GEFAHREN DROHEN

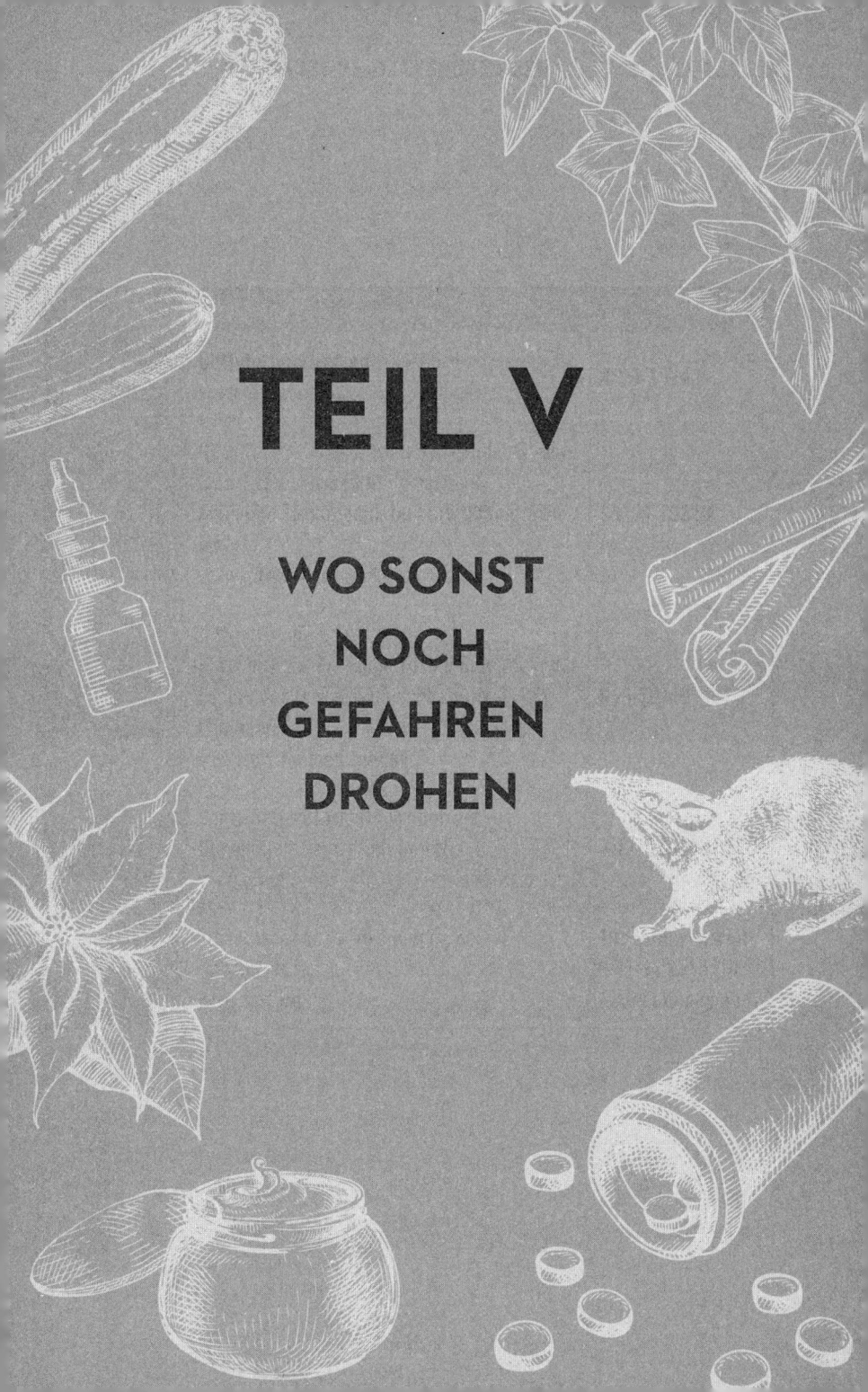

24. LAMPENÖL UND FLÜSSIGER GRILLANZÜNDER

Was	Lampenöl, Flüssiggrillanzünder
Giftige Bestandteile	Die gesamte Flüssigkeit
Toxische Dosis	Ein kleiner Schluck bzw. ein Nuckeln am Docht der Lampe kann gravierende Gesundheitsschäden verursachen.
Symptome	Husten, Erbrechen, Atemnot
Erste Hilfe	Notruf wählen

In den 1990er-Jahren besaß jeder, der für ein wenig Heimeligkeit im Garten oder auf dem Balkon sorgen wollte, eine Lampe befüllt mit Lampenöl. Dies war – zumindest in meiner Erinnerung – das Sinnbild für Gemütlichkeit und angenehme Atmosphäre. Gepaart wurde das Ganze mit ein wenig morbidem Spektakel, wenn dann und wann eine Stechmücke direkt in die Flamme flog. Gemäß verschiedenen Beschreibungen im Internet war der Hang zu diesen Lampen schon in den 1970er- und 1980er-Jahren vorhanden, ganz zu schweigen von früheren Zeiten, als elektrisches Licht nicht wirklich allgegenwärtig war. Meiner persönlichen Einschätzung nach haben die Lampen mit Lampenölen seit dem Jahr 2000 ein wenig in der Häufigkeit abgenommen. In meinem Freundeskreis finde ich seitdem eher Schwedenfeuer, Feuerschalen oder Fackeln. Komplett verschwunden sind die Öl-betriebenen Lampen jedoch nie.

Lampenöl ist kein geschützter Begriff. Er umschreibt einfach ein Sammelsurium von Ölen, die für die Verbrennung in Lampen genutzt werden. Sehr viele, wenn nicht sogar die meisten, sind durch die Inhaltsbezeichnung »Petroleum« zu erkennen. Petroleum ist ein Stoffgemisch, das durch chemische Bearbeitung aus Erdöl gewonnen wird. Lampenöle können aber auch aus anderen Basisstoffen, zum Beispiel pflanzlichen, hergestellt werden. Früher hat man übrigens Walöl oder Fischöl verwendet. Den Gestank, der sich dadurch entwickelt hat, möchte ich mir lieber nicht vorstellen. Sollte ich jemals auf die Idee kommen, eine Lampe mit Fischöl zu Hause zu betreiben, wäre ich schneller geschieden, als ich die Flamme wieder löschen könnte. Ich könnte mich jetzt noch seitenlang über die verschiedenen Arten von Lampenölen auslassen, allerdings gehören diese wahrlich nicht zu meinem Spezialgebiet, geschweige denn, zu meinen Interessen. Fakt ist jedenfalls, dass Petroleum-basierte Lampenöle weit verbreitet sind. Im Weiteren möchte ich auch nicht tiefer auf den Fakt eingehen, dass die Rauche, die entstehen, wenn Sie Lampenöl verbrennen, Ihrer Gesundheit nicht zuträglich sind. Dies war in früheren Tagen, wenn viele Lampen in einer Wohnung mit dauerhaft geschlossenen Fenstern betrieben wurden, besonders problematisch. Die Verbrennungsprodukte können sich in der Atemluft anreichern und über die Dauer zu Lungenschäden und anderen gesundheitlichen Problemen führen. Heutzutage, in Zeiten des elektrischen Lichtes, werden die Lampen jedoch eher auf dem Balkon oder im Garten angewandt, wo das Einatmen von Verbrennungsrauch aufgrund der Verdünnung mit Luft ein geringeres Problem darstellt.

Sehr viel gravierender ist jedoch das Verschlucken von Lampenölen und die daraus resultierenden Schäden für die Lunge. Wahrscheinlich denken Sie jetzt, dass ich mich beim Schreiben vertan habe. Wieso sollte man Lampenöl denn schlucken? Okay, wenn man an Kleinkinder denkt, erscheint dies noch einigermaßen plausibel. Die stecken schließlich fast alles in den Mund. Aber wieso zum Kuckuck sollte ein Kind nach dem Verschlucken von Lampenöl Lungenprobleme bekommen? Warum keine Magenprobleme? Gut, dass Sie grübeln. Denn zufällig habe ich mich gerade mit diesem Thema beschäftigt und werde Ihnen gerne alles erläutern. Größere Zahlen an Vergiftungen mit Lampenölen sind erst seit den 1990er-Jahren nachweisbar beschrieben (auch wenn es schon früher Berichte über Einzelfälle gab). Hauptsächlich waren und sind hier Kleinkinder im

Alter von ein bis drei Jahren betroffen, die entweder aus dem Nach-füllbehälter getrunken oder aber am Docht der Lampen genuckelt haben. Geschätzt haben diese Kinder meist nur etwa 0,3 bis 1,0 Milliliter Lampenöl pro Kilogramm Körpergewicht aufgenommen, was einer Menge von ein oder zwei Schlucken entspricht. Aber selbst diese kleine Menge kann schon zu dramatischen gesundheitlichen Auswirkungen wie nicht heilbaren schweren Lungenschäden führen. Sogar ein Versterben des Kindes ist ein reales Risiko. Lampenöl kann wahrlich gefährlich sein. Diese Gefährdung für Kleinkinder wurde in den 1990er-Jahren als so schwerwiegend erkannt, dass 1992 die Nationale Kommission »Erkennung und Behandlung von Vergiftungsfällen«, eingerichtet am Bundesinstitut für Risikobewertung (BfR), zu der Einschätzung kam, dass der versehentliche Missbrauch von Lampenölen die gefährlichste Vergiftung im Haushaltsbereich darstellt[140].

Schön und gut, aber wie kommt das Zeug denn jetzt in die Lunge? Ich weiß, diese spannende Frage habe ich bisher noch nicht beantwortet. Besorgen Sie sich zur Klärung einen Klettergurt und lassen Sie uns auf eine aufregende Expedition in unsere Mundhöhle aufbrechen. Passen Sie bitte bei den Zähnen auf, damit Sie sich nicht an den scharfen Frontzähnen schneiden, und gehen Sie über die Zunge hinweg nach hinten durch. Sobald Sie am Gaumenzäpfchen angekommen sind, halten Sie sich dort bitte gut fest. Zum einen lösen Sie durch Ihren Aufenthalt einen Würgereiz aus und zum anderen geht es direkt vor Ihnen steil nach unten in Richtung Magen. Bleiben Sie bitte an dieser Stelle zum Abgrund einmal stehen und schauen sich gut um. Lehnen Sie sich nach vorne und werfen Sie zur allumfassenden Orientierung einen Blick nach oben. Dieser Blick geht Richtung Nasenhöhle und Sie können Ihre Mandeln, die am oberen Ende Ihres Nasenrachens sitzen, in ihrer vollen Pracht bewundern. Wenn Sie nun nach unten Richtung Magen schauen, dann sehen Sie den Kehlkopfrachen. Sie selbst befinden sich gerade mittendrin im Rachen. Jetzt klettern wir vorsichtig ein Stück nach unten und gelangen zum Kehlkopfrachen, wo wir verweilen und die Aussicht genießen. Direkt weiter die Speiseröhre entlang können wir Richtung Magen blicken. Es beginnt hier aber auch ein zweiter Stollen, der nahezu parallel zur Speiseröhre verläuft. Dieser Stollen scheint ein wenig stabiler und geräumiger, dafür weniger flexibel. Das ist die Luftröhre, auf die weiter unten die Lunge folgt. Die Luftröhre wird beim Schlucken im Normalfall durch den Kehlkopfdeckel verschlossen. Dieser dichtet den Eingang zur Luftröhre sehr effektiv ab – zumindest (und jetzt nähern wir uns langsam dem Kern des Themas) bei allen Speisen und Getränken mit einer üblichen Oberflächenspannung. Die Oberflächenspannung ist eine Eigenschaft der Substanz direkt an ihrer Grenzfläche. Bei Wasser also beispielsweise die Grenze zwischen den äußeren Wasserteilchen und der Luft. Und bei Nahrungsbrei die Grenze zwischen äußerer Nahrungsbreischicht und Luft. Die Oberflächenspannung beschreibt hierbei, wie die jeweilige Substanz an ihrer Grenze mit ihrer Umgebung interagiert. Bei einer hohen Oberflächenspannung herrscht sprichwörtlich eine hohe Spannung zwischen den beiden Dingen, und jedes bleibt für sich. Bei einer niedrigen Oberflächenspannung existiert keine große Spannung zwischen zwei Dingen, und die Dinge verteilen sich eher untereinander. Was bedeutet das? »Normale« Flüssigkeiten mit einer »normalen« Oberflächenspannung werden perfekt vom Kehlkopfdeckel zurückgehalten. Keine Cola, keine Fanta und auch kein Single Malt Whisky wird normalerweise Ihre Luftröhre erreichen.

Manche Flüssigkeiten weisen aber eine sehr niedrige Oberflächenspannung auf. Und dazu gehören auch viele Lampenöle. Für diese ist der Kehlkopfdeckel leider undicht. Das Lampenöl kriecht zwischen den Fugen und Ritzen des verschlossenen Kehlkopfdeckels hindurch und gelangt auf diese Weise in die Luftröhre und die Lunge. Dieser Vorgang nennt sich Aspiration. Aspiration unterscheidet sich also maßgeblich vom normalen Verschlucken. Während beim umgangssprachlichen Verschlucken das Eindringen in die Luftröhre aufgrund eines irrtümlicherweise geöffneten Kehlkopfdeckels ermöglicht wird, kann der Kehlkopfdeckel bei der Aspiration fest verschlossen sein. In der Lunge richtet dieses Lampenöl nun eine ganze Menge groben Unfug an. Beispielsweise haben Sie in Ihrer tieferen Lunge einen hauchdünnen Film aus Fett und Wasser auf Ihrer Lungenoberfläche. Dieser Fett-Wasser-Film nennt sich Surfactant. Er sorgt für eine gleich bleibende Oberflächenspannung innerhalb des Organs. Wenn diese Oberflächenspannung nicht konstant bleiben würde, hätten Sie enorme Probleme beim Atmen bis hin zu einem Lungenkollaps. Kommt nun das Lampenöl mit dem Surfactant in Berührung, verändert es die Oberflächenspannung in Ihrer Lunge und bringt so einiges durcheinander. Dadurch wird die Atmung erschwert, und der Durchtransport von Sauerstoff ins Blut wird massiv behindert. Es kommt zu Stress und zu einer Schädigung der feinen und zarten Lungenstrukturen. Die kleinen Lungengefäße beginnen, sich zu entzünden und anzuschwellen. Dies ist ein äußerst besorgniserregender Vorgang. Das Bundesinstitut für Risikobewertung berichtet, dass bei etwa 40 Prozent aller Kinder, die Lampenöl verschlucken, diese Vorgänge in der Lunge beobachtet werden können[141]. Manche Kinder hatten Glück im Unglück und der Vorgang der Entzündung und Zerstörung von Lungenstrukturen geschah nur auf sehr kleinem Areal. Bei anderen Kindern wiederum kam es zu einer massiven Entzündung erheblicher Teile der Lunge bis hin zum Tod der Kinder. In welchem Ausmaß dies genau vor sich geht, hängt von vielen Faktoren ab. Das sind zum Beispiel die genauen Parameter des Öls oder die Menge, die letztendlich in die Lunge eindringt.

Und was wird unternommen?

Es ist, wie es immer ist – die Hütte brennt und die Politiker machen mal wieder nichts, oder? Nein, so war und ist es selbstverständlich nicht und ich gehöre auch nicht zu der Sorte Mensch, die pauschal auf Politikern herumhackt. Im Fall von Lampenöl ist man Anfang der

1990er schnell hellhörig und auf die Gefahr aufmerksam geworden. Gleich 1990 kam es – auch unter dem Druck der Politik – zu einer freiwilligen Vereinbarung der Industrie, dass Nachfüllbehälter kindergesichert sein müssen. Der Casus knacksus war hier jedoch, wie könnte es anders sein, das Wörtchen »freiwillig«. Ich habe momentan, wenn alles normal läuft, in etwa die Hälfte meiner natürlichen Lebensspanne erreicht. Und selbst ich habe schon lange verstanden, dass freiwillige Selbstverpflichtungen selten funktionieren. Deshalb wurde zunächst 1992 eine gesetzliche Pflicht für kindersichere Verschlusskappen und anschließend 1994 ein Warnhinweis auf den Nachfüllbehältern eingeführt. Die kindersicheren Verschlüsse sollten den Kindern den Zugriff auf das Lampenöl verwehren, die Warnhinweise die Eltern für die Gefahr sensibilisieren. Was meinen Sie? Hat das etwas gebracht? Nein, natürlich nicht.

Der beste kindersichere Verschluss nutzt natürlich nichts, wenn die Kinder direkt am Docht der Lampe nuckeln. Und Warnhinweise wurden schon immer vortrefflich ignoriert. Immerhin wurden im Jahr 2000 dann doch nach zähem Kampf innerhalb der Europäischen Union (in Deutschland sogar schon ein Jahr früher) alle gefärbten und parfümierten Lampenöle, welche die Gefahr der Aspiration bergen, verboten. Die ungefärbten ohne Parfüm sind je-

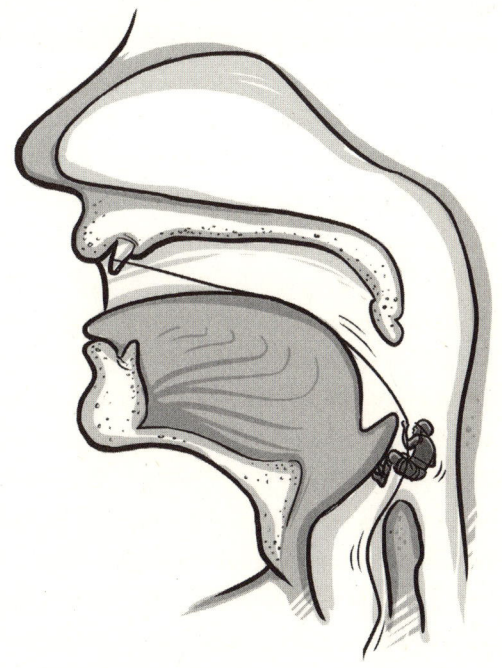

doch weiterhin erlaubt. Mir persönlich ist und war es schon immer ein Rätsel, warum dieses Verbot erst acht bis zehn Jahre nach dem Auftreten der ersten quantifizierbaren schweren Vergiftungsfälle in Kraft trat. Das Lampenöl wurde bis zu dieser Beschränkung quasi so aufbereitet, dass Kleinkinder-Hirne das einzigartige Einhorn unter den Limonaden im Lampenöl sahen. Es schaute mit der tollen Farbe lecker aus und roch aufgrund des enthaltenen Parfüms auch noch gut. Aus Sicht eines Kleinkindes ist es quasi ein Ding der Unmöglichkeit, das Lampenöl nicht zu kosten. Dass es dann nicht so gut schmeckt, ist für Kinder eher zweitrangig. Wie wir weiter oben gesehen haben, reichen aber leider bereits ein bis zwei Schlucke für eine schwere Vergiftung aus.

Das Verbot der gefärbten und parfümierten Lampenöle hatte schließlich die erhoffte Wirkung. Die Vergiftungszahlen sanken. Als Maßstab können die Anrufe bei den Deutschen Giftnotrufnummern gelten[142]. Demnach gingen zwischen 1992 und 1998 jährlich knapp unter 1000 Meldungen aufgrund verschluckter Lampenöle ein. Schon 1999 waren es dann knapp über 600 Meldungen und im Jahr 2000 »nur noch« rund 400. Leider war die Freude nur von kurzer Dauer. Nach dem anfänglichen Rückgang der Fälle von Vergiftungen mit Lampenöl stieg die Kurve der Meldungen wieder an. Oftmals hatten die Familien jedoch gar keine Lampen mit Lampenöl im Haushalt. Die Symptomatik der Kinder war jedoch die gleiche. Können Sie sich denken, was das Problem war? Des Deutschen liebstes Hobby ist das Grillen. Heutzutage werden immer mehr moderne und futuristische Gasgrills verkauft, die sicherlich in naher Zukunft eher autonom fahrenden Fahrzeugen als herkömmlichen Grills ähneln werden. Ende der 1990er-/Anfang der 2000er-Jahre waren die Holzkohlegrills aber noch en vogue, und auch heute noch gilt vielen die Fertigkeit und Häufigkeit des Grillens über glühenden Kohlen als Gradmesser für den Testosteronspiegel im Blut. Einen Extrapunkt auf der Testosteronskala bekommen gar diejenigen Grill-Meister, die ihre Kohlen mit einem sorgsam aufgeschichteten Konstrukt aus kleinen Holzstückchen entflammen. Viele verzichten jedoch auf diesen Extrapunkt und nutzen flüssige Grillanzünder. Diese feierten Anfang der 2000er-Jahre eine große Erfolgsstory. Sie ahnen sicher schon, auf was ich hinausmöchte. Die flüssigen Grillanzünder vergifteten die Kleinkinder auf die gleiche Art und Weise wie das immer strenger regulierte Lampenöl. Während sich ganz Europa auf das Lampenöl stürzte, interessierte sich niemand für die Grillanzünder. Diese unterschieden sich aber oftmals überhaupt nicht in der Rezeptur. Heutzutage haben sich die Vergiftungen durch Lampenöle und flüssige Grillanzünder auf moderatem Niveau eingependelt. Gänzlich ausgemerzt ist die Gefahr jedoch noch lange nicht. Aufgrund der tödlichen Gefahr bereits bei einer kleinen verschluckten Menge ist es daher wichtig, diese Thematik immer wieder in den Vordergrund zu hieven.

Symptome und Erste Hilfe

Haben Kinder Grillanzünder oder Lampenöl verschluckt, beginnen sie meist unmittelbar danach stark zu husten. Teilweise folgt Erbrechen. Innerhalb einiger Stunden kann es dann zu schwerer Atemnot kommen. Falls Sie den Verdacht haben, dass Ihr Kind Lampenöl oder Grillanzünder getrunken hat, führen Sie kein Erbrechen herbei. Hierdurch könnte noch mehr Lampenöl in die Lunge gelangen. Rufen Sie stattdessen sofort den Notarzt. Viel mehr können Sie leider nicht unternehmen.

Der sinnvollste Ansatzpunkt, um Ihr Kind zu schützen, ist wie immer die Prävention. Kaufen Sie einfach keine Lampenöle oder Grillanzünder, die mit Aspirationsgefahr gekennzeichnet sind. Und wenn doch, dann verschließen Sie solche Stoffe für Kinder unerreichbar in einem Schrank und lassen Sie sie nicht – auch nicht kurz – unbeaufsichtigt in der Nähe von Kleinkindern stehen. Behalten Sie befüllte Öllampen ebenfalls immer im Auge.

25. ALKOHOL

Was	Alkohol (Ethanol)
Giftige Bestandteile	Der Alkohol an sich. In verschiedenen alkoholhaltigen Getränken (Bier, Wein, Sekt, Schnaps, Alkopops etc.) enthalten
Toxische Dosis	Frauen sollen nicht mehr als 12 g Alkohol am Tag trinken, Männer nicht mehr als 24 g. Mindestens zwei alkoholfreie Tage in der Woche werden empfohlen.
Symptome	Bei Überdosierung, akut: Schwindel, Gedächtnisstörungen, Müdigkeit, Bewusstlosigkeit; langfristig: Leberschäden, Gehirnschäden etc.
Erste Hilfe	Bei akuter Alkoholvergiftung (bspw. bei Nicht-Ansprechbarkeit) Notruf wählen. Langfristig hilft nur der Verzicht auf Alkohol und die (symptomatische) Behandlung der jeweiligen bereits verursachten Schäden.

Ich finde es relativ schwierig, mich mit dem Thema Alkohol zu befassen. Auf der einen Seite ist Alkohol das (!) akzeptierte Genussmittel in unserer Gesellschaft. Und wir stoßen überall auf prominent platzierte Werbung, in der Bier mit harten und coolen Männern assoziiert wird, Wein mit dem ultimativen Genuss am Ende eines anstrengenden Tages. Wer »viel verträgt«, gilt als toller Kerl. Nicht in der Werbung sehen wir jedoch Kinder, die sich mit süßen Mischgetränken ins Koma saufen und bereits in jungen Jahren eine akute Alkoholvergiftung erleiden.

Vielleicht ist die Annäherung an das Thema doch nicht so schwierig, zumindest nicht für einen Toxikologen. Denn Alkohol ist eine wahrhaft zerstörerische Droge. Schätzungen der Webseite *aktionswoche-alkohol.de* gehen von rund 1,77 Millionen Deutschen aus, die alkoholabhängig sind[143]. Etwa 74 000 Menschen sterben jährlich an Alkohol beziehungsweise an einer kombinierten Wirkung aus Alkohol und Zigaretten. Knapp 50 000 Gewalttaten werden jährlich auf Alkoholeinfluss zurückgeführt. Ganze Familien zerbrechen, wenn ein Elternteil alkoholabhängig ist. Kinder werden traumatisiert. Die Weltgesundheitsorganisation nennt Alkohol als Auslöser für mehr als 60 verschiedene Krankheiten und spricht in diesem Zusammenhang von weltweit 2,5 Millionen Toten jedes Jahr. Ob ich den Alkohol deswegen komplett meide? Nein, auch ich genieße dann und wann ein Glas Wein, ein kühles Bier zum Grillen im Garten oder einen guten Single Malt Whisky. Wobei ich tunlichst darauf achte, dies nicht zur Gewohnheit werden zu lassen. Meine eiserne Regel besagt, dass Alkohol nicht zum Alltagsgetränk werden darf. Daher trinke ich grundsätzlich nur dann Alkohol, wenn Freunde zu Besuch sind, oder zu Anlässen wie zum Beispiel Geburtstagsfeiern – womit ich dem deutschen Standard des Feierabend-Biers definitiv nicht gerecht werde.

Von was reden wir eigentlich?

Wenn wir von Alkohol sprechen, meinen wir eigentlich das sogenannte Ethanol. Weist ein Bier 5 Prozent Alkohol auf, dann sind 5 Prozent Ethanol enthalten. Im Normalfall sprechen wir hier von Volumen-Prozent. Ein großes 500-Milliliter-Bier (okay, in Bayern ist das eher ein kleines Bier) mit 5 Prozent Alkohol bedeutet also, dass 5 Prozent des Volumens aus Ethanol bestehen. In unserem Beispiel mit dem kleinen bayerischen Bier sind das 25 Milliliter reines Ethanol (Alkohol). Trinken Sie 40 Milliliter eines Single Malt Whiskys mit 50 Prozent Alkohol, haben Sie 20 Milliliter reinen Alkohol, also Ethanol, zu sich genommen. Im Grunde ganz einfach!

Übrigens können auch Fruchtsäfte oder alkoholfreies Bier geringe Mengen Alkohol enthalten. Bei Fruchtsäften geschieht die alkoholische Gärung durchaus in geringem Maße »von allein«. Maximal 0,38 Volumen-Prozent dürfen so in Fruchtsäften vorkommen. Das ist zum Glück recht wenig. Eine schnelle Hochrechnung ergibt, dass Sie etwa knapp 7 Liter Fruchtsaft trinken müssten, um auf den Alkoholgehalt eines halben Liters Bier zu kommen. Ihre Kinder können also aus der Alkoholperspektive weiterhin ganz beruhigt Fruchtsaftschorle trinken. Bei alkoholfreiem Bier können Sie nur sicher sein, dass überhaupt kein Alkohol enthalten ist, wenn diese 0,0 Prozent explizit auf der Flasche vermerkt sind. Ansonsten sind bis zu 0,5 Volumen-Prozent Alkohol erlaubt.

Ethanol wird vorrangig erst einmal durch Gärung gewonnen. Für die Gärung ist ein zuckerhaltiges Ausgangsmaterial nötig, welches vergoren werden kann. Dies sind bei Wein im Normalfall Weintrauben und bei Bier ist es Malz. Durch Hefe, spezielle Bakterien und eine wohlige Temperatur können mittels alkoholischer Gärung Alkoholgehalte von bis zu etwa 15 Prozent erreicht werden. Wer diesen Vorgang genauer verstehen möchte, der sei auf Heinz Rühmann im Film *Die Feuerzangenbowle* verwiesen: »Der gärende Alkohol beginnt dann zu faseln und so entsteht Heidelbeer-Fasel oder Heidelbeer-Fusel.« Alles klar? Wenn Ihnen dieses epochale Filmzitat nichts sagt, dann lege ich Ihnen den Film wärmstens ans Herz. Er ist ein wahres Meisterwerk der Filmgeschichte und gleichzeitig Film-Kulturgeschichte. Schwieriger wird es, wenn man hochprozentige Spirituosen kreieren will. Allein durch alkoholische Gärung kommen Sie da leider nicht weiter. Hierfür muss die sogenannte Destillation eingesetzt werden. Wir sprechen dann umgangssprachlich vom Schnapsbrennen. Vereinfacht gesagt, wird dabei Alkohol verdampft und wieder mittels eines Kühlers kondensiert. Ich möchte nicht näher ins Detail gehen, weil ich Sie damit wahrscheinlich langweilen würde. Die technischen beziehungsweise chemischen Begebenheiten stellen sich meiner Meinung nach in der Beschreibung recht trocken dar. Warum ich das Thema trotzdem anreiße? Dies liegt an einem toxikologisch höchst relevanten Fakt.

Haben Sie schon einmal etwas vom sogenannten Vorlauf gehört? Wenn Alkohol verdampft, verdampft nicht zuallererst das Ethanol, der sogenannte Mittellauf, sondern erst einmal unter anderem das bei geringerer Temperatur verdampfende Methanol, was auch bei der alkoholischen Gärung gebildet wird. Das ist der Vorlauf. Schnapsbrenner versuchen, diesen Vorlauf komplett zu verwerfen, da das Methanol stark giftig ist. Trinken Sie zu viel davon, dann haben Sie echt ein Problem. Doch dazu später mehr Details, lassen Sie uns zunächst das Ethanol etwas näher betrachten.

Was passiert mit dem Alkohol im Körper?

Sobald Ethanol in unserem Körper ist, will ihn unser Organismus recht schnell wieder loswerden. Dieser Abbau geschieht zu einem großen Teil in unserer Leber. Leider funktioniert das aber nicht so einfach. Um das Ethanol aus unserem Körper herauszubekommen, muss erst einmal ein wenig daran herumgewerkelt werden[144]. Stellen Sie sich vor, Sie haben einen sehr großen Heizungstank in Ihrem kleinen Kellerraum. Den bekommen Sie auch nicht einfach durch die Tür. Da muss erst einmal ein Spezialist kommen und daran herumarbeiten. Er muss den Heizungstank demontieren oder zerkleinern und vielleicht sogar ein paar Tragegriffe dranschweißen. Unser Spezialist in der Leber heißt Alkoholdehydrogenase. Er trägt für uns der Einfachheit halber den Spitznamen Hydro. Hydro bastelt also am Ethanol herum, sodass dieses nach einiger Zeit schon merklich

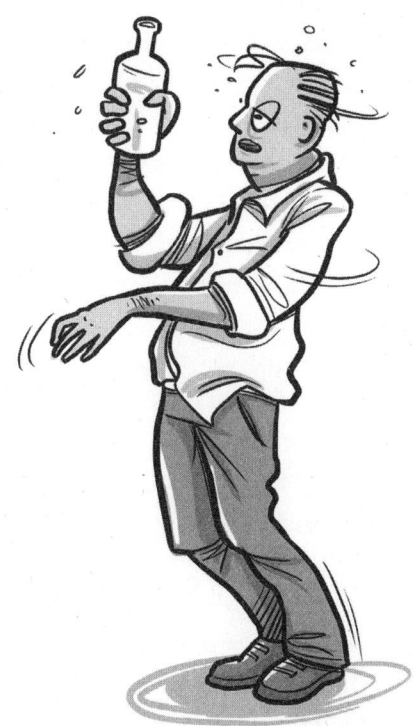

verändert ist. Es ist jetzt nicht mehr Ethanol, sondern ein anderer Stoff mit dem Namen Acetaldehyd, der leider ziemlich giftig ist. Deshalb arbeitet unser Fachmann schnell weiter und baut das Acetaldehyd weiter um, bis schließlich Essigsäure entsteht. Diese wird letztendlich weiter zu Wasser und Kohlendioxid umgewandelt und kann danach beispielsweise über den Urin beziehungsweise die Atmung ausgeschieden werden.

Dieser Mechanismus ist der maßgebliche Abbauweg, um Ethanol aus unserem Körper zu entfernen. Allerdings hat unser Körper noch weitere Experten, die ihre Arbeit etwas anders erledigen. Mit den detaillierten Vorgängen verschone ich Sie jedoch, da es wirklich nur eine Minderheit ist. Interessant ist an dieser Stelle nur, dass diese anderen Spezialisten nicht so effektiv arbeiten wie Hydro. Im Schnitt können auf die gerade beschriebene Weise in etwa 0,1 Promille (Promille steht hierbei für den Alkoholgehalt im Blut) pro Stunde aus dem Blut entfernt werden.

Wieso vertragen asiatisch-stämmige Menschen keinen Alkohol?

Eine kleine Erklärung bezüglich asiatisch-stämmiger Menschen und Alkohol möchte ich hier gerne noch einfließen lassen. Es ist in der Tat wahr, dass asiatisch-stämmige Menschen früher und stärker auf Alkohol reagieren als beispielsweise europäisch-stämmige Menschen. Dies liegt daran, dass bei diesen Menschen der Hausmeister Hydro nur als Teilzeitkraft eingestellt ist[145]. Deshalb haben sie Probleme, das Ethanol rasch wieder aus dem Körper hinauszubekommen. Die anderen Hausmeister, die diese Arbeit ebenfalls erledigen können, arbeiten ja wie gesagt leider nicht ganz so effektiv wie Hydro. Was sich auf den ersten Blick wie ein Nachteil liest, könnte auch als evolutionärer Vorteil gesehen werden. Denn diese Intoleranz gegenüber Alkohol schützt die betroffenen Menschen davor, zu viel davon zu sich zu nehmen, sodass es weniger zu langfristigen Schäden durch Alkoholkonsum kommt. Wem früh schwindelig und übel wird, der hört eben auch früher auf zu trinken. Wer hingegen viel verträgt, der konsumiert tendenziell auch mehr – Ihre Leber und Ihr Gehirn können ein Lied davon singen.

Das Gift Ethanol

Wir alle kennen vermutlich aus eigener Erfahrung die Folgen, die der Konsum von Ethanol, sei es in Form von Bier, Wein, Sekt, Whisky oder anderen alkoholhaltigen Getränken, mit sich bringt. Die Auswirkungen können im Ausmaß verschieden sein. Auf die einen kann Alkohol entspannend wirken, andere muntert er auf. Er schränkt jedoch auch die Wahrnehmung ein, beeinträchtigt das Reaktionsvermögen, macht schwindelig, man wird verwirrt, orientierungslos, kann bewusstlos werden und letztendlich sogar an einer Alkoholvergiftung sterben. Und dies sind nur die akuten Konsequenzen unmittelbar nach dem Alkoholkonsum. Langfristig kann Ethanol Krebs verursachen, die Leber zerstören, unser Gehirn unwiederbringlich schädigen und noch vieles mehr.

Im Folgenden möchte ich Ihnen einige der Mechanismen vorstellen, mittels derer Alkohol die sensiblen, aufeinander abgestimmten biochemischen Vorgänge in unserem Körper beeinflussen kann. Sehen Sie es mir nach, dass ich mich auf wenige Mechanismen beschränke, obwohl Alkohol solch ein vielfältiges Gift ist. Mit der Beschreibung aller zerstörerischen Wirkungen könnte ich allein ganze Bücher füllen. Ich begnüge mich hier mit den aus meiner Sicht interessantesten Aspekten und dabei zunächst mit den akuten Auswirkungen. Das Phänomen, dass Alkohol die Funktionen Ihres Gedächtnisses unmittelbar nach dem Trinken beeinflusst, liegt an der Interaktion mit den sogenannten GABA-Rezeptoren, die im Gehirn und im Rückenmark weit verbreitet sind[146]. Ein Rezeptor im Allgemeinen nimmt einen Reiz (eine Aktivierung oder eine Deaktivierung) auf und leitet diesen auf eine bestimmte Art weiter. Durch Aktivierung der GABA-Rezeptoren kommt es verstärkt zu einem Einstrom von speziellen elektrisch geladenen Teilchen (genauer: Chlorid-Ionen), was eine hemmende Wirkung zur Folge hat. Je nachdem, wo die GABA-Rezeptoren nun genau vorhanden sind, haben sie beispielsweise Einfluss auf unsere Reflexe (GABA-Rezeptoren im Rückenmark) oder auch auf das Einschlafverhalten (GABA-Rezeptoren im Zwischenhirn). Trinken Sie nun alkoholhaltige Getränke, interagiert Ethanol direkt mit diesen GABA-Rezeptoren. Alkohol bindet an diese und löst die hemmende Wirkung an Ort und Stelle aus. Sie werden also müde, träge und Ihre Reflexe werden verlangsamt. Neben den GABA-Rezeptoren interagiert Alkohol noch mit verschiedenen anderen Rezeptoren, die alle zur Familie der sogenannten Glutamat-Rezeptoren gehören. Diese Rezeptoren wirken – im Gegensatz zu den GABA-Rezeptoren – erregend und stimulierend. Ethanol bindet nun auch an diese Rezeptoren und blockiert sie einfach, es besetzt sie quasi. Sie sind nun nicht mehr zugänglich für die Stoffe, die eigentlich an sie binden sollten, und die stimulierende Wirkung, die sich einstellen sollte, bleibt aus.

Was zum Teufel ist ein Kater?

Die meisten von Ihnen haben bestimmt schon einmal einen Kater gehabt. Diese ekelhaften Kopfschmerzen am nächsten Tag, wenn Sie am Vorabend zu viel Alkohol getrunken haben. Diese unerträgliche Übelkeit, die Ihnen – wenn es schlecht läuft – den ganzen Tag im Magen sitzt. Das Interessante ist hier, dass Ethanol streng genommen gar nicht dafür verantwortlich ist. Sofern es unverändert im Körper vorkommen würde, bliebe Ihnen der Kater am nächsten Tag weitestgehend erspart. Sie haben aber ja nun gelernt, dass Alkohol, wenn er aus Ihrem Körper verschwinden soll, von Hydro zu Acetaldehyd umgebaut wird, um dann in einem nächsten Schritt zu Essigsäure und schlussendlich zu Kohlendioxid und Wasser umgewandelt zu werden. Und genau das Zwischenprodukt Acetaldehyd ist zu einem erheblichen Anteil schuld an Ihrem Kater. Der Stoff führt zur Produktion von freien Sauerstoffradikalen, welche Zellwände Ihrer Körperzellen schädigen können. Dies ist gemäß wissenschaftlichen Forschungen zumindest teilweise für den Brummschädel verantwortlich[147]. Bestimmte Medikamente hemmen den Abbau von Acetaldehyd zu Essigsäure. Die Konsequenz ist dann ein besonders übler und lang anhaltender Kater. So soll manchen alkoholkranken Patienten das Trinken ausgetrieben werden. Die Nebenwirkungen bei dieser Therapie sind allerdings so heftig, dass ein normales Leben während dieser Zeit kaum möglich ist. Deshalb beschränkt sich der Einsatz dieser Medikation nur auf wenige spezielle Fälle schlimmer Alkoholsucht.

Die chronische Wirkung von Ethanol auf die Leber

Hat Alkohol wie gesehen schon viele Auswirkungen, die sich unmittelbar nach dem Konsum offenbaren, so ist er auch bei der chronischen Wirkung, die erst langfristig bei dauerhaftem, regelmäßigem Konsum sichtbar wird, ein wahrer Tausendsassa. Während die direkt eintretenden Folgen kurz nach dem Trinken sich maßgeblich auf Gehirn und Magen beziehen und auch wieder verschwinden, sind langfristig sehr viel mehr Funktionen des Körpers sogar irreversibel betroffen.

Auch an dieser Stelle kann ich Ihnen unmöglich alle Baustellen aufzeigen, an denen Ethanol in Ihrem Körper schädigend herumwerkelt. Aber ein oder zwei prominente Bauprojekte möchte ich doch gerne präsentieren. Zum einen ist hier Ihre Leber als einer der Hauptansatzpunkte zu nennen. Wie oben aufgezeigt, ist die Leber das wichtigste (wenn auch nicht das einzige) Organ hinsichtlich der Umwandlung und des Abbaus von Ethanol. Neben dem bereits beschriebenen Spezialisten Hydro sind hierbei noch unzählige andere Stoffe involviert. Und genau dadurch, dass Ihre Leber der Hauptakteur beim Alkoholabbau ist, kommt es zu einer chronischen und irreversiblen Leberschädigung durch Alkohol.

Die alkoholbedingte Zerstörung der Leber ist eine Erkrankung, die auf multiple Weise wirkt. Alkohol bewirkt bildlich gesprochen, dass von allen Seiten kleine, feine Nadeln auf Ihre Leber piksen. Jede Nadel für sich über einen langen Zeitraum wäre vielleicht gar nicht so schlimm. Alle Nadeln zusammen für einen kurzen Zeitraum würden Ihre Leber vielleicht kurzzeitig ärgern, langfristig wäre aber alles wieder okay. Aber der stete Piks von allen Seiten über viele Jahre hinweg kann die Leber empfindlich verstimmen. Auf lange Sicht kann es so zur Fettleber, Fettleber-Hepatitis, Leberzirrhose bis hin zum Leberkrebs kommen.

Die Leber spielt in der Verarbeitung von Fetten eine wichtige Rolle für den gesamten Organismus. Vereinfacht gesagt, produziert unsere Leber selbst Fette beziehungsweise Bestandteile von Fetten. Weiterhin nimmt sie aktiv Fette aus unserer Nahrung auf. Diese werden nun für verschiedene Aktionen wie die Bereitstellung von Energie oder die Herstellung von Zellmembranen genutzt. Dieses Gesamtkonstrukt im Fettstoffwechsel von der Produktion und Sammlung neuer Fette bis hin zum Verbrauch der gesammelten Fette sorgt für ein sensibles Gleichgewicht, damit es nicht zur Über- oder Unterversorgung mit Fetten kommt – zu viel ist schlecht, zu wenig aber auch. An der Wahrung dieses Gleichgewichts sind viele Proteine und andere Stoffe beteiligt, die alle in Form verschiedener Kaskaden aufeinander reagieren und voneinander abhängig sind. Das ist wieder vergleichbar mit einer Reihe von Dominosteinen. Ein umgefallener Stein stößt an den nächsten, der daraufhin auch umfällt und den nächsten in Bewegung setzt und so weiter. Wir haben aber keine lange, gerade Reihe von Dominosteinen in der Leber, sondern viele Gabelungen und Kreuzungen, an denen einzelne Dominosteine mehrere andere Steine anstoßen. Wir haben überkreuzte Dominoreihen und auch parallel verlaufende.

Ethanol kann nun an mehreren Stellen in diesem sensiblen Netzwerk voneinander abhängiger Stoffe und Schritte Unfug treiben. Exemplarisch möchte ich Ihnen eine Stelle vorstellen: Um Fette in die Leber zu bringen, sind spezielle Transporter nötig. Diese sind sozusagen Taxis, welche einzelne Bestandteile der Fette aufnehmen und zur Leber fahren. Ethanol sorgt nun unter anderem dafür, dass diese Taxis vermehrt gebaut und für den Verkehr zugelassen werden. Die Konsequenz ist, dass mehr Taxis mit Bestandteilen der Fette in der Leber ankommen. Der Fettgehalt der Leber steigt dadurch rapide an. Mit diesem simplen Beispiel möchte ich den Vorgang der Anreicherung von Fetten in der Leber an dieser Stelle abschließen. Ergänzend möchte ich Ihnen aber noch ein kurzes Beispiel dafür nennen, wie der Prozess der entstehenden Fettleber voranschreiten und ein ernsthaftes Problem für Sie werden kann. Denn nur weil ein paar Fette mehr in Ihrer Leber vorhanden sind, ist dies noch nicht automatisch ein großes Problem. Trinken Sie Alkohol, ist während der Umwandlung und der Ausscheidung sogenannter oxidativer Stress in den Leberzellen (aber nicht ausschließlich) die Folge. Oxidativer Stress bedeutet, dass es zu einem Übermaß an reaktiven Sauerstoffverbindungen kommt. Wir müssen hier nicht im Detail beleuchten, was genau das heißt. Für uns ist zum Verständnis vielmehr wichtig, dass diese entstehenden Sauerstoffverbindungen wirklich hoch (!) reaktiv sind. Sie interagieren also gerne mit verschiedenen Bestandteilen in unseren Zellen. In unseren Leberzellen tragen sie nun zu einer Störung im Stoffwechsel der sogenannten Adipokine bei. Adipokine sind Proteine im Fettgewebe, welche in der Lage sind, Entzündungen zu fördern, was hier nun noch verstärkt wird. Sie ahnen schon, worauf das hinausläuft. Eine Entzündung im Fettgewebe unserer Leber ist selten etwas Gutes. Kombinieren wir diese Entzündung noch mit einem enorm gestiegenen Anteil an Fettgewebe wird das Problem immer schlimmer.

Unser Immunsystem wird nun langsam aufmerksam auf das, was in der Leber geschieht, und Immunzellen werden vermehrt in die Leber geschickt, um nach dem Rechten zu sehen. Es könnte ja sein, dass sich ein fremder Eindringling eingenistet hat. Dies führt zu einer noch stärkeren Entzündung und dadurch auch zum Absterben von Leberzellen. Und hier sind wir nun bei der Hepatitis: einer chronischen, länger andauernden Entzündung unserer Leber mit allen daraus resultierenden Konsequenzen. Das vermehrte Absterben von Leberzellen stellt die Leber vor große Probleme. Zwar ist sie ein Organ mit bemerkenswerter Fähigkeit zur Regeneration. Allerdings funktioniert diese bei fortschreitender Hepatitis nicht mehr ganz so gut. Die immer größer werdenden Bereiche absterbender Leberzellen müssen daher – anstelle von hoch funktionalen Leberzellen – durch Narbengewebe ersetzt werden. Dieses Narbengewebe weist leider keinerlei Funktionen der ursprünglichen Leberzellen mehr auf. Wir befinden uns nun in dem Bereich der sogenannten Leberfibrose. Mit fortschreitender Fibrose verliert die Leber zunehmend ihre lebensnotwendigen Funktionen. Es kommt zu immer gravierenderen Komplikationen, die letztendlich auch in einem Leber-Tumor enden können.

Ein paar Worte zum Gehirn

Ethanol kann auch direkt Ihr Gehirn schädigen. Wissenschaftlerinnen und Wissenschaftler auf der ganzen Welt konnten zeigen, dass Ethanol direkt einzelne Bestandteile des Gehirns angreifen und verändern kann. Weiterhin trägt der Schaden, den Alkohol in der Leber verursacht, vermehrt zu dem entstehenden Hirnschaden bei. Der Verlust der Leberfunktionen sorgt dafür, dass Alkohol schlechter abgebaut und ausgeschieden werden kann. Somit ist im gesamten Körper mehr Alkohol vorhanden, also auch im Gehirn, welches nun verstärkt dem Ethanol ausgesetzt ist. Außerdem entstehen durch den ungeheuren Stress, der Ihrer Leber durch Alkohol widerfährt, verschiedene Stressmoleküle, die wieder direkt das Gehirn angreifen und schädigen können. Hierfür gibt es den Fachbegriff der hepatischen Enzephalopathie: Eine unzureichende Entgiftungsfunktion der Leber infolge einer chronischen Leberkrankheit sorgt für eine Funktionsstörung des Gehirns[148].

Zurück zum Methanol

Weiter oben habe ich Ihnen erklärt, dass beim Schnapsbrennen der Vorlauf verworfen werden muss, da hier vermehrt Methanol vorkommt. Methanol, auch genannt Methylalkohol, ist ein enger Verwandter des Ethanols und leider verdammt gefährlich. Wie bei Ethanol auch ist das im Körper vorliegende Methanol zunächst einmal relativ harmlos. Beim Versuch des Umbaus und der Ausscheidung entsteht jedoch ein sehr giftiger Stoff[149].

Am Umbau von Methanol ist erneut unser Spezialist Hydro beteiligt. Hydro macht aus Methanol Formaldehyd. Aus Formaldehyd wird dann Ameisensäure. Leider werden Methanol und Formaldehyd recht schnell umgewandelt, während die Ameisensäure nur langsam abgebaut wird. Es kommt daher zur Anreicherung von Ameisensäure im menschlichen Körper. Daraus resultiert eine Übersäuerung des Blutes und dadurch die Schädigung von Nerven, insbesondere des empfindlichen Sehnervs. Eine typische Konsequenz von zu hohem Methanolkonsum ist deshalb die Erblindung. Letztendlich können auch Multiorganversagen und der Tod Folgen sein. Zum Glück haben die Schnapsbrenner die Abtrennung des Methanols im Normalfall gut im Griff und Sie müssen keine Blindheit befürchten. Aber bei privaten kleinen Brennern kam es in der Vergangenheit immer wieder zu einem ungenügenden Abtrennen des Vorlaufs und zu hoher Konzentration von Methanol im Schnaps. Daher stammt übrigens auch der scherzhaft gemeinte Hinweis, dass der selbst gebrannte Schnaps so übel schmeckt, dass man blind davon wird.

Eine kleine ulkige Sache möchte ich Ihnen in diesem Zusammenhang noch erklären. Wissen Sie was ein Gegengift für eine akute Methanol-Vergiftung sein kann? Ethanol! Sie könnten also (theoretisch) guten Schnaps trinken, um den Schaden durch eine akute Methanol-

Vergiftung zu verhindern. Dies liegt daran, dass sich Hydro, wenn er Ethanol und Methanol zur Verfügung hat, eher an das Ethanol hält. Somit arbeitet also kein Hydro am Umbau von Methanol, und es kommt dadurch nicht zur Bildung von Formaldehyd und Ameisensäure. Methanol wird dann zwar langsam, aber dennoch effektiv über andere Wege abgebaut. Und diese Abbauwege beinhalten glücklicherweise keine Ameisensäure. Sollten Sie allerdings befürchten, sich an Methanol vergiftet zu haben, rate ich Ihnen zum Ruf des Krankenwagens und nicht zur Selbstmedikation mittels anderen Alkohols. Auch wenn Dr. House dies in einer Folge der nach ihm benannten TV-Serie einmal erfolgreich praktiziert hat.

Schwangere und stillende Frauen

Einen wichtigen Hinweis möchte ich an dieser Stelle noch geben. Sofern Sie schwanger sind, meiden Sie Alkohol bitte gänzlich. Verzichten Sie auch auf ein kleines Glas Sekt oder Wein. Jeglicher Alkohol, sei es noch so wenig, verteilt sich gleichmäßig in Ihrem Körper und damit auch in Ihrem ungeborenen Kind. Die Phase der Entstehung menschlichen Lebens ist hochsensibel und jedes kleine bisschen Alkohol kann hier schädigend eingreifen. Es ist keine Menge an Alkohol bekannt, die unbedenklich ist. Schützen Sie Ihr ungeborenes Kind und verzichten Sie bitte vollständig auf Alkohol! Aus demselben Grund muss ich Ihnen auch von literweisem Konsum von Fruchtsäften oder alkoholfreiem Bier (wenn nicht explizit mit 0,0 Prozent gekennzeichnet) abraten. Verdünnte Furchtsaftschorle sowie kleinere Mengen Fruchtsaft sollten jedoch kein Problem sein. Die Zeit nach der Geburt ist ebenfalls eine sensible Phase, wenngleich nicht ganz so empfindlich wie die Zeit der Schwangerschaft. Hier gibt es durchaus Meinungen, die dahin gehen, dass ein kleines Glas Sekt zu keinem nennenswerten Anteil an Alkohol in der Muttermilch führt und deshalb unbedenklich ist. Diese Meinungen sind allerdings umstritten, und Expertinnen und Experten konnten sich nicht auf eine unbedenkliche Menge Alkohol in der Stillzeit einigen. Deshalb kann ich Ihnen an dieser Stelle nur mitgeben, dass Sie lediglich bei vollständigem Verzicht auf Alkohol auch in der Stillzeit auf der absolut sicheren Seite sind.

Erste Hilfe und die Frage: Wie viel?

Eine zu hohe Menge an Alkohol kann akut zu einer Alkoholvergiftung führen. In diesem Fall kann es als Empfehlung nur geben, einen Krankenwagen zu rufen, wenn Menschen nicht mehr ansprechbar sind. Wann dieser Punkt eintritt, ist abhängig von den Trinkgewohnheiten und der individuellen Biochemie. Prinzipiell gilt: Je weniger Sie trinken, desto weniger »vertragen« Sie. Um einen langfristigen Schaden zu vermeiden, sollten Sie eine regelmäßige Maximalmenge an Alkohol nicht überschreiten. Einen Anhaltspunkt kann die Deutsche Hauptstelle für Suchtfragen liefern: Demnach soll an mindestens zwei Tagen in der Woche überhaupt kein Alkohol getrunken werden. Frauen sollen nicht mehr als 12 Gramm Alkohol am Tag konsumieren, also beispielsweise ein kleines Glas Wein (0,125 Liter). Männer sollen täglich nicht mehr als 24 Gramm Alkohol zu sich nehmen, also 0,6 Liter Bier. Und wenn Sie doch einmal mehr getrunken haben, sorgen Sie sich nicht allzu sehr (außer natürlich, der Fall einer akuten Alkohol-Vergiftung tritt ein). Man kann dies zwar nicht einfach aufrechnen, aber wenn Sie im Anschluss an eine feuchtfröhliche Nacht ein paar alkoholfreie Tage einlegen, sollte auch dies im Normalfall kein Problem sein. Und der anschließend folgende Kater wird Sie dabei gerne unterstützen. Übrigens: Wie viel Gramm Alkohol in Ihrem Getränk enthalten sind, können Sie mit einer ganz einfachen Formel ausrechnen. Sie benötigen die Milliliter reinen Alkohols (errechnet wie oben beschrieben) und multiplizieren diese mit der Dichte von Ethanol, also grob gerundet mit 0,8. Demnach sind in 300 ml Bier mit 5 Volumen-Prozent Alkohol 12 Gramm Alkohol enthalten. 300 x 0,05 x 0,8 = 12.

26. NANOPARTIKEL

Was	Nanopartikel
Giftige Bestandteile	Die Nanopartikel an sich. Sind enthalten in Nahrung, Kosmetika (z. B. Sonnencreme), Pharmazeutika etc.
Toxische Dosis	Für jede spezielle Nanopartikel-Art unterschiedlich. Verschlucken und Hautkontakt sind meist unproblematisch. Sehr hohe Konzentrationen beim Einatmen können kritisch sein.
Symptome	Symptome einer Nanopartikel-Vergiftung sind je nach Art verschieden.
Erste Hilfe	Eine akute Vergiftung mit Nanopartikeln tritt normalweise nicht auf. Höchstens bei Unfall-Szenarien und einer sehr großen Freisetzung von Nanopartikeln in die Atemluft ist dies denkbar. Bringen Sie den Verunfallten an die frische Luft und rufen Sie einen Krankenwagen.

Ich gehöre zu den Menschen, die morgens vor der ersten Kanne Kaffee ungern in Kontakt mit anderen Mitmenschen treten. Fröhliche und gut gelaunte Frühaufsteher, die direkt nach dem Klingeln des Weckers in angeregte Gespräche treten wollen, überfordern mich. Ohne die anregende Wirkung des Koffeins komme ich nur äußerst mühsam in die Gänge. Erkennen Sie sich wieder? Sorgen Sie sich nicht, wir sind eben »Eulen«. Also Menschen, die erst am Abend und in der Nacht richtig aktiv werden, sich am frühen Morgen aber sehr schwertun. Zumindest dachte ich das immer, bis ich am 11. Juli 2006 die Tageszeitung *taz* aufschlug und eine andere mögliche Erklärung für meine Morgenträgheit fand. In großen Lettern stand dort geschrieben: »Sonnencreme könnte Hirn aufweichen«. Könnte das die Antwort auf meine morgendliche Schlappheit sein? In der Tat fühlt sich mein Gehirn direkt nach dem Aufstehen so an, als sei es aufgeweicht. Und nutze ich nicht regelmäßig Sonnencreme? Diese Schlussfolgerung ist natürlich völliger Nonsens. Die Schlagzeile in der *taz* gab es jedoch tatsächlich. Im Artikel wird von Nanopartikeln aus Titandioxid berichtet, die sich in der Sonnencreme befinden, da sie den Lichtschutzfaktor erhöhen. Und genau diese Titandioxid-Nanopartikel sollen für das aufweichende Gehirn verantwortlich sein. Begründet wird dies mit Erkenntnissen der wissenschaftlichen Arbeitsgruppe um die Wissenschaftlerin mit dem klangvollen Namen Bellina Veronesi der US-amerikanischen University of North Carolina[150]. Diese Wissenschaftlerin hat in Reagenzgläsern Titandioxid-Nanopartikel mit Gehirnzellen von Mäusen vermischt. Die Gehirnzellen reagierten daraufhin mit der Produktion von freien Sauerstoffradikalen als Abwehrmechanismus gegen den unbekannten Feind. Was sollen die armen Gehirnzellen auch sonst tun, wenn sie sich mit Nanopartikeln eng zusammengepfercht in einem Reagenzglas tummeln? Sie wehren sich. Die Produktion und Ausschüttung freier Sauerstoffradikale soll dem Aggressor, mutmaßlich meistens ein Bakterium, schaden.

Dass die freien Sauerstoffradikale dabei nicht nur einen unbekannten Feind bekämpfen können, sondern möglicherweise auch das eigene Gewebe schädigen, wird dabei von den Gehirnzellen billigend in Kauf genommen. Das können Sie sich wie bei einem Fieberschub vorstellen. Die hohe Temperatur soll die Krankheitserreger abtöten. Dass dabei der Körper auch zu leichtem Schaden kommt, wird von unserer Immunabwehr als Kollateralschaden verbucht. Der Körper kann sich anschließend ja wieder erholen, aber erst einmal müssen die Krankheitserreger unschädlich gemacht werden, die sonst einen erheblich größeren Schaden als das Fieber anrichten könnten. Auf alle Fälle ist die Schlussfolgerung von den freien Sauerstoffradikalen im Reagenzglas hin zum aufgeweichten Gehirn mindestens gewagt und faktisch völlig hanebüchen. Weder gelangen die Nanopartikel von der Sonnencreme ins Gehirn, noch ist es in irgendeiner Form bewiesen, dass sie dort vor Ort tatsächlich eine »Aufweichung« bewirken können.

Was aber machen Nanopartikel?

Lassen Sie uns das Thema einmal ganz von vorne aufrollen. Was sind Nanopartikel überhaupt? Die Vorsilbe »nano« ist griechisch und bedeutet »Zwerg«. Ein Nanopartikel ist also ein Partikel, der durch seine geringe Größe gekennzeichnet ist. Im Allgemeinen wird hier von einem Durchmesser kleiner als 100 Nanometer ausgegangen. Das ist sehr viel winziger als alles, was Sie mit bloßem Auge erkennen können. Im Vergleich können Sie sich die Dicke eines Haares ins Gedächtnis rufen. Dieses eine Haar hat eine durchschnittliche Breite von 50 Mikrometern. Es ist also circa 500-mal dicker als der größte Nanopartikel. Das wirklich Spannende daran ist, dass Nanopartikel ansonsten völlig verschieden sein können. Der eine könnte aus Holz sein, der andere aus Gold mit Swarovski-Steinchen verziert (mit sehr, sehr kleinen Swarovski-Steinchen) und ein dritter könnte aus dem krebserzeugenden Nickeloxid bestehen. Solange der Durchmesser kleiner ist als 100 Nanometer, sind all diese Partikel per Definition Nanopartikel. Diese Sammelbezeichnung definiert also ein großes Sammelsurium unterschiedlichster winzig kleiner Teilchen. Daher finden Sie Nanopartikel heute überall. Sie werden Lebensmitteln zugegeben, stecken in Zahnpasta und unzähligen Kosmetika, werden dem Material von Tennisschlägern beigemischt und sorgen für eine schöne weiße Farbe, wenn wir unsere Wohnung streichen. Sie werden tagtäglich von uns eingeatmet, kommen mit unserer Haut in Kontakt und werden von uns verschluckt. Immer sind es Partikel mit einem Durchmesser von kleiner als 100 Nanometer, ansonsten sind sie aber völlig unterschiedlich aufgebaut. Jeder Nanopartikel ist ein Unikat an sich. Und genau aus diesem Grund ist völlig klar, dass eben nicht alle Nanopartikel das Gehirn aufweichen und auch nicht alle krebserzeugend sein können. Jeder spezifische Nanopartikel kann eine eigene Wirkung im Körper auslösen, die durchaus toxisch sein kann. Doch um es gleich mal vorwegzunehmen: Die meisten bekannten Nanopartikel haben keine spezifische toxische Wirkung, sondern sind vergleichbar mit den Partikeln, die tagtäglich draußen auf der Straße herumfliegen.

Welche Nanopartikel sind gefährlich?

Um zu verstehen, welche Nanopartikel schädlich sein können, müssen wir erst einmal ihrer Besonderheit auf den Grund gehen. Nur weil etwas besonders klein ist, muss es ja nicht automatisch besonders schädigend oder »bösartig« sein. Fragen Sie meine Frau. Sie ist »nur« 1,58 Meter groß und selbstredend die beste und liebste Frau der Welt. Mit dem Attribut »bösartig« würde sie niemand in Verbindung bringen. Die besondere Gefahr der Nanopartikel für den Körper beruht auf zwei Faktoren, die ich im Folgenden näher beleuchten möchte: Die kleine Größe ermöglicht den Transport in eigentlich unerreichbare Körperregionen. Je nach Spezifität kommt es dann zu unerwarteten Reaktionen mit dem Körpergewebe.

1. Transport in »unerreichbare« Körperregionen

Körperfremde Partikel, die wir einatmen, haben normalerweise in unserem Blutkreislauf nichts zu suchen. Wir benötigen sie nicht und vielleicht schädigen sie uns sogar, deshalb sorgen Abwehrmechanismen schon in der Lunge für die Elimination dieser Partikel. Wie an der Grenze zwischen zwei Ländern patrouillieren Grenzbeamtinnen und -beamte an der Linie zwischen Lunge und Blutkreislauf. Diese Grenzbeamten sind beispielsweise die Makrophagen, auch Fresszellen genannt. Die Fresszellen essen eingeatmete Fremdkörper buchstäblich auf, transportieren sie nach außen oder zerlegen sie in ihrem Inneren in Einzelteile. Dies funktioniert mit mikrometergroßen eingeatmeten Partikeln wie Blütenpollen relativ gut. Das Problem ist nun aber, dass Fresszellen offensichtlich unter Kurzsichtigkeit leiden. Verschiedene wissenschaftliche Arbeitsgruppen konnten zeigen, dass Fresszellen die winzigen Nanopartikel oftmals übersehen[151]. Klammheimlich liegen die Nanopartikel auf der Lungenoberfläche herum und die Fresszelle hält daneben ein Nickerchen, ohne ihrer Aufgabe nachzukommen. Leider können einige dieser Nanopartikel deshalb über verschiedene Mechanismen durch die Lungenbarriere hindurch in den Blutstrom gelangen. Es gibt auch im Darm eine solche Barriere. Für diese Darmbarriere konnte eine Aufnahme von Nanopartikeln in die Blutbahn belegt werden, wenn auch zu einem sehr viel geringeren Anteil im Vergleich zur Lungenbarriere[152]. Die Haut, zumindest wenn sie gesund und unbeschädigt ist, scheint hingegen eine gute Sperre gegenüber Nanopartikeln darzustellen[153]. Schon hier bekommt die angeblich Gehirn-aufweichende Wirkung der Sonnencreme Risse im Fundament.

Blut bedeutet Leben. Ohne Blut würde keines Ihrer Organe mit Sauerstoff oder Nährstoffen versorgt werden, was unweigerlich zum Tod des Organs oder zumindest zur Schädigung führen würde. Wenn nun aber Nanopartikel in der Blutbahn unterwegs sind, so können sie theoretisch zu allen Organen des Körpers gelangen. Für die meisten Organe ist dies auch unstrittig und unproblematisch. Gut durchblutete Organe wie Leber, Herz oder Niere werden von allem erreicht, was in unserem Blut herumschwimmt. Andere Organe hingegen, wie das Gehirn oder gar die Gebärmutter, sind durch besondere zusätzliche Barrieren im Körper geschützt. Diese sensiblen Bereiche sind streng reguliert, und der menschliche Körper hat im Laufe der Jahrhunderte besondere Schutzmaßnahmen entwickelt. Auf unser Beispiel mit der Landesgrenze und den Grenzschützern bezogen, stehen die Partikel nun, nachdem Sie die Landesgrenze in das Blut überquert haben, vor einer Bewachung wie bei einem Hochsicherheitslabor oder dem Gelände des Bundeskriminalamtes. Nicht jeder, der nach Deutschland einreisen darf, sollte diese besonders schützenswerten Gebäude betreten dürfen. Hierfür benötigen Sie noch einmal besondere Zugangsberechtigungen. Und diese erschummeln sich Nanopartikel leider oftmals. Genauer gesagt verstecken sie sich bei jemandem, der eine Zugangsberechtigung besitzt. Ein Beispiel hierfür ist das Albumin. Albumin ist ein recht großes Protein, das in gewissen Mengen Zugang zum Gehirn erhält. Bestimmte Nanopartikel können nun an dieses Protein binden und erreichen so als blinder Passagier unerkannt das Gehirn. Der Nanopartikel ist – im Vergleich zum Protein – so klein, dass er von den Kontrollen einfach übersehen wird. Was aber machen nun diese kleinen Partikel, sobald sie in diesen Organen und Geweben angekommen sind?

2. Unerwartete Reaktionen mit dem Körpergewebe

Kennen Sie das Aussehen unserer Erbinformation in unseren Körperzellen? Unsere Erbsubstanz ist in zwei Strängen (der sogenannten DNS) codiert. Beide Einzelstränge winden sich empor – ineinander verschlungen wie ein inniges und sehr gelenkiges Tanzpaar – und bilden die sogenannte Doppelhelix. Verschiedene wissenschaftliche Studien konnten zeigen, dass bestimmte Nanopartikel an eben diese DNS binden können und so die Funktionen der DNS beeinträchtigen[154]. Tumorerkrankungen könnten die Folge sein.

Kohlenstoffnanoröhren, oder auch Nanostäbchen, sind eine bestimmte Art von Nanopartikeln. Eine wissenschaftliche Arbeitsgruppe aus Edinburgh in Schottland hat zeigen können, dass sehr steife, lange und besonders dünne Nanoröhren ähnlich schlimme gesundheitsschädigende Wirkungen wie Asbest auslösen können[155]. Dieses Ergebnis hat in der Medien-Welt und auch bei den Leserinnen und Lesern einen gewissen Aufruhr verursacht. »Um Gottes willen, hast du das gelesen. Nanopartikel wirken so ähnlich wie Asbest«, hat mich eine Freundin voller Entsetzen angesprochen. Und ich muss zugeben, »Asbest-ähnliche Wirkung« hört sich wirklich erst einmal dramatisch an und ließ auch mich aufhorchen. Erlauben Sie sich doch mal den (zweifelhaften) Spaß, bei der nächsten Renovierung zu Ihrer Handwerkerfirma zu sagen: »Ach übrigens, da ist Asbest in der Wand.« Die Fachleute sind schneller wieder verschwunden, als Sie bis drei zählen können. Angesichts der Schwierigkeit, gute Handwerker-Firmen zu bekommen, sollten Sie deshalb den Scherz doch besser unterlassen. Auf den zweiten Blick erscheint die Meldung über Asbest-ähnliche Wirkungen bei Nanoröhren jedoch weniger spektakulär. Wieso? Um das zu verstehen, müssen wir uns im Detail anschauen, was die genauen Arbeitsschritte der wissenschaftlichen Studie waren:

- Schritt 1: Nanoröhren wurden mit genau denselben Eigenschaften, die Asbest so gefährlich machen, hergestellt.
- Schritt 2: Diese Nanoröhren wurden Mäusen injiziert.
- Schritt 3: Diese Mäuse wurden untersucht und Tumore, wie sie auch durch Asbest ausgelöst werden, wurden entdeckt.

Ich muss zugeben, dass ich nur mittelmäßig von diesem Ergebnis überrascht bin. Wenn wir Asbest, oder besser die gefährlichen Eigenschaften von Asbest, mit anderen Materialien nachbauen, dann bekommen wir eben auch die gleichen Auswirkungen wie bei Asbest. Alles in allem zeigt dies genau die Chancen und Risiken der Nanopartikel im menschlichen Körper. Wir können Nanopartikel im Labor mit genau definierten Eigenschaften produzieren, und wenn wir diese so herstellen, dass sie mit menschlicher Erbsubstanz interagieren können, dann interagieren die Partikel eben mit menschlicher Erbsubstanz. Und stellen wir die Partikel ähnlich wie Asbest her, dann lösen diese Partikel eben genau wie Asbest Tumore aus. Das Gute an der Sache ist, wir müssen die Nanopartikel ja nicht so machen, sondern können einfach weniger gefahrbringende Charakteristika nutzen. Wir Menschen selbst entscheiden, wie wir die Nanopartikel im Labor erschaffen wollen. Lange Rede kurzer Sinn: Nanopartikel können schlimme Auswirkungen auf den Körper haben, müssen dies aber nicht. Dies hängt im Detail davon ab, wie sie aufgebaut sind und welche genauen Charakteristika sie haben. Maßgeblich sind hier Durchmesser, Form, Material, Oberflächenbeschichtung etc.

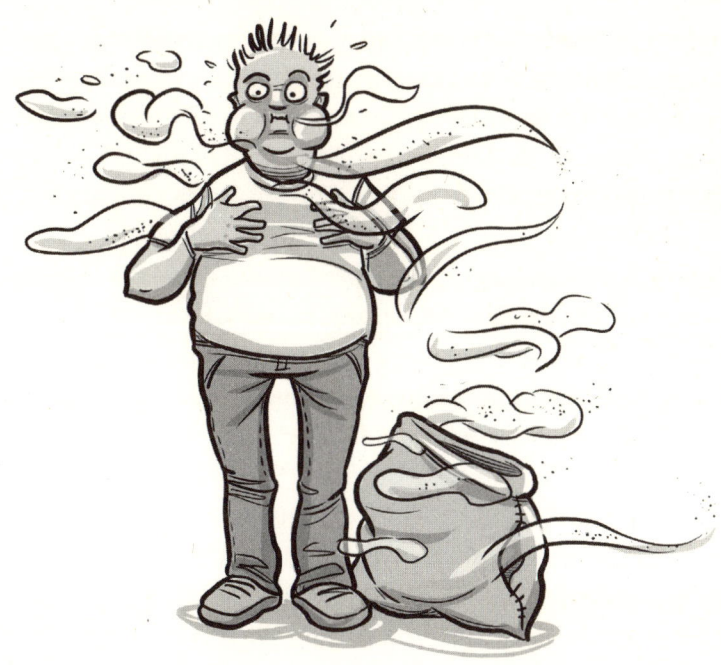

Müssen Sie sich vor Nanopartikeln schützen?

Die Frage, ob Sie sich vor Nanopartikeln schützen müssen, kann ich nur ebenso beantworten, wie es Juristen gerne tun: Das kommt darauf an. Vergleichbar ist dies mit der Frage, ob ein Säugetier für Sie gefährlich ist. Hierfür müssen Sie den Sachverhalt näher erörtern. Handelt es sich dabei um einen Tiger oder einen Maulwurf? Ist es ein Baby-Tiger oder ein ausgewachsener Tiger? Hat der Tiger vier Beine oder wurde ihm eines der Beine amputiert? Ist der Tiger blind oder kann er sehen? Weiterhin hängt es vom Kontakt zum Säugetier ab. Betrachten Sie den Tiger hinter einer Glasscheibe im Zoo oder begegnen Sie ihm in freier Wildbahn auf einer Safari? Wie viele Tiger sind zur Stelle? Einem einzelnen kleinen Tiger können Sie vielleicht noch entkommen, einem ganzen Rudel eher nicht (ja, ich weiß, dass Tiger nicht im Rudel leben). Ebenso verhält es sich mit den Nanopartikeln.

Für jeden einzelnen Kontakt zu ihnen müssen deswegen spezifische Aussagen getroffen werden. Welche genaue Größe hat das Teilchen? Aus welchem Material besteht es? Hat es eine Oberflächenbeschichtung? Welche Ladung hat es? Wie genau kommen Sie mit welcher Menge an Nanopartikeln in Kontakt? Und viele Fragen mehr …

Bisher belegen wissenschaftliche Untersuchungen, dass ein Verschlucken von Nanopartikeln oder Hautkontakt weniger problematisch sind. Die Aufnahmen in die Blutbahn sind dabei sehr gering (Darmbarriere) oder praktisch nicht gegeben (Haut). Wobei auch Nanopartikel im Labor hergestellt werden könnten, die eine maximale Aufnahme über Haut oder Darm zeigen. Lassen Sie uns gespannt abwarten, was der Mensch in Zukunft noch hervorbringt. Alles in allem ist das Einschmieren mit Sonnencreme aus Nanopartikel-Sicht unproblematisch. Sie müssen sich auch nicht sorgen, wenn Ihr Kind die eingecremten Hände in den Mund nimmt. Medikamente oder Lebensmittel mit Nanopartikeln sind nach heutigem Wissensstand ebenfalls unproblematisch. Schwieriger wird es bei der Inhalation von Nanopartikeln. Das Imprägnierspray mit Nanopartikeln sollten Sie besser im Freien benutzen, und wenn es doch mal dazu kommen sollte, dass zufällig neben Ihnen ein Sack voller Nanopartikel aufplatzt, sollten Sie besser die Luft anhalten.

27. ALUMINIUM

Was	Aluminium
Giftige Bestandteile	Das Aluminium an sich. In Nahrung, Kosmetika (z. B. Deodorant), Kaffeekapseln etc. enthalten.
Toxische Dosis	1 mg Aluminium/kg Körpergewicht sollte maximal über die Nahrung pro Woche aufgenommen werden.
Symptome	Eine sehr hohe Aufnahme an Aluminium kann zu Gehirnstörungen führen. Es gibt Hinweise darauf, dass Aluminium mit Alzheimer und Brustkrebs in Verbindung steht. Dies ist jedoch nicht bewiesen.
Erste Hilfe	Eine akute Vergiftung mit Aluminium tritt normalweise nicht auf. Eine Vergiftung geschieht meist über einen längeren Zeitraum. Haben Sie Befürchtungen, sich mit zu viel Aluminium vergiftet zu haben, kontaktieren Sie den Giftnotruf oder Ihre hausärztliche Praxis.

»Aluminium treibt Nervenzellen in den Tod«, »Wir werden durch Aluminium systematisch vergiftet«, »Aluminium in Deodorants verursacht Brustkrebs« – kennen Sie auch solche oder ähnliche reißerischen Schlagzeilen aus verschiedenen Zeitungen? Ich bin schon mehrfach darauf gestoßen. Auch in verschiedenen Internet-Foren berichten viele Menschen von ihrer Angst, ja teilweise Todesangst, vor dem Aluminium in Deodorants und Lebensmitteln. Aber was steckt nun wirklich dahinter? Werden wir tatsächlich systematisch mit Aluminium vergiftet?

Die Henne und das Ei

Lassen Sie uns vor einem Blick in unseren Alltag einmal kurz gemeinsam in die Vergangenheit reisen: Schon lange wird Aluminium in Zusammenhang mit Erkrankungen des Gehirns, aber auch mit Brustkrebs gebracht. Erste Hinweise darauf wurden in den 1970er-

Jahren bei nierenkranken Menschen gefunden. Diese Menschen mussten regelmäßig zu einer Blutwäsche, der sogenannten Dialyse, erscheinen. Die Apparatur zur Blutwäsche können Sie sich als eine Mischung aus Waschmaschine und Kaffeefilter vorstellen. Das Blut wird über einen Schlauch in die Maschine gepumpt, wo es von Giftstoffen gereinigt und »sauber gefiltert« wird. Das saubere Blut wird anschließend von der Maschine zurück in den Körper gepumpt. Was bei der Waschmaschine bei uns zu Hause das Waschmittel ist, das ist bei der Blutwäsche die Dialyseflüssigkeit. Und genau diese Dialyseflüssigkeit war in den 1970er-Jahren das Problem. Sie war nämlich randvoll mit Aluminium, das durch den Waschvorgang ins Blut der Nierenkranken überging. Einige Menschen zeigten daraufhin Desorientierungen und Verwirrung. Sie hatten Sprachstörungen, Krampfanfälle und Halluzinationen. Im Gegensatz dazu traten diese Symptome nicht bei Nierenkranken auf, die Dialyseflüssigkeiten ohne Aluminium bekommen hatten. Die beteiligten Ärztinnen und Ärzte schlussfolgerten, dass Aluminium für diese gesundheitlichen Störungen verantwortlich ist. Dieser gesundheitliche Schaden ist auch unter dem Namen „Dialyse-Enzephalopathie" bekannt[156].

Aufgrund weiterer wissenschaftlicher Berichte aus den 1980er- und 1990er-Jahren wurden diese Schlussfolgerungen auch durch Arbeiterinnen und Arbeiter, die über lange Jahre Aluminium-Schweißrauche eingeatmet hatten, bestätigt. 1990 berichteten beispielsweise schwedische Wissenschaftler von neurologischen Störungen wie Konzentrationsproblemen oder depressiven Episoden bei diesen Schweißern[157]. Zudem wissen wir aus anderen wissenschaftlichen Studien, dass viele Alzheimer-Patienten und -Patientinnen sehr viel Aluminium in ihrem Gehirn haben[158]. Die enorme Menge dieses Metalls wird bei gesunden Menschen nicht gefunden. Allerdings ist bisher ungeklärt, ob Aluminium der Auslöser der Erkrankung ist oder ob Alzheimer-Gehirne einfach einen riesigen Heißhunger darauf bekommen und deswegen zu Aluminium-Sammlern werden. Eine Situation wie bei dem altbekannten Problem: Was war zuerst da, die Henne oder das Ei?

Ebenso verhält es sich beim Thema Brustkrebs. Ist Ihnen schon einmal aufgefallen, dass im Verkaufsregal Ihrer bevorzugten Drogerie viele Deodorants mit der Aufschrift »Frei von Aluminium« werben? Vermutlich ja. Aluminiumfreiheit ist heutzutage ein positives Verkaufsargument. Dies liegt hauptsächlich daran, dass Aluminium im Verdacht steht, an Brustkrebs beteiligt zu sein. Und so etwas spricht sich natürlich bei uns Konsumenten schnell herum. Indizien hierfür gibt es aus Laborversuchen in Petrischalen. Zusätzlich wurden im Rahmen einer wissenschaftlichen Studie Frauen befragt, wie oft sie in ihren jungen Jahren Deodorants verwendet haben[159]. Diejenigen Frauen, welche an Brustkrebs litten, gaben an, ihre Achseln häufiger deodoriert zu haben als diejenigen Frauen, die keinen Brustkrebs hatten. Die Aussagekraft dieser Studie ist jedoch fraglich. Ich zumindest weiß nicht mehr, wie oft ich mich als Teenager und als junger Erwachsener deodoriert habe. Interessant ist jedoch ein weiterer Fakt: Frauen mit Brustkrebs weisen mehr Aluminium im Brustgewebe auf als Frauen ohne Brustkrebs. Aber auch hier stehen wir wieder vor demselben Problem, das wir schon beim erhöhten Aluminiumgehalt im Gehirn haben: Was war zuerst da? Die Henne oder das Ei? Der Tumor oder das Aluminium?

Aluminium im Alltag

Aber wieso wird bei diesen zahlreichen Indizien das gesamte Aluminium in Deos und Lebensmitteln nicht einfach verboten? Als Vorsichtsmaßnahme sozusagen, um auf Nummer sicher zu gehen? Sie ahnen es schon. So einfach ist dies leider nicht. Als dritthäufigstes Element der Erdkruste gelangt Aluminium auf natürlichem Weg in unser Trinkwasser und damit auch in Pflanzen und Tiere. Wir Menschen essen und trinken daher täglich Aluminium und haben es schon immer getan, auch unsere Vorfahren. Unsere Körper kommen offenbar sehr gut mit dieser natürlichen Aluminium-Gabe klar. Die Dosis macht hier eben mal wieder das Gift. Sie können sich das so ähnlich vorstellen wie Sand, der von oben auf Ihren Kopf rieselt. In geringen Mengen ist er zwar lästig, da er zwischen den Zähnen knirscht und sich in den Haaren und Ihrer Unterwäsche festsetzt, in großen Mengen ist er aber durchaus gesundheitsschädigend. Beim Auftreffen eines ganzen Sandsackes auf Ihren Kopf würden Sie sich nicht mehr gesund fühlen. Eine kleine Menge Aluminium tut Ihnen nichts, aber eine große Menge macht Sie krank.

Was können nun die Auswirkungen von Aluminium sein, wenn wir über viele Jahre regelmäßig eine mittlere Dosis aufnehmen? Und was ist eine mittlere Dosis überhaupt? Genau hierüber diskutieren Wissenschaftler schon sehr lange. Dazu später noch Näheres. Was wir sicher wissen, ist, dass Aluminium auf einer marktwirtschaftlichen Erfolgswelle schwimmt, da es einfach ungeheuer praktisch ist. Es ist thermisch und elektrisch leitfähig, leicht und billig. Eine kurze Suche in meiner Küche ergab folgende Dinge aus Aluminium: Töpfe, Espressokocher, Joghurtdeckel und die allgegenwärtige Aluminiumfolie. Viele von Ihnen werden zusätzlich noch Kaffeekapseln, Getränkedosen und vieles mehr finden. Allen diesen Produkten ist gemeinsam, dass sie in direkten Kontakt mit unserem Essen kommen. Und offenbar gefällt es dem Aluminium recht gut in unserem Essen. Messungen zeigen, dass immer wieder ein wenig Aluminium durch direkten Kontakt in unser Essen hineinwandert. Dies ist umso mehr der Fall, je saurer und je salziger die Lebensmittel sind. Wickeln Sie also Ihren Grillkäse oder Ihren aufgeschnittenen Apfel in Aluminiumfolie ein, so essen Sie später einen Teil dieser Aluminiumfolie mit und erhöhen Ihren Anteil an Aluminium im Körper. Und auch in anderen Lebensmitteln lauert das Metall. Bei der nachfolgenden Information müssen nun die Leserinnen und Leser aus Bayern sehr stark sein. Eine große Aufnahmequelle können Laugenbrezeln sein. Die Brezel-Teiglinge werden in Bäckereien oft in die Lauge getaucht, bevor sie auf Aluminium-Backblechen gebacken werden. Dies kann für absurd hohe Aluminium-Konzentrationen in den Brezeln sorgen. Gute Bäckereien haben hier aber schon Maßnahmen ergriffen und das Problem beseitigt. Und als ob das nicht schon beunruhigend genug wäre, wird Aluminium auch noch mit voller Absicht unserer Nahrung zugesetzt. Das müssen Sie sich einmal auf der Zunge zergehen lassen. Es gibt jahrelange Diskussionen darüber, ob Aluminium schwere Krankheiten verursachen kann und wie wir die Aufnahme von Aluminium reduzieren können, und die Lebensmittel- und Kosmetika-Produzenten interessiert das nicht die Bohne, sie setzen vielmehr noch etwas oben drauf. Als E173 (schauen Sie sich ruhig mal die Zutatenliste auf den Lebensmitteln an – Sie werden sich wundern, was dort alles drin ist) wird Aluminium beispielsweise in süßen Backwaren, Zuckerguss und anderen Lebensmitteln verwendet. Seine Aufgabe hierbei ist es, eine schöne glänzende Farbgebung zu gewährleisten. Auch in kosmetischen Produkten wie Cremes oder eben Deodorants taucht Aluminium auf. In Letzterem sorgt es für ein Verkleben der Schweißdrüsen und somit für einen nicht ganz so schlimmen Geruch in der S-Bahn im morgendlichen Berufsverkehr. Viele Menschen berichten mir, dass sie den Deodorants mit Aluminium abgeschworen haben und auf rein natürliche Produkte »ohne Chemie« umgestiegen sind. Ich muss bei solchen Aussagen immer ein wenig schmunzeln. Erstens ist (!) Alumi-

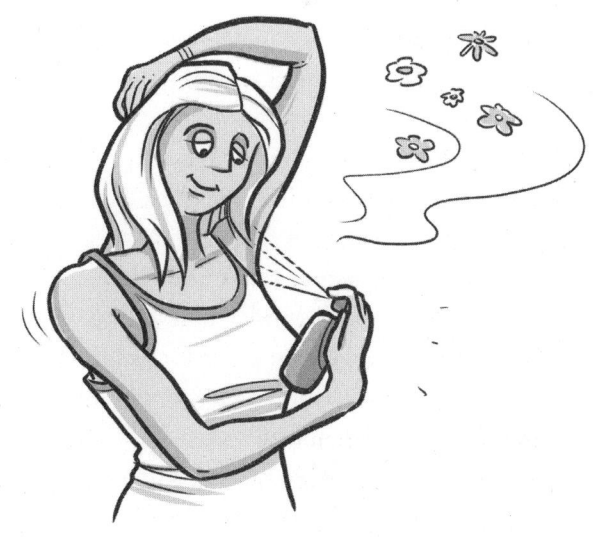

nium rein natürlich, denn es ist das am häufigsten in der Erdkruste vorkommende Metall. Und zweitens handelt es sich bei diesen alternativen »natürlichen Produkten« meistens um Deo-Kristalle. Diese sind jedoch mehrheitlich Alaun-Steine, die zu einem Großteil aus Kalium und – Sie dürfen dreimal raten – Aluminium bestehen. Dadurch ist die Konzentration an Aluminium oft sogar sehr viel höher als in herkömmlichen Deodorants aus der Drogerie.

Die Taktik des Trojanischen Pferdes auf dem Weg Richtung Gehirn

Wie genau wirkt nun aber das Aluminium im Körper? Und wie kommt es überhaupt ins Gehirn? Dieses ist nämlich tunlichst bestrebt, nur denjenigen Stoffen Einlass zu gewähren, die dort auch wirklich benötigt werden. Und Aluminium in großen Mengen gehört sicherlich nicht dazu. Um dies zu erklären, müssen wir einen Blick zurück auf das alte Troja werfen. Sie erinnern sich doch bestimmt an die Geschichte mit dem Trojanischen Pferd. In diesem großen hölzernen Pferd vor den Toren Trojas hatten sich griechische Soldaten versteckt. Als die Trojaner das Pferd in ihre Stadt hineinschoben, kamen die griechischen Soldaten unentdeckt mit hinein. Auf unsere Situation im Gehirn bezogen, steht das Trojanische Pferd für das sogenannte Transferrin und die griechischen Soldaten sind das Aluminium. Transferrin ist ein Protein und unter anderem dafür zuständig, Eisen zu binden und direkt ins Gehirn zu transportieren. Es ähnelt also einem Passagierschein, mit dem das Eisen Einlass ins Gehirn erhält. Leider weist das Aluminium im Körper ähnliche Eigenschaften wie Eisen auf und bindet sehr gut an das Transferrin. Und da das Transferrin Einlass in unser Gehirn bekommt, schmuggelt sich das Aluminium einfach unbemerkt mit in unser Gehirn hinein[160]. Der genaue Mechanismus, wie das Aluminium an seinem Wirkort – beispielsweise dem Gehirn – einen toxikologischen Schaden verursacht, ist noch nicht geklärt. Wahrscheinlich sorgt es aber für Entzündungen und regt die Produktion von Sauerstoffradikalen an, wodurch es letztendlich zu Schädigungen einzelner Zellen kommt.

Was nun?

Fassen wir alle unsere Erkenntnisse noch einmal zusammen: Ich habe Ihnen geschildert, dass wir dauernd und täglich Aluminium über verschiedene natürliche Quellen aufnehmen und dass dies völlig in Ordnung ist. Sie haben aber auch erfahren, dass zu viel Aluminium Schäden im Gehirn und vielleicht sogar Brustkrebs verursachen kann. Was Sie noch nicht wissen ist, wie viel Aluminium Sie maximal aufnehmen dürfen, ohne Ihrer Gesundheit zu schaden. Das Problem an der Sache ist, dass ich Ihnen das gar nicht so genau sagen kann. Ganz sicher weiß das nämlich noch niemand. Aber wir wollen versuchen, uns zumindest einer Empfehlung anzunähern.

Die Europäische Behörde für Lebensmittelsicherheit empfiehlt, eine maximale ernährungsbedingte Dosis von 1 Milligramm Aluminium pro Kilogramm Körpergewicht in der Woche nicht zu überschreiten. Weiterhin berichtet die Behörde, dass die Menschen in Europa durchschnittlich zwischen 0,2 und 2,3 Milligramm Aluminium pro Kilogramm Körpergewicht in der Woche aufnehmen[161]. Viele von uns liegen bei der Nahrung also bereits über der empfohlenen Dosis. Die kosmetischen Mittel sind hier noch gar nicht miteingerechnet. Es gibt jedoch keinen Grund, sich übermäßig Sorgen zu machen. Die vorgeschlagene Dosis der EFSA bedeutet nicht, dass bei Überschreitung direkt ein Gesundheitsschaden zu erwarten ist. Hierbei handelt es sich lediglich um eine zwar wissenschaftlich abgeleitete, aber dennoch nur grobe Schätzung. Solange die Mechanismen der Toxizität nicht eindeutig aufgeklärt sind, kann nicht mit Sicherheit eine Aussage darüber getroffen werden, ob und wann ein Gesundheitsschaden aufgrund der Aluminiumaufnahme über die Nahrung wahrscheinlich ist. Für Sie gilt deshalb: Sie benötigen keine Aluminium-Zähler-App auf Ihrem

Smartphone. Sie sollten einfach versuchen, die Belastung so gering wie möglich zu halten bzw. nicht unnötig in die Höhe zu treiben. Dazu einige Tipps:

- Verzichten Sie auf unbeschichtete Gefäße aus Aluminium beim Kontakt mit Lebensmitteln.
- Verwenden Sie keine Aluminiumfolie im Kontakt mit Lebensmitteln.
- Ersetzen Sie Trinkflaschen aus Aluminium, wenn die Innenbeschichtung beschädigt ist.
- Kaufen Sie keine aluminiumhaltigen Deodorants und andere Kosmetika (sofern möglich). Wobei ich hier erwähnen muss, dass eine neuere Stellungnahme des Bundesinstitutes für Risikobewertung ergeben hat, dass aluminiumhaltige Deodorants offenbar nur sehr geringen Einfluss auf die Menge des Aluminiums in unserem Körper haben[162].

Eine gute Nachricht zum Schluss noch für alle George-Clooney-Fans: Espressokapseln aus Aluminium sind zumeist auf der Innenseite lackiert. Einen Übergang von Aluminium auf den Kaffee sollte es daher nicht geben. Es gibt auch keinen Grund, Ihre Thermoskanne in den Müll zu werfen. Bei den meisten Thermoskannen bestehen diejenigen Teile, die mit dem Getränk in Kontakt kommen, nicht aus Aluminium. Und ganz im Vertrauen: Ich esse äußerst gerne Laugenbrezeln und werde dies auch noch weiterhin tun.

28. REINIGUNGSMITTEL IM HAUSHALT

Was	Reinigungsmittel im Haushalt (Seife, Spülmittel, Rohrreiniger etc.)
Giftige Bestandteile	Verschiedene Inhaltsstoffe
Toxische Dosis	Je nach Konzentration im jeweiligen Reinigungsmittel
Symptome	Verschiedene, je nach Reinigungsmittel
Erste Hilfe	Unterschiedlich; rufen Sie im Zweifel den Giftnotruf oder den Notruf an.

Läuft Ihnen das Wasser im Mund zusammen, wenn Sie ein Spülmittel sehen? Geben Sie gelegentlich anstelle eines Eukalyptus-Entspannungsbades Vollwaschmittel in die Badewanne? Spülen Sie sich den Mund mit Seife aus, weil Sie Angst vor Viren haben? Nein? Ich auch nicht! Allerdings scheint es tatsächlich Menschen zu geben, die dies tun oder zumindest getan haben. Vor allem bei Kleinkindern geschehen hin und wieder Vergiftungen, wenn sie etwas getrunken haben, was sie nicht sollten. Und sind wir mal ehrlich, eine schöne grüne oder gelbe Flüssigkeit, die Verpackung garniert mit einer Limette oder Zitrone, da liegt die Vermutung nahe, dass es sich um eine Art Limonade handelt – aus Kindersicht natürlich. Die Spülmaschinentabs ähneln großen Drops, und die Softpads für die Waschmaschine fühlen sich an wie dicke große Gummibären oder Softbonbons. Und suggerierten uns nicht in den 1980er-Jahren zwei Damen mit seltsamer Frisur (damals war die Frisur natürlich Trend), dass wir unsere Hände in Spülmittel baden können, um geschmeidige und gepflegte Hände zu bekommen? Schließlich sei ja »natürliches Protein« enthalten. Bis heute rätsele ich über diesen Begriff. Was, bitte schön, wäre denn ein unnatürliches Protein? Proteine sind Eiweiße, aus kleinen biologischen Bausteinen, den Aminosäuren, aufgebaut – das ist Natur pur.

Unsere alltäglichen Helferlein

Alle oben beschriebenen Mittelchen sind auf eine reinigende Wirkung abgestimmt und optimiert – sei es Ihre Hände, das Geschirr oder Ihre Wäsche betreffend. Insgesamt gibt es einige Mittel, die wir hier in den Fokus nehmen können. Teilweise ähneln sie sich in der Wirkung, zum Teil unterscheiden sie sich. Ich werde mich auf die meiner Meinung nach gebräuchlichsten beschränken. Diese wären:

- Seife
- Geschirrspülmittel
- Waschmittel
- Spülmaschinentabs
- Softpads
- Glasreiniger
- Toilettenreiniger
- WC-Steine
- Allzweckreiniger
- Rohrreiniger
- Entkalker

Alle diese Mittel sind auf unterschiedliche Art und Weise zusammengesetzt. Jeder Hersteller nutzt einzigartige Rezepturen, von denen wir zwar die grobe Zusammensetzung kennen, die detaillierten Formulierungen sind jedoch Firmengeheimnisse und damit unter Verschluss. Die reinigenden Wirkungen und die gesundheitlichen Nebenwirkungen sind allerdings hauptsächlich auf nur fünf Arten von Inhaltsstoffen zurückzuführen:

- Tenside
- reizende Inhaltsstoffe
- ätzende Inhaltsstoffe

- Lösemittel
- allergisch wirkende Inhaltsstoffe

Das Problem mit den Tensiden

Tenside sind in vielen Reinigungsmitteln enthalten, egal ob Duschgel, Handseife oder Allzweckreiniger. Sie sind spezielle Stoffe, die sich bevorzugt an Grenzflächen anordnen – also beispielsweise direkt an der Grenze zwischen Luft und einer Flüssigkeit. Durch diese Anordnung kommt es zu einer Verminderung der sogenannten Oberflächenspannung. Was bedeutet dies genau? Denken Sie einmal an einen Wasserläufer. Das ist dieses Insekt, welches Sie auf Teichen und Tümpeln dabei beobachten können, wie es über das Wasser läuft. Dies gelingt dem Tier durch sein geringes Gewicht, seine weit gespreizten Beine, aber auch durch die hohe Oberflächenspannung des Wassers. Die Wasseroberfläche ist bildlich prall gespannt und trägt den Wasserläufer. Die einzelnen Wasserteilchen mögen Luft nicht sonderlich und orientieren sich deshalb immer in Richtung der anderen Wasserteilchen, also nach innen. Deshalb bilden kleinste Wassereinheiten auch immer kleine Kugeln, die Tröpfchen. Würden Sie nun eine kleine Menge Spülmittel direkt neben dem Wasserläufer ins Wasser geben, würden sich die Tenside im Spülmittel direkt an der Grenze zwischen Wasser und Luft anordnen. Ein Teil des Tensids wäre im Wasser verankert, und der andere Teil würde aus dem Wasser herausgestreckt werden. Dies vermindert die Spannung an der Wasseroberfläche. Diese würde den Wasserläufer nicht mehr tragen und damit würde der untergehen. Sie können dies auch beobachten, wenn Sie ein Glas Wasser ein klitzeklein wenig »übervoll« machen. Anstatt gleich überzulaufen, bildet das Wasser aufgrund der großen Oberflächenspannung einen kleinen Hügel und ragt über den Glasrand hinaus. Bis die Menge, die Sie in das Glas geben, dann doch zu viel wird oder Sie einen Tropfen Spülmittel hineinträufeln, dann bekommen Sie schnell eine Pfütze um das Glas herum. Das ist übrigens ein schönes Experiment mit Kindern.

Wir können dieses Phänomen gut mit einer *Asterix-und-Obelix*-Analogie erklären. Sagt Ihnen der Begriff »Schildkrötenformation« etwas? Hier hat nun die Stunde der Historiker (oder eben der Freunde von unvorteilhaften Hosen mit Längsstreifen) unter Ihnen geschlagen. Das ist eine militärisch-taktische Formation, die zu Zeiten von Gaius Julius Caesar entwickelt wurde, also etwa 50 bis 100 vor Christus. Hierbei standen die Soldaten sehr eng aneinander. Die vorderste Reihe hielt ihre großen rechteckigen Schilde nach vorne. Die dahinter befindlichen Reihen streckten die Schilde nach oben. So entstand eine sehr kompakte Formation, die von vorne gegen Angreifer geschützt war. Auch Pfeile konnten die Soldaten nicht von oben erreichen. Diese Formation wurde auch von den Römern in den *Asterix-und-Obelix*-Comics angewandt. Genauso können Sie sich die Wassermoleküle an der Grenzfläche zur Luft vorstellen. Die Spannung zwischen den ganzen kompakten, in Reihe angeordneten Schilden ist sehr groß, nur wenig kann sie durchdringen. Wenn nun zwischen den kompakten Soldaten einzelne große Alpakas stehen würden, wäre die Abwehrformation zwar total süß, aber doch merklich geschwächt – auch weil die Alpakas keine Schilde halten würden. Genauso ist es mit der Wasseroberfläche, wenn die Tenside sich zwischen die Wasserteilchen mogeln. Die Oberfläche ist mit den Eindringlingen einfach nicht mehr straff genug gespannt und weist Schwächen auf. Die Oberflächenspannung ist reduziert. Der Wasserläufer wird nicht mehr getragen und bricht ein.

Mit dem Schmutz auf unseren Händen oder dem Geschirr läuft es so ähnlich. Die Tenside siedeln sich wieder an den Grenzflächen an, drängen sich an der Grenze zum Schmutz irgendwie dazwischen und können sich zusammen mit dem Wasser an die Beseitigung des Schmutzes machen. Tenside sind fleißige Helfer in unserem Alltag, und so mancher Hausmann und manche Hausfrau würde ohne

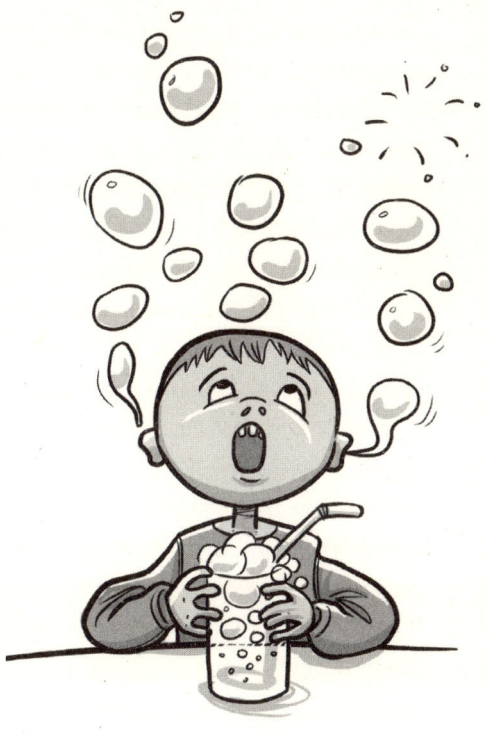

sie deutlich härter für die erwünschten Ziele arbeiten müssen. Leider schießen die Tenside aber etwas über das oben dargestellte Ziel der Reinigungsunterstützung hinaus und arbeiten zu gründlich. Unsere Haut hat einen natürlichen Fettfilm auf der Oberfläche. Dieser Fettfilm ist Teil des Schutzsystems der Haut, zum Beispiel vor Mikroorganismen. Außerdem sorgt er dafür, dass unsere Haut geschmeidig und vital bleibt. Genauso wie die Tenside Schmutz und Fette vom Geschirr oder unseren fettigen Haaren lösen, greifen sie auch diesen natürlichen und wichtigen Fettfilm der Haut an. Dies bedeutet natürlich erst mal einen Stressfaktor für unsere Haut, womit diese aber normalerweise gut klarkommt. Der Fettfilm wird neu gebildet, und der Haut geht es anschließend wieder blendend. Wenn nun aber das Wegwaschen des Fettfilms zu oft vorkommt, beispielsweise durch häufiges Händewaschen, dann bekommt unsere Haut Probleme. Sie wird rissig, spröde, rot, juckt und schmerzt. Auch die Schutzfunktion gegen Mikroorganismen ist dann weniger gut ausgeprägt, und es können sich beispielsweise Pilze besser in der Haut einnisten. Dies wird im Winter verstärkt, da hier unter anderem die trockene Heizungsluft in Innenräumen für einen dauernden Grundstress sorgt.

Ein klein wenig komplizierter macht es die Tatsache, dass es verschiedene Tenside gibt. Mit den genauen Bezeichnungen möchte ich

Sie an dieser Stelle nicht langweilen. Wissenswert ist jedoch, dass diese diversen Tenside immer eine recht ähnliche Wirkungsweise haben, sich allerdings in ihrer Wirkstärke unterscheiden. Welches Tensid genau in welcher Konzentration genutzt wird, entscheiden die Hersteller der Reinigungsprodukte. Oftmals ist auch eine Kombination verschiedener Tenside enthalten. Je »aggressiver« ein Tensid ist, desto besser entfernt es den Schmutz von den Händen oder dem Geschirr, allerdings ist es dann auch schädigender für die Haut.

Tenside sind auch ziemliche Schaumschläger. Meine Tochter hat eine große Freude daran, während des Händewaschens mit dem Zeigefinger und dem Daumen einen Kreis zu formen und vorsichtig hineinzupusten. Bei viel Feingefühl und der richtigen Menge Seife bilden sich dabei Seifenblasen. Auch hierfür sind die Tenside verantwortlich. Leider kann die Schaumbildung bei Missbrauch ein ziemliches Problem darstellen. Und damit meine ich jetzt nicht die Sprenkel und Flecken auf dem Waschbecken sowie in dessen näherer Umgebung, welche durch die Spielerei meiner Tochter zurückbleiben.

Trinkt ein Kleinkind Spülmittel, kann ihm ziemlich übel werden. Ein großes beziehungsweise dauerhaftes Problem gibt es hierbei im Magen-Darm-Trakt eher selten. Leider zeigt sich jedoch im Magen, dass Tenside ziemlich viel Schaum entstehen lassen. Dieser Schaum kann die Speiseröhre hinaufwandern, um dann im Rachen die Luftröhre hinunterzukriechen. Es erscheint wenig verwunderlich, dass der Schaum in der Luftröhre und der Lunge zu Atemproblemen führen kann.

Reizende Inhaltsstoffe

Oftmals enthalten Reinigungsmittel auch reizende Stoffe in einer relevanten Konzentration. Gelpads für die Waschmaschine oder auch Spülmaschinentabs sind ein Beispiel hierfür. Viele Entkalker haben ebenfalls eine reizende Wirkung und können Irritationen der Haut oder Schleimhäute auslösen. Hierbei handelt es sich um einen unspezifischen Stress von Körperzellen. Die betroffene Stelle wird rot, schmerzt oder schwillt an. Wie stark die Reizung ist, hängt von den genauen Inhaltsstoffen, der Menge sowie der Stelle des Körperkontakts und der Sensitivität des jeweiligen Menschen ab. Die relativ dicke Haut an den Händen ist beispielsweise weniger gefährdet als die Speiseröhre nach dem Verschlucken oder die Augen nach direktem Kontakt. Das Gute an einer Reizung (sofern man hierin etwas Gutes finden mag) ist, dass Reizungen reversibel sind. Das Gewebe wird also nicht final geschädigt oder zerstört, sondern erholt sich mit der Zeit wieder.

Ätzende Inhaltsstoffe

Zwischen reizender und ätzender Wirkung gibt es einen fließenden Übergang. Mittel wie Rohrreiniger enthalten meistens stark ätzende Laugen. Auch einige Entkalker können ätzende Eigenschaften aufweisen. Ätzend ist die Steigerungsform von reizend – wohlgemerkt in der Chemie und Toxikologie, zwischenmenschlich gesehen stehen ätzend und reizend eher für gegenteilige Dinge. Bei Kontakt zu einer ätzenden Substanz wird das Gewebe unweigerlich zerstört beziehungsweise stark angegriffen. Wie groß die Schädigung genau ist, hängt von der Einwirkzeit und der Stärke der ätzenden Wirkung ab. Das Ausmaß des Schadens richtet sich auch danach, welches Körperteil betroffen ist.

Das Problem mit den Lösemitteln

In Glasreinigern beispielsweise sind oftmals neben Tensiden auch Lösemittel wie Alkohole enthalten. Lösemittel sind grundsätzlich geeignet, für langfristige Schäden an verschiedenen Körperteilen wie dem Gehirn zu sorgen. Allerdings ist der Gehalt im Glasreiniger so gering, dass Sie da eher wenig zu befürchten haben. Im Normalfall geht die Hauptgefahr beim Glasreiniger von den darin befindlichen Tensiden aus.

Allergisch wirkende Inhaltsstoffe

Viele Reinigungsmittel sind mit Duftstoffen versehen, die potenziell allergische Wirkungen aufweisen können. Hierbei hält Ihr Immunsystem einen Inhaltsstoff des Reinigungsmittels irrtümlicherweise für eine schädigende Substanz, obwohl er eigentlich harmlos für Ihren Körper ist. Der Körper bekämpft daraufhin diese Substanz, was verschiedene Symptome zur Folge hat. Bei allergischen Reaktionen auf eingeatmete Substanzen kann es beispielsweise zu Niesattacken oder gar Atemproblemen kommen. Bei allergischen Reaktionen nach einem Hautkontakt können sich Hautausschlag, eine Rötung oder ein Juckreiz zeigen. Ob Sie eine Allergie gegen einen der Inhaltsstoffe haben beziehungsweise entwickeln, wissen Sie im Vorfeld nicht. Das ist vergleichbar mit dem Heuschnupfen, der auch nichts anderes als eine Allergie gegen Pollen ist. Manche entwickeln diese Allergie und andere eben nicht.

Wie giftig sind unsere Reinigungsmittel und was hilft im Fall der Fälle?

Wie bereits gesagt, ist die Bandbreite der in diesem Zusammenhang relevanten Produkte groß und damit unterscheiden sich auch deren Gefährlichkeit und die sinnvollen Erste-Hilfe-Maßnahmen erheblich. Lassen Sie uns daher einige Produktgruppen bilden und näher betrachten.

1. Seife, Handwaschlotion, Duschgel, Schampon (Shampoo)

Die gefährlichen Inhaltsstoffe sind hier die Tenside sowie eventuelle Duftstoffe, die Allergien auslösen können. Pflegen Sie Ihre Haut nach jedem Händewaschen mit einer speziellen Handcreme beziehungsweise Ihre Körperhaut mit einer speziellen Body Lotion – im besten Fall ohne zugesetztes Parfum. Duschen Sie sehr oft und eventuell mehrmals am Tag? Lassen Sie doch einfach mal das Duschgel weg. Je nach Verschmutzung Ihres Körpers reicht oft ein Duschen mit klarem Wasser. Bemerken Sie, dass Sie auf einen Inhaltsstoff allergisch reagieren? Symptome können ein Hautausschlag, Atemprobleme oder auch ein heftiges Nieskonzert sein. Im Normalfall müssen Sie nichts weiter unternehmen, als das Mittel zu wechseln. Sollten Sie ernsthafte Probleme mit Ihrer Haut bekommen, suchen Sie eine dermatologische Praxis auf. Bei gravierenden Atemproblemen rufen Sie den Notruf an. Hat Ihr Kind ein tensidhaltiges Produkt getrunken? Dann kann es sein, dass es durch die Schaumentwicklung wie oben beschrieben zu Atemproblemen kommt. Wählen Sie sofort den Notruf. Vielleicht haben Sie ja einen Entschäumer zu Hause? Das sind Mittel mit dem Wirkstoff Simeticon. Eigentlich werden diese für Babys gegen Blähungen verkauft. Oral eingenommen wirken sie direkt im Magen. Diese Entschäumer können Sie Ihrem Kind im Notfall geben, damit wird eine nennenswerte Schaumbildung unterbunden. Schluckt ein Kind tensidhaltige Mittel, geben Sie ihm nichts zu trinken. Dies kann ansonsten die Schaumbildung verstärken. Und lösen Sie kein Erbrechen aus.

2. Geschirrspülmittel

Hier gilt aufgrund der Tenside und den eventuell enthaltenen allergieauslösenden Inhaltsstoffen das Gleiche wie bei den Seifen.

3. Allzweckreiniger, Glasreiniger

Relevant sind hier wiederum die Tenside und oftmals geringe Mengen an Lösemitteln. Allergene Stoffe können ebenfalls enthalten sein. Die Produkte wirken meist leicht reizend. Bezüglich der Tenside und Allergene verweise ich auf die Ausführungen zu den Seifen. Sollte Allzweckreiniger in die Augen kommen, spülen Sie diese gut über mehrere Minuten unter fließendem Wasser aus. Bei Hautkontakt waschen Sie das Reinigungsmittel mit Wasser ab. Trinkt ein Kind eine relevante Menge, kann neben der Schaumbildung auch die reizende Wirkung zum Problem werden. Kontaktieren Sie den Notruf.

4. Spülmaschinentabs, Softpacks, Gelpads

Diese Produkte können reizend wirken und Tenside enthalten. Bezüglich der Wirkung der Tenside darf ich auf den Abschnitt der Seifen verweisen. Was die reizenden Inhaltsstoffe betrifft, gelten die Ausführungen bei den Allzweckreinigern.

5. WC-Reiniger

WC-Reiniger beinhalten Tenside, Säuren und häufig allergen wirkende Duftstoffe. Sie wirken meist reizend. Auch wenn sie oft ein wenig stärker konzentriert sind, können Sie die Hinweise zu den Allzweckreinigern beachten.

6. Rohrreiniger

Diese können ätzend wirken. Nach Hautkontakt sind unter Umständen rasch einsetzende Schmerzen die Folge. Ziehen Sie daher am besten Handschuhe an, bevor Sie Rohrreiniger benutzen. Bei Augenkontakt spülen Sie das Auge unter fließendem Wasser aus. Gelangt etwas davon auf Ihre Haut, waschen Sie die Stellen unter fließendem Wasser ab. Hat Ihr Kind Rohrreiniger getrunken, kontaktieren Sie den Notruf. Spülen Sie den Mund mit Wasser aus und geben Sie kleine Schlucke Wasser zum Trinken nach.

7. Entkalker

Je nach Inhaltsstoff und Konzentration wirken diese leicht oder moderat reizend. Bei Hautkontakt waschen Sie das Mittel mit Wasser ab, sind die Augen betroffen, spülen Sie diese unter fließendem Wasser aus. Wurde Entkalker verschluckt, empfiehlt sich, den Mund mit Wasser auszuspülen und kleine Schlucke nachzutrinken.

Bei allen oben beschriebenen Produkten gilt: Rufen Sie im Zweifel den Giftnotruf oder den Notruf an.

29. KOFFEIN

Was	Koffein (Kaffee, Tee, Energydrinks etc.)
Giftige Bestandteile	Das Koffein an sich
Toxische Dosis	Als unbedenkliche Dosis gelten ca. 200 mg Koffein innerhalb kurzer Zeit. Größere Kinder, Schwangere und Stillende sollten nicht mehr als 200 mg Koffein über den Tag verteilt zu sich nehmen. Erwachsene können täglich bis zu 400 mg Koffein konsumieren.
Symptome	Symptome einer akuten Koffeinvergiftung sind Unruhe, Schweißausbrüche, Schlaflosigkeit, Herzrasen. Bei extremen Koffeinvergiftungen oder gesundheitlichen Vorbelastungen kann es zu Herz-Kreislauf-Störungen und Kreislaufversagen kommen.
Erste Hilfe	Im Normalfall kann ohne Gefahr abgewartet werden, bis das Koffein abgebaut ist. Bei Herz-Kreislauf-Störungen oder Kreislaufversagen den Notruf wählen

Koffein ist nicht nur in Kaffee enthalten, auch in vielen Teesorten ist es zu finden und wird dann oftmals Teein genannt. Chemisch gesehen handelt es sich jedoch um ein und denselben Stoff. Die Unterschiede in der Wirksamkeit liegen darin begründet, dass das Koffein im Tee an natürliche Gerbstoffe gebunden ist, während das Koffein im Kaffee frei vorliegt. Auch in Schokolade, Cola sowie in Energydrinks steckt Koffein. Puristen nehmen Koffein sogar in Tabletten-Form zu sich.

Koffein interagiert in unserem Körper mit vielen verschiedenen Stoffen beziehungsweise Strukturen und hat dadurch vielfältigen Einfluss auf grundlegende biochemische Vorgänge. So kann es, wie soll es auch anders sein, zu gesundheitsschädigenden Wirkungen kommen.

Was passiert mit dem Koffein im Körper?

Im Magen-Darm-Trakt angekommen, dauert es etwa 30 bis 45 Minuten, bis sich das Koffein im Blutkreislauf und somit nahezu überall in unserem Körper befindet. Sämtliche Barrieren, die innerhalb des Körpers bestehen, existieren für das Koffein nicht. So ist die Blut-Hirn-Schranke, eine für Fremdstoffe nahezu undurchdringliche Barriere an der Grenze zu unserem Gehirn, kein Problem für Koffein[163]. Auch in der Muttermilch[164], im Sperma[165] im Speichel[166] und in Ihrem noch ungeborenen Baby[167] kann eingenommenes Koffein nachgewiesen werden.

Prinzipiell ist unser Körper kein Freund von Fremdstoffen und daher auch nicht von Koffein. Einmal im Blutkreislauf angekommen, soll es am besten möglichst bald wieder verschwinden. Leider ist dies nicht so einfach. Wie viele andere Fremdstoffe ist Koffein nur mäßig wasserlöslich und kommt deshalb nicht so ohne Weiteres in unseren Urin, mit dem es herausgespült werden könnte. Es muss also zuerst bearbeitet werden. Für diese Aufgabe haben wir verschiedene Enzyme in unserem Körper. Dies sind kleine Facharbeiter, die spezifisch an Fremdstoffen – wie in diesem Fall dem Koffein – herumwerkeln und sie umbauen, um damit die Löslichkeit in Wasser zu erhöhen. Diese Facharbeiter sind Ihnen schon in anderen Kapiteln dieses Buches begegnet, da sie immer und immer wieder für den Abbau von Stoffen benötigt werden. Sie sind ein Dauerbrenner und lebensnotwendig für uns. Für das Koffein brauchen wir eine ganz bestimmte Familie dieser Facharbeiter: die Cytochrom-P450-Familie – wir nennen sie kurz Cyp[168]. Interessanterweise kommt das spezifische Cyp, das für den Abbau von Koffein zuständig ist, in zwei verschiedenen Versionen vor. In Ihrem Körper befindet sich nur entweder die eine oder die andere Version. Sie verfügen also im Normalfall nicht über beide. Der Unterschied ist: Die eine Version baut Koffein etwa viermal so schnell ab als die andere. Es gibt also eine faule und eine fleißige Cyp-Variante[169]. Die Menschen mit der faulen Cyp-Variante reagieren sehr viel sensitiver auf die Auswirkungen von Koffein als Menschen mit der fleißigen Cyp-Variante. Sie fragen sich, warum? Weil das Koffein viel länger im Körper verbleibt, dadurch mehr Zeit hat, mit Ihrem Körper zu interagieren, und bei zusätzlichem Koffein-Konsum deshalb insgesamt sehr viel mehr Koffein über lange Zeit im Körper vorhanden ist. Bei Menschen mit der fleißigen Cyp-Variante wird das Koffein hingegen so schnell wieder abgebaut, dass Sie, leicht übertrieben gesprochen, fast nichts davon merken. Kaum ist es drin, ist es auch schon wieder draußen.

Ob Ihr Cyp faul oder fleißig ist, wissen Sie in der Regel nicht. Dafür müssten Sie schon eine Genanalyse durchführen lassen. Ich habe jedoch zufällig entdeckt, dass es im Internet mehrere Anbieter für solch einen Gentest gibt. Schon mit einem mittleren zweistelligen Betrag sind Sie dabei. Cyp baut nun das Koffein in einen Stoff um, der Paraxanthin heißt. Dieser wiederum wird in einem zweiten Schritt in andere Stoffe umgewandelt, welche daraufhin im Urin gelöst werden können. Und schwuppdiwupp landet das Koffein – leicht verändert – in Ihrer Toilette. Dieser Abbauweg von Koffein ist übrigens nur eine von mehreren Möglichkeiten, wie Ihr Körper mit dem Koffein fertig wird. Im Normalfall ist es jedoch der häufigste Weg.

Wie interagiert Koffein mit Ihrem Körper?

Ich habe weiter oben bereits erläutert, dass Koffein auf sehr viele unterschiedliche Weisen mit den Stoffen und Strukturen im Körper interagieren kann. Im Folgenden möchte ich Ihnen drei mögliche Interaktionen beispielhaft vorstellen.

1. Koffein und Adenosin

$C_8H_{10}N_4O_2$, das ist die chemische Summenformel von Koffein. Warum ich Ihnen dies erzähle? Das liegt an der Ähnlichkeit zu Adenosin, einem Stoff in Ihrem Körper mit der chemischen Summenformel $C_{10}H_{13}N_5O_4$. Ist die Ähnlichkeit nicht frappierend? Zugegeben, die

Summenformel allein entscheidet nicht über die Wirkweise eines Stoffes, da auch die räumliche Struktur eine große Rolle spielt. Aber lassen Sie sich gesagt sein, dass sich auch die Strukturen dieser beiden Stoffe nicht allzu sehr unterscheiden. Sollten Chemiker unter Ihnen sein, verzeihen Sie mir bitte die ungenaue Ausdrucksweise und das saloppe Urteil über Ähnlichkeiten chemischer Strukturen.

In unserem Körper gibt es einen universellen Energieträger mit Namen Adenosintriphosphat, abgekürzt ATP. Vereinfacht gesagt, wird ATP im Körper verbraucht und Energie wird dadurch frei. So entstehen dann verschiedene Abbausubstrate wie beispielsweise Adenosin. Je mehr wir also beispielsweise Sport machen oder angestrengt nachdenken, desto mehr Energie, das heißt ATP, wird verbraucht und umso mehr Adenosin liegt frei im Körper vor. Auch beim faulen Herumliegen wird übrigens Energie verbraucht. Ihre grundlegenden Lebensfunktionen müssen schließlich aufrechterhalten werden. Das Adenosin findet nun im Körper spezifische Bindungsstellen, an die es andocken kann. Durch diese Bindung wird eine Kettenreaktion verschiedener Vorgänge ausgelöst, die unter anderem als Konsequenz haben, dass jegliche Aktivitäten von Ihnen, die auf irgendeine Art und Weise anstrengend sind, gehemmt werden. Beispiele für solche Aktivitäten sind Sport oder auch große Konzentration.

Noch einmal zusammengefasst: Je mehr Energie wir verbrauchen, desto mehr Adenosin wird freigesetzt. Je mehr Adenosin freigesetzt wird, desto mehr Adenosin-Bindungsstellen werden besetzt. Je mehr Adenosin-Bindungsstellen besetzt werden, desto mehr Aktivität wird gehemmt. Es werden immer mehr Signale innerhalb Ihres Körpers gesendet, die für ein Ende der aktuellen Anstrengung sorgen sollen. Adenosin schützt Ihren Körper also vor einer Überlastung. Im Detail führt das Binden von Adenosin an die Bindungsstellen beispielsweise dazu, dass Ihr Blutdruck sinkt sowie die Herzfrequenz verlangsamt wird. Sie werden träge und auch müde. Sie erinnern sich noch daran, dass Koffein ähnlich wie Adenosin aufgebaut ist. Die Ähnlichkeit geht sogar so weit, dass Koffein an diejenigen Bindungsstellen im Körper binden kann, die eigentlich für das Adenosin vorgesehen sind. Das Problem dabei ist jedoch, dass es nur so ungefähr reinpasst. Es ist quasi der Elefant im Porzellanladen. Der Elefant kommt schon irgendwie rein, aber ein idealer Aufenthaltsort ist der Porzellanladen beileibe nicht[170]. Und so löst Koffein nicht die Kettenreaktion aus, welche Adenosin eigentlich in Gang setzen würde. Damit bleibt die hemmende Wirkung auf den Körper aus. Gleichzeitig ist die Bindungsstelle nun aber für das Adenosin blockiert. Zusätzlich zum Elefanten passt eben wirklich niemand anderes mehr in den Porzellanladen.

Dies ist der Hauptmechanismus für die anregende Wirkung von Koffein. Es putscht den Körper nicht direkt auf, unterbindet aber die hemmende Wirkung, welche Adenosin normalerweise ausüben würde. Adenosin wird übrigens nicht nur bei größerer Aktivität in Ihrem Körper gebildet, sondern auch, je länger Sie wach sind. Es ist also auch ein Müdigkeits-Anzeiger. Je mehr Adenosin Sie im Gehirn vorliegen haben, desto größer ist Ihr Drang, ein Nickerchen einzulegen. Während des Schlafes wird das Adenosin dann wieder abgebaut, die Konzentration im Körper reduziert. Dazu passt die Schlagzeile ganz gut, welche *spektrum.de* 2005 getitelt hat: »Adenosin spielt Sandmännchen im Hirn«. Im Laufe der Zeit entwickelt Ihr Körper übrigens eine Art Toleranz für das Koffein, sodass dieses die Adenosin-Bindungsstellen nicht mehr ganz so gut besetzen kann wie zuvor. Das ist der Grund, weswegen Sie im Laufe der Jahre immer mehr Kaffee trinken müssen, um die erregende Wirkung zu spüren.

2. Koffein und Phosphodiesterasen

Koffein sorgt dafür, dass ein Stoff in Ihrem Körper, die sogenannte Phosphodiesterase, ihrer Arbeit nicht mehr richtig nachkommen kann[171]. Ihr Job wäre es normalerweise, einen anderen Stoff, das cAMP, abzubauen. Da dieser Abbau durch das Koffein gehemmt wird, haben wir nun mehr cAMP in unseren Körperzellen als normal. cAMP ist ein Botenstoff und überbringt Nachrichten von einem Auftraggeber zu einem Empfänger. Die Auftraggeber, für welche cAMP Nachrichten weiterträgt, sind vielfältig. So ziehen sich beispielsweise nach Benachrichtigung durch cAMP diejenigen Muskeln zusammen, welche sich an den Blutgefäßen befinden. Dadurch werden diese verengt, und die gleiche Menge an Blut fließt durch ein Gefäß mit einem geringeren Durchmesser. Der Blutdruck steigt.

Interessanterweise sorgt das cAMP auch dafür, dass Stoffe, die Fett abbauen, stimuliert werden. Bevor Sie sich jetzt gleich eine Kanne Kaffee zur Unterstützung Ihres Abspeck-Programms aufsetzen, bleiben Sie bitte noch kurz bei mir. Sie könnten zwar theoretisch durch Koffein Fett verlieren. Das Problem an der Sache ist jedoch, dass dieses Fett ja nicht einfach im Nirvana verschwindet. Einmal abgebaut, liegt es in Form energiereicher Verbindungen vor. Sie haben also mehr Energie für beispielsweise sportliche Betätigungen zur Verfügung. Von allein verschwinden diese energiereichen Verbindungen aber nicht. Und sollten Sie keinen Sport oder sonstige Fett-verbrauchenden Tätigkeiten ausüben, dann werden sie auch wieder im Körper als Fett eingelagert. Sollten Sie jedoch eine Sporteinheit planen und vorher eine Kanne Kaffee trinken, können Sie mit einer erhöhten Leistung rechnen, da die Energie rascher bereitgestellt wird.

3. Koffein und GABA

Koffein interagiert auch direkt mit Stoffen, welche Sie schon aus dem Alkohol-Kapitel kennen. Es handelt sich hierbei um die GABA-Rezeptoren[172]. Werden diese durch Bindung aktiviert, führt dies zu einer hemmenden Wirkung. Ihre Reflexe werden verlangsamt, und Sie werden müde. Alkohol bindet beispielsweise direkt an die GABA-Rezeptoren und löst dadurch diese hemmende Wirkung aus. Koffein bewirkt nun, dass der Stoff GABA in geringeren Mengen produziert

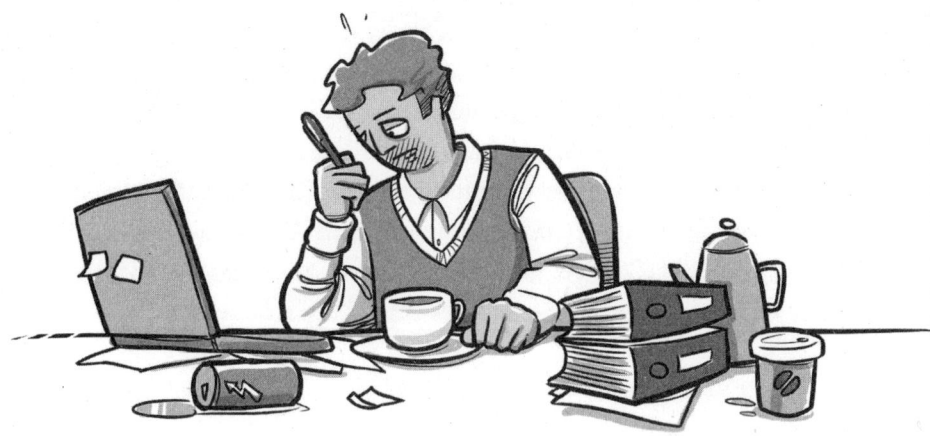

und dadurch vermindert in Ihr Blut ausgeschüttet wird. Weniger GABA führt damit zu weniger Bindungen an die GABA-Rezeptoren und somit zu geringerer hemmender Wirkung. Koffein sorgt also auch hier auf indirektem Weg für eine aufputschende Wirkung. Liegt weniger GABA vor, wird die hemmende Wirkung der Bindungen des GABA an die entsprechenden Rezeptoren vermindert. Durch Koffein können Sie also der hemmenden Wirkung von Alkohol entgegenwirken.

Was bedeutet das für die Gesundheit?

Einen Einblick haben Sie jetzt ja schon bekommen. Im Folgenden möchte ich aber noch einmal genauer erläutern, wie sich Koffein auf unseren Körper auswirkt.

1. Koffein ist ein Dopingmittel

Durch Koffein können Sie, wenn auch nur für eine überschaubare Zeit, Ihre Leistungsfähigkeit steigern. Dies konnten verschiedene Arbeitsgruppen in wissenschaftlichen Studien aufzeigen. Ein recht einfaches Experiment war beispielsweise folgendermaßen aufgebaut[173]: Sitzende Versuchspersonen mussten versuchen, möglichst lange ein Bein schwebend in der Luft zu halten. Um das Ganze zu erschweren, war an ihren Knöcheln ein Gewicht befestigt. Diejenigen, die eine gewisse Zeit vor diesem Versuch ein paar Tassen Kaffee getrunken hatten, konnten ihr Bein länger in der Luft halten als die Kaffee-abstinenten Personen. Nun nehmen Sie wahrscheinlich eher selten an einem Bein-in-die-Luft-halte-Wettbewerb teil. Aber ich glaube, Sie verstehen, auf was das Ganze hinausläuft. Der Körper wird »langsamer ermüdet«.

2. Koffein wirkt entwässernd

In verschiedenen Veröffentlichungen im Internet streiten sich die Autorinnen und Autoren darüber, ob Koffein eine entwässernde Wirkung hat oder nicht. Meines Erachtens kann diese entwässernde beziehungsweise harntreibende Wirkung als bewiesen angesehen werden, auch wenn der Effekt des Koffeins nur relativ gering ist. Wobei es aber natürlich auch hier wieder darauf ankommt, wie sensibel Sie auf das Koffein reagieren. Wie schnell bauen Sie es ab? Welches Cyp haben Sie in Ihrem Körper vorliegen, die faule oder die fleißige Variante? Wie viel Koffein nehmen Sie zu sich? Ist Ihr Körper vielleicht schon an die Wirkung gewöhnt? Im Vorangehenden habe ich bereits darauf hingewiesen, dass Koffein die Blutgefäße verengt und dadurch den Blutdruck erhöht. Dies gefällt Ihrem Körper nicht so richtig und er versucht, dagegenzuwirken. Deshalb wird er durch erhöhten Harndrang bewirken, dass die Flüssigkeit in Ihrem Körper und dadurch das Blutvolumen reduziert wird. Weniger Blut in Ihren Adern bedeutet gleichzeitig einen geringeren Druck. Ich erschaudere übrigens immer wieder bei der regelmäßig in verschiedenen Medien aufkommenden Frage, ob wir Kaffee zu unserem aufgenommenen Flüssigkeitsvolumen hinzuzählen dürfen oder nicht. Abwechselnd wird diese Frage mal mit Ja oder auch mit Nein beantwortet. Diese Frage kann aber nicht mit Ja oder Nein beantwortet werden. Kaffee besteht hauptsächlich aus Wasser, deshalb trägt es natürlich zu

Ihrem Flüssigkeitshaushalt bei. Gleichzeitig wird die Ausscheidung von Wasser aus Ihrem Körper durch das Koffein aber auch erhöht. Die Königsfrage ist nun: Nehmen Sie mehr Wasser durch den Kaffee zu sich, als Sie durch die Auswirkungen des Koffeins verlieren? Dies hängt von vielen Faktoren ab. Wie stark ist der Kaffee? Wie sensibel reagieren Sie auf das Koffein (faules oder fleißiges Cyp)? Generell kann man wohl sagen, dass Sie das Volumen des Kaffees anteilig hinzurechnen dürfen. Wie groß allerdings dieser Anteil ist, das ist individuell unterschiedlich und kann daher nicht pauschal bestimmt werden.

3. Koffein macht süchtig

In hohen Konzentrationen über einen längeren Zeitpunkt konsumiert, macht Koffein süchtig. Allerdings regt es offenbar andere Bereiche in Ihrem Gehirn an, als dies beispielsweise verschiedene Rauschgifte tun. Koffein führt deswegen nicht zu einem Hochgefühl, das unbedingt wieder erlebt werden muss. Die Abhängigkeit ist insgesamt also schwächer als bei vielen anderen Suchtmitteln. Deshalb sind die Entzugserscheinungen beim Absetzen des Koffeins ebenfalls vergleichsweise gering und äußern sich im Normalfall lediglich durch mittlere bis starke Kopfschmerzen, je nachdem, wie stark sie abhängig sind. Einige Personen berichten über eine gewisse Abgeschlagenheit, schließlich fehlt auf einmal die »aufputschende Wirkung« des Koffeins.

Im Übrigen ist eine Koffeinsucht auch ein möglicher Grund für die Kopfschmerzen, die viele Menschen am Wochenende verspüren. Ihr Körper ist es gewohnt, von Montag bis Freitag ab dem frühen Morgen Koffein zu bekommen. Am Wochenende nehmen sie dieses Koffein durch längeres Schlafen zu einer späteren Uhrzeit zu sich und meist auch in reduzierterer Form. Deshalb weiten sich die Blutgefäße im Gehirn, was aufgrund des höheren Drucks im Kopf (Achtung: damit ist nicht der Blutdruck gemeint) Schmerzen verursacht.

Koffein in der Schwangerschaft

Immer wieder höre ich von Schwangeren, die sich unsicher sind, wie viel Koffein sie in der Schwangerschaft zu sich nehmen dürfen. Die Empfehlungen, die sie erhalten, gehen von ein bis zwei Tassen Kaffee am Tag bis hin zu komplettem Verzicht. Dies ist ein schwieriges Thema. Was wir wissen, ist, dass Koffein ohne Probleme die Plazenta (Mutterkuchen) passieren und in das Blut des ungeborenen Kindes gelangen kann. Die Konzentration des Koffeins im ungeborenen Baby ist dabei ungefähr so hoch wie im Blut der Mutter. Und in der Tat kann man relativ schnell nach dem Genuss einer Tasse Kaffee einen rascheren Herzschlag und vermehrte Aktivität beim Fötus bemerken.

In groß angelegten wissenschaftlichen Studien konnte jedoch kein Zusammenhang zwischen einer Frühgeburt und moderatem Koffeinkonsum festgestellt werden. Ein hoher Koffeinkonsum scheint jedoch für ein erhöhtes Risiko einer Fehlgeburt zu sorgen. Dies berichten beispielsweise Wissenschaftler aus Singapur[174]. Als hoher Koffeinkonsum wurde hierbei eine Menge ab 3,5 bis 7 Tassen Kaffee am Tag definiert. Weiterhin scheint Koffein für ein verringertes Geburtsgewicht zu sorgen, und zwar nach dem Prinzip: Je mehr Koffein konsumiert wird, desto geringer ist das Geburtsgewicht des Babys[175]. Das scheint zunächst vielleicht nicht dramatisch, aber ein verringertes Geburtsgewicht kann (muss aber nicht) ein Anzeichen für vermehrten Stress sein. Fakt ist: Bei einem gesunden Baby ist ein leicht vermindertes Geburtsgewicht im Normalfall nicht allzu schlimm. Wenn das Baby im Bauch aber sowieso schlecht an Gewicht zulegt oder andere Entwicklungsprobleme vorliegen beziehungsweise noch hinzukommen, können ein paar Gramm Körpergewicht und ein wenig Stress durchaus einen Unterschied ausmachen.

Es gibt noch Dutzende weitere Studien über den Einfluss von Koffein auf das ungeborene Leben, und man muss sie teuflisch genau lesen. Eine Studie japanischer Wissenschaftler der Kyoto University wurde 1960 beispielsweise mit schwangeren Mäusen durchgeführt[176].

Als Ergebnis wurde festgestellt, dass Koffein für Missbildungen verantwortlich ist. So schlimm sich das erst einmal liest, kann ich hier Entwarnung geben. Der Koffeingehalt, welcher Missbildungen auslöste, war so unglaublich hoch, dass eine schwangere Frau etwa 175 Tassen Kaffee am Tag trinken müsste, um einen vergleichbaren Koffeinpegel zu erzielen. Bei solch hohen Koffeindosen würde ihr Kreislauf zusammenbrechen, und es würde ihr hundeelend gehen. Dass dies keine guten Bedingungen für die gesunde Entwicklung eines Babys sind, erscheint logisch.

Alles in allem scheint ein moderater Koffeingenuss – bis auf das verringerte Geburtsgewicht – nur wenig Einfluss auf die Entwicklung des ungeborenen Lebens zu haben. Was jedoch gut messbar ist, sind die Entzugserscheinungen der Babys nach der Geburt. Sofern die Mutter nicht stillt, fällt der Koffeinpegel der Neugeborenen von einem Tag auf den anderen auf null herab. Die Babys müssen somit einen Entzug durchmachen. Wird gestillt, bekommen diese Babys noch eine Galgenfrist. Die Koffeindosis bekommen sie über die Muttermilch. Der Entzug folgt dann, wenn das Stillen beendet wird. Vielleicht gehören Sie zu den bereits angesprochenen Menschen, die am Wochenende wegen des zeitlich versetzten Kaffeegenusses auch mal mit Kopfschmerzen aufwachen? Oder Sie hatten schon einmal Kopfschmerzen, weil Sie Ihren Kaffeekonsum plötzlich reduziert haben – in der Fastenzeit beispielsweise? Dann können Sie sich an dieser Stelle überlegen, ob das Leben eines Babys mit solch einer Erfahrung starten soll.

Wie viel Koffein ist noch in Ordnung?

Ich habe im Laufe dieses Kapitels dargestellt, dass Koffein auf vielfältigem Weg in unseren Körper eingreift. Vornehmlich hat es leistungssteigernde Wirkung. Bei zu hohen Koffeindosen kann es jedoch auch zu Nervosität, Unruhe, Schlaflosigkeit, Schweißausbrüchen und Herzrasen bis hin zu Kreislaufversagen kommen. Wie hoch genau diese zu hohen Dosen sind, ist ganz verschieden. Hier spielen Parameter wie die individuelle biochemische Ausstattung oder die Gewöhnung an das Koffein eine Rolle. Eine Person, welche zum ersten Mal in ihrem Leben Koffein zu sich nimmt, reagiert sensibler als eine andere Person, die seit 20 Jahren fünf Tassen täglich trinkt.

Bei lange anhaltendem, hohem Koffeinkonsum kann die dauerhafte anregende Wirkung auf jeden Fall durchaus zu Herz-Kreislauf-Problemen oder Bluthochdruck führen. Eine konstante Überlastung ist eben selten gut. Zur Orientierung bezüglich der als akzeptabel erachteten Menge sei auf die Webseite der Europäische Behörde für Lebensmittelsicherheit verwiesen. Die gibt an, dass eine Einzeldosis an Koffein von 3 Milligramm pro Kilogramm Körpergewicht für die Gesundheit unbedenklich ist[177]. Das wären bei einer 60 Kilogramm schweren Person also etwa 180 Milligramm Koffein, aufgenommen als Einzeldosis beziehungsweise in kurzer Zeit. Über den Tag verteilt können Sie diese Dosis jedoch locker verdoppeln. Für Kinder und Jugendlich gilt ebenfalls diese Schwelle von 3 Milligramm pro Kilogramm Körpergewicht – zur Sicherheit aber über den ganzen Tag verteilt. Schwangere und Stillende sollten laut Angaben der Behörde 200 Milligramm Koffein über den Tag gerechnet nicht überschreiten. Bitte beachten Sie: Die als unbedenklich deklarierten Mengen können höher, aber auch niedriger sein, wenn Sie beispielsweise Vorerkrankungen haben.

Jetzt fragen Sie sich sicherlich, wie viel Koffein in Kaffee und weiteren Lebensmitteln enthalten ist. Das ist schwankend und hängt davon ab, wie Sie beispielsweise Ihren Kaffee zubereiten. Als Näherungswerte können Sie die folgenden Zahlen heranziehen:

- Espresso: 40 Milligramm Koffein pro 30-Milliliter-Tasse
- Filterkaffee: 50–170 Milligramm Koffein pro 250-Milliliter-Tasse
- Latte Macchiato: 40 Milligramm Koffein pro 330 Milliliter (im Normalfall ist nämlich ein Espresso enthalten)

- Schwarztee: 40 Milligramm Koffein pro 250-Milliliter-Tasse
- Grüntee: 35 Milligramm Koffein pro 250 Milliliter Grüntee
- Maté: 25–50 Milligramm Koffein pro 250-Milliliter-Tasse
- Cola: circa 30 Milligramm Koffein pro 330-Milliliter-Flasche
- Energydrink: Circa 80 Milligramm Koffein pro 250 Milliliter sind enthalten.
- Schokolade: 3–35 Milligramm Koffein pro Tafel Vollmilchschokolade; 50–110 Milligramm Koffein pro Tafel Halbbitterschokolade

Symptome und Erste Hilfe

Symptome einer akuten Koffeinvergiftung sind Unruhe, Schlaflosigkeit, Schweißausbrüche oder Herzrasen. Im Normalfall müssen Sie nichts weiter unternehmen. Hören Sie einfach auf, Koffein zu sich zu nehmen, und warten Sie ab. In der Regel lassen die Symptome nach einer gewissen Zeit von allein nach. Bei Kreislaufversagen oder Herzrhythmusstörungen sollten Sie einen Krankenwagen rufen.

WICHTIGE
TELEFONNUMMERN

Standort	Allgemein	Telefonnummer
Deutschland, Österreich, Schweiz	Notruf	112
Deutschland	Ärztlicher Bereitschaftsdienst	116117

Standort	Giftnotruf	Telefonnummer
Berlin	Giftnotruf der Charité / Giftnotruf für Berlin und Brandenburg giftnotruf.charite.de	030 19240
Bonn	Informationszentrale gegen Vergiftungen Bonn. Zentrum für Kinderheilkunde Universitätsklinikum Bonn www.gizbonn.de	0228 19240
Erfurt	Gemeinsames Giftinformationszentrum der Länder Mecklenburg-Vorpommern, Sachsen, Sachsen-Anhalt und Thüringen www.ggiz-erfurt.de	0361 730730
Freiburg	Vergiftungs-Informations-Zentrale Freiburg Universitätsklinikum Freiburg www.uniklinik-freiburg.de/giftberatung. html	0761 19240

Standort	Giftnotruf	Telefonnummer
Göttingen	Giftinformationszentrum-Nord www.giz-nord.de	0551 19240
Mainz	Giftinformationszentrum der Länder Rheinland-Pfalz, Hessen und Saarland Klinische Toxikologie, Universitätsmedizin Mainz www.giftinfo.uni-mainz.de	06131 19240
München	Giftnotruf München Abteilung für Klinische Toxikologie Klinikum rechts der Isar – Technische Universität München www.toxinfo.med.tum.de	089 19240
Wien/ Österreich	Vergiftungsinformationszentrale – Gesundheit Österreich GmbH www.goeg.at/Vergiftungsinformation	+43 1 4064343
Zürich/ Schweiz	Schweizerisches Toxikologisches Informationszentrum www.toxi.ch	145 (schweizweit) +41 44 2515151 (aus dem Ausland)

ANMERKUNGEN

1   Grzegorz W Przybyła, Konrad Szychowski, Jan Gmiński: »Paraceta-mol – An old drug with new mechanisms of action«. In: *Clinical and Experimental Pharmacology and Physiology*, 48/2021, S. 3–19.

2   RJ Flower, JR Vane: »Inhibition of prostaglandin synthetase in brain explains the anti-pyretic activity of paracetamol (4-acetamidophenol)«. In: *Nature*, 240/1972, S. 410–411.

3   Brian J Anderson: »Paracetamol (Acetaminophen): mechanisms of ac-tion«. In: *Pediatric Anesthesia*, 18/2008, S. 915–921.

4   William M. Lee: »Acute Liver Failure«. In: *Seminars in Respiratory and Critical Care Medicine*, 33/2012, S. 36–45.

5   Karl Eberius: »Paracetamol: Ab wie viel Tabletten wird's gefährlich?« In: *Deutsche Apothekerzeitung*, 44/2008, S. 46.

6   M Patel, BK Tang, W Kalow: »Variability of acetaminophen metabo-lism in Caucasians and Orientals «. In: *Pharmacogenetics*, 2/1992, S. 38–45.

7   Mitchell R. McGill, Hartmut Jaeschke: »Metabolism and disposition of acetaminophen: recent advances in relation to hepatotoxicity and dia-gnosis«. In: *Pharmaceutical Research* 30, 9/2013, S. 2173–2187.

8   Ping Zhao, Thomas F Kalhorn, John T Slattery: »Selective mitochon-drial glutathione depletion by ethanol enhances acetaminophen toxicity in rat liver«. In: *Hepatology* 36, 2/2002, S. 326–335.

9   Alexis Keaveney, Ellen Peters, Baldwin Way: »Effects of acetamino-phen on risk taking«. In: *Social Cognitive and Affective Neuroscience* 15, 7/2020, S. 725–732.

10 Jennifer A Ross, Christopher P Holstege: »Comment on ›effects of ace-taminophen on risk taking‹«. In: *Social Cognitive and Affective Neuro-science* 15, 5/2021, S. 537–538.

11 Nadine Zeller: »Die Sucht nach dem Durchatmen«. In: *Göttinger Tagblatt. Auf: https://www.goettinger-tageblatt.de/Nachrichten/Wissen/Die-Sucht-nach-dem-Durchatmen.*

12 P Vanezis, PA Toseland: »Xylometazoline poisoning – report of a case«. In: *Medicine, Science and the Law* 20, 1/1980, S. 35–36.

13 Frank Musshoff, Burkhard Madea, Joachim Woelfle, Dejan Vlanic: »Xylometazoline poisoning: A 40-fold nasal overdose caused by a compounding error in 3 children«. In: *Forensic Science International*, 238, 2014, S. e3–e5.

14 Britta Haenisch, Jutta Walstab, Stephan Herberhold, Friedrich Bootz, Marion Tschaikin, René Ramseger, Heinz Bönisch: »Alpha-adrenoceptor agonistic activity of oxymetazoline and xylometazoline«. In: *Fundamental & Clinical Pharmacology* 24, 6/2010, S. 729–639.

15 Arbeitgemeinschaft Prävention und Integrative Onkologie (PRIO) in der Deutschen Krebsgesellschaft: »Stellungnahme der Arbeitsgemeinschaft Prävention und Integrative Onkologie (PRIO) in der Deutschen Krebsgesellschaft zu Vitamin B17 (Amygdalin)«. Auf: https://www.krebsgesellschaft.de/deutsche-krebsgesellschaft/klinische-expertise/wissenschaftliche-stellungnahmen.html?file=files/dkg/deutsche-krebsgesellschaft/content/pdf/Klinische%20Forschung/Stellungnahme_%20PRIO_Amygdalin.pdf&cid=22791.

16 DR Haisman, DJ Knight: »The Enzymic Hydrolysis of Amygdalin«. In: *Biochemical Journal*, 108/1967, S. 528–534.

17 Rita Cipollone, Paolo Ascenzi, Emanuela Frangipani, Paolo Visca: »Cyanide detoxification by recombinant bacterial rhodanese«. In: *Chemosphere* 63, 6/1995, S. 942–949.

18 CC Stock, DS Martin, K Sugiura, RA Fugmann, IM Mountain, E Stockert, FA Schmid, GS Tarnowski: »Antitumor tests of amygdalin in spontaneous animal tumor systems«. In: *Journal of Surgical Oncology* 10, 2/1978, S. 89–123.

19 James L Way: »Cyanide intoxication and its mechanism of antagonism«. In: *Annual Review of Pharmacology and Toxicology* 24, 1984, S. 451–481.

20 JR Humbert, JH Tress, KT Braico: »Fatal cyanide poisoning: accidental ingestion of amygdalin«. In: *Journal of the American Medical Association* 238, 6/1977, S. 482.

21 JA Ortega, JE Creek: »Acute cyanide poisoning following administration of Laetrile enemas«. In: *Journal of Pediatrics* 93, 6/1978, S. 1059.

22 Harald Sauer, Caroline Wollny, Isabel Oster, Erol Tutdibi, Ludwig Gortner, Sven Gottschling, Sascha Meyer: »Severe cyanide poisoning from an alternative medicine treatment with amygdalin and apricot kernels in a 4-year-old child«. In: *Wiener Medizinische Wochenschrift* 165, 9-10/2015, S. 185–188.

23 European Food Safety Authority: »Opinion of the Scientific Panel on Food Additives, Flavourings, Processing Aids and Materials in Contact with Food (AFC) on hydrocyanic acid in flavourings and other food ingredients with flavouring properties«. In: *EFSA Journal* 2, 11/2004, S. 105–133.

24 Bundesinstitut für Risikobewertung: »Aktualisierte Stellungnahme Nr. 009/2015«. Auf: *https://www.bfr.bund.de/cm/343/zwei-bittere-apriko-senkerne-pro-tag-sind-fuer-erwachsene-das-limit-kinder-sollten-darauf-verzichten.pdf.*

25 Klaus Abraham, Thorsten Buhrke, Alfonso Lampen: »Bioavailability of cyanide after consumption of a single meal of foods containing high levels of cyanogenic glycosides: a crossover study in humans«. In: *Archives of Toxicolog* 90, 2015, S. 559–574.

26 Islamiyat F Bolarinwa, Caroline Orfila, Michael RA Morgan: »Determination of amygdalin in apple seeds, fresh apples and processed apple juices«. In: *Food Chemistry* 170, 2015, S. 437–442.

27 Niedersächsisches Landesamt für Verbraucherschutz und Lebensmittelsicherheit: »Vorsicht beim Verzehr von bitteren Mandeln und bitteren Aprikosenkernen – Gefahr durch Blausäure«. Auf: *https://www.laves.niedersachsen.de/startseite/lebensmittel/aktuell/vorsicht-beim-verzehr-von-bitteren-mandeln-und-bitteren-aprikosenkernen--gefahr-durch-blausaeure-73476.html.*

28 Alexandra zu Castell-Rüdenhausen: »Rentner (79) stirbt an Killer-Zucchini«. In: *BILD. Auf: https://www.bild.de/regional/stuttgart/todesursache-vergiftung/79-jaehriger-stirbt-an-zucchini-vergiftung-42241344.bild.html.*

29 Carlo Jung, Benjamin Steuber, Harald Schwörer: »Lebensmittelvergiftung durch Cucurbitacine«. In: *Deutsche Medizinische Wochenschrift* 145, 2020, S. 988–990.

30 M Miro: »Cucurbitacins and their Pharmacological Effects«. In: *Phytotherapy Research*, 1995, S. 159–168.

31 Xiaojuan Wang, Mine Tanaka, Herbenya Silva Peixoto and Michael Wink: »Cucurbitacins: elucidation of their interactions with the cytoskeleton«. In: *PeerJ*, 05/2017, S. e3357.

32 Hidayat Hussain, Ivan R Green, Muhammad Saleem, Khanzadi F Khattak, Muhammad Irshad, Maroof Ali: »Cucurbitacins as Anticancer Agents: A Patent Review«. In: *Recent Patents on Anti-Cancer Drug Discovery* 14, 2/2019, S. 133–143.

33 Die Bundesregierung: »Zimtsterne«. Auf: *https://www.bundesregierung.de/breg-de/themen/buerokratieabbau/zimtsterne-284382.*

34 Bundesinstitut für Risikobewertung: »Fragen und Antworten zu Cumarin in Zimt und anderen Lebensmitteln. Auf: *https://www.bfr.bund.de/de/fragen_und_antworten_zu_cumarin_in_zimt_und_anderen_lebensmitteln-8439.html.*

35 Jun-Won Yun, Ji-Ran You, Yun-Soon Kim, Seung-Hyun Kim, Eun-Young Cho, Jung-Hee Yoon, Euna Kwon, Ja-June Jang, Jin-Sung Park, Hyoung-Chin Kim, Jeong-Hwan Che, Byeong-Cheol Kang: »In vitro and in vivo safety studies of cinnamon extract (Cinnamomum cassia) on general and genetic toxicology«. In: *Regulatory Toxicology and Pharmacology* 95, 6/2018, S. 115–123.

36 Bundesinstitut für Risikobewertung: »Neue Erkenntnisse zu Cumarin in Zimt«. Auf: *https://mobil.bfr.bund.de/cm/343/neue-erkenntnisse-zu-cumarin-in-zimt.pdf.*

37 Klaus Abraham, Friederike Wöhrlin, Oliver Lindtner, Gerhard Heine-meyer, Alfonso Lampen: »Toxicology and risk assessment of coumarin: Focus on human data«. In: *Molecular Nutrition and Food Research* 54, 2010, S. 228–239.

38 CL Loprinzi, JW Kugler, JA Sloan, TW Rooke, SK Quella, P Novotny, RB Mowat, JC Michalak, PJ Stella, R Levitt, LK Tschetter, H Wind-schitl: »Lack of effect of coumarin in women with lymphedema after treatment for breast cancer«. In: *New England Journal of Medicine* 340, 5/1999, S. 346–350.

39 HJ Schmeck-Lindenau, B Naser-Hijazi, EW Becker, HH Henneicke-von Zepelin, J Schnitker: »Safety aspects of a coumarin-troxerutin com-bination regarding liver function in a double-blind placebo-controlled study«. In: *International Journal of Clinical Pharmacology and Therapeu-tics* 41, 5/2003, S. 193–199.

40 D Cox, R O'Kennedy, RD Thornes: »The rarity of liver toxicity in pa-tients treated with coumarin (1,2-benzopyrone)«. In: *Human & Experi-mental Toxicology* 8, 6/1989, S. 501–506.

41 JJ Yourick, RL Bronaugh: »Percutaneous absorption and metabolism of Coumarin in human and rat skin«. In: *Journal of Applied Toxicology* 17, 3/1997, S. 153–158.

42 Bart N Lambrecht, Hamida Hammad: »The immunology of the all-ergy epidemic and the hygiene hypothesis«. In: *Nature Immunology* 18, 10/2017, S. 1076–1083.

43 MK Abernethy, LB Becker: »Acute nutmeg intoxication«. In: *American Journal of Emergency Medicine* 10, 5/1992, S. 429–430.

44 NAA Rahman, A Fazilah, ME Effarizah: »Toxicity of Nutmeg (My-risticin): A Review«. In: *International Journal on Advanced Science, Engi-neering and Information Technology* 5, 3/2015, S. 212–215.

45 U Braun, DA Kalbhen: »Evidence for the biogenic formation of am-phetamine derivatives from components of nutmeg«. In: *Pharmacology* 9, 5/1973, S. 312–316.

46   RA Glennon: »Do classical hallucinogens act as 5-HT2 agonists or antagonists?« In: *Neuropsychopharmacology* 3, 5-6/1990, S. 509–517.

47   Manuela G Neuman, Lawrence Cohen, Mihai Opris, Radu M Nanau, Jeong Hyunjin: »Hepatotoxicity of Pyrrolizidine Alkaloids«. In: *Journal of Pharmaceutical Sciences* 18, 4/1995, S. 825–843.

48   Xiao-Qian Yang, Jin Ye, Xin Li, Qian Li, Yu-Hu Song: »Pyrrolizidine alkaloids-induced hepatic sinusoidal obstruction syndrome: Pathogenesis, clinical manifestations, diagnosis, treatment, and outcomes«. In: *World Journal of Gastroenterology* 25, 28/2019, S. 3753–3763.

49   Birgit Dusemund, Nicole Nowak, Christine Sommerfeld, Oliver Lindtner, Bernd Schäfer, Alfonso Lampen: »Risk assessment of pyrrolizidine alkaloids in food of plant and animal origin«. In: *Food and Chemical Toxicology* 115, 2018, S. 63–72.

50   Farhad Islami, Hossein Poustchi, Akram Pourshams, Masoud Khoshnia, Abdolsamad Gharavi, Farin Kamangar, Sanford M Dawsey, Christian C Abnet, Paul Brennan, Mahdi Sheikh, Masoud Sotoudeh, Arash Nikmanesh, Shahin Merat, Arash Etemadi, Siavosh Nasseri Moghaddam, Paul D Pharoah, Bruce A Ponder, Nicholas E Day, Ahmedin Jemal, Paolo Boffetta, Reza Malekzadeh: »A prospective study of tea drinking temperature and risk of esophageal squamous cell carcinoma«. In: *International Journal of Cancer* 146, 1/2020, S. 18–25.

51   Matthew D. Krasowski, Daniel S. McGehee, Jonathan Moss: »Natural Inhibitors of Cholinesterases: Implications for Adverse Drug Reactions«. In: *Canadian Journal of Anesthesia* 44, 5/1995, S. 525–534.

52   EA Keukens, T de Vrije, LA Jansen, H de Boer, M Janssen, AI de Kroon, WM Jongen, B de Kruijff: »Glycoalkaloids selectively permeabilize cholesterol containing biomembranes«. In: *Biochimica et Biophysica Acta* 1279, 2/1996, S. 243–250.

53   Claudia Weiß: »Glykoalkaloide in Kartoffeln und Tomaten«. In: *Ernährungs Umschau*, 8/2007, S. 474–477.

54 SC Morris, TH Lee: »The Toxicity and Teratogenicity of Solanaceae Glycoalkaloids, Particularly those of the Potato (Solanum tuberosum) – a Review«. In: *Food Technology in Australia* 36, 1984, S. 118–124.

55 Bundesinstitut für Risikobewertung: »Speisekartoffeln sollten niedrige Gehalte an Glykoalkaloiden (Solanin) enthalten. Auf: *https://mobil.bfr. bund.de/cm/343/speisekartoffeln-sollten-niedrige-gehalte-an-glykoalkaloiden-solanin-enthalten.pdf.*

56 Christina R Wilson, John-Michael Sauer, Stephen B. Hooser: »Taxines: a review of the mechanism and toxicity of yew (Taxus spp.) alkaloids«. In: *Toxicon* 39, 2001, S. 175–185.

57 PB Schiff, J Fant, SB Horwitz: »Promotion of microtubule assembly in vitro by taxol«. In: *Nature* 277, 1979, S. 665–667.

58 Chia-Ping Huang Yang, Susan Band Horwitz: »Taxol®: The First Microtubule Stabilizing Agent«. In: *International Journal of Molecular Sciences* 18, 8/2017, S. 1733–1744.

59 Christina R Wilson, John-Michael Sauer, Stephen B. Hooser: »Taxines: a review of the mechanism and toxicity of yew (Taxus spp.) alkaloids«. In: *Toxicon* 39, 2001, S. 175–185.

60 Ebd.

61 Christian Rätsch: *Enzyklopädie der psychoaktiven Pflanzen: Botanik, Ethnopharmakologie und Anwendung.* Aarau, 10. Auflage, S. 80.

62 Berliner Abendblatt: »Tödliche Beeren«. Auf: *https://abendblatt-berlin. de/2020/07/02/toedliche-beeren.*

63 Gunnar F Kwakye, Jennifer Jiménez, Jessica A Jiménez, Michael Aschner: »Atropa belladonna neurotoxicity: Implications to neurological disorders«. In: *Food and Chemical Toxicology* 116, 2018, S. 346–353.

64 John Emsley: *Molecules of Murder. Criminal Molecules and Classic Cases.* Cambridge 2016, S. 46–67.

65 B Winbladh: »The Fate of Atropine in the Puppy«. In: *Acta Pharmacologica et Toxicologica* 32, 1/1973, S. 46–64.

66 Jan Svoboda, Anna Popelikova, Ales Stuchlik: »Drugs Interfering with Muscarinic Acetylcholine Receptors and Their Effects on Place Navigation«. In: *Frontiers in Psychiatry* 8, 2017, Article 215.

67 Yvan Gaillard, Pierre Blaise, Alexandre Darré, Thierry Barbier, Gilbert Pépin: »An unusual case of death: suffocation caused by leaves of common ivy (Hedera helix). Detection of hederacoside C, alpha-hederin, and hederagenin by LC-EI/MS-MS«. In: *Journal of Analytical Toxicology* 27, 3/2003, S. 257–262.

68 tz: »Münchner (42) will Efeu am Fenster zurechtschneiden – es kommt zur schrecklichen Todestragödie«. Auf: *https://www.tz.de/muenchen/stadt/sendling-ort43335/muenchen-mann-will-efeu-am-fenster-schneiden-dann-passiert-unfassbares-zr-12388596.html.*

69 Evy Paulsen, Lars P Christensen, Klaus E Andersen: »Dermatitis from common ivy (Hedera helix L. subsp. helix) in Europe: past, present, and future«. In: *Contact Dermatitis* 62, 4/1995, S. 201–209.

70 J Sánchez-Pérez, S Córdoba, B M Hausen, M J De Vega, M Aragüés, A García-Díez: »Allergic contact dermatitis from common ivy confirmed with stored allergens«. In: *Contact Dermatitis* 39, 5/1998, S. 259–260.

71 B M Hausen, J Bröhan, W A König, H Faasch, H Hahn, G Bruhn: »Allergic and irritant contact dermatitis from falcarinol and didehydrofalcarinol in common ivy (Hedera helix L.)«. In: *Contact Dermatitis* 17, 1/1987, S. 1-9.

72 Leo J Schep, Robin J Slaughter, D Michael G Beasley: »Nicotinic plant poisoning«. In: *Clinical Toxicology* 47, 8/2009, S. 771–781.

73 Tobin J Dickerson, Kim D Janda: »Glycation of the amyloid beta-protein by a nicotine metabolite: a fortuitous chemical dynamic between smoking and Alzheimer's disease«. In: *Proceedings of the National Academy of Sciences of the United States of America* 100, 14/2003, S. 8182–8187.

74 T Kihara, S Shimohama, H Sawada, J Kimura, T Kume, H Kochiyama, T Maeda, A Akaike: »Nicotinic receptor stimulation protects neurons against beta-amyloid toxicity«. In: *Annals of Neurology* 42, 2/1997, S. 159–163.

75   Neal L Benowitz: »Nicotine addiction«. In: *New England Journal of Medicine* 362, 24/2010, S. 2295–2303.

76   Piotr Tutka, Denis Vinnikov, Ryan J Courtney, Neal L Benowitz: »Cytisine for nicotine addiction treatment: a review of pharmacology, therapeutics and an update of clinical trial evidence for smoking cessation«. In: *Addiction* 114, 11/2019, S. 1951–1969.

77   Amber Yang: »The Dark Myth of the Poinsettia«. Auf: *https://www. nature.com/scitable/blog/plantchemcast/the_dark_myth_of_the.*

78   Harry L Arnold: *Poisonous Plants of Hawaii.* Honolulu 1944, S. 17.

79   RP Stone, WJ Collins: »Euphorbia pulcherrima: toxicity to rats«. In: *Toxicon* 9, 3/1971, S. 301–302

80   Ebd.

81   EP Krenzelok, TD Jacobsen, JM Aronis: »Poinsettia exposures have good outcomes … just as we thought«. In: *American Journal of Emergency Medicine* 14, 7/1996, S. 671–674.

82   FJ Evans, AD Kinghorn: »A comparative phytochemical study of the diterpenes of some species of the genera Euphorbia and Elaeophorbia (Euphorbiaceae)«. In: *Botanical Journal of the Linnean Society* 74, 1/1977, S. 23–25.

83   I Smith-Kielland, J M Dornish, K E Malterud, G Hvistendahl, C Rømming, O C Bøckman, P Kolsaker, Y Stenstrøm, A Nordal: »Cytotoxic triterpenoids from the leaves of Euphorbia pulcherrima«. In: *Planta Medica* 62, 4/1996, S. 322–325.

84   Robin Schwarzenbach: »Mit Blauem Eisenhut wird seit der Antike gemordet – Geschichte einer todbringenden Pflanze«. In: *Neue Zürcher Zeitung.* Auf: *https://www.nzz.ch/panorama/blauer-eisenhut-geschichte-einer-todbringenden-giftpflanze-ld.1574547.*

85   Ferdinand P Moog, Axel Karenberg: »Toxicology in the Old Testament. Did the High Priest Alcimus die of acute aconitine poisoning?« In: *Adverse Drug Reactions and Toxicological Reviews* 21, 3/2002, S. 151–156.

86   J Schumacher, R Brodbeck, R Ensne: »Eisenhut – ein Experiment misslingt«. In: *Anästhesiologie & Intensivmedizin* 53, 2012, S. 488–493.

87 An A Van Landeghem, Els A De Letter, Willy E Lambert, Carlos H Van Peteghem, Michel H A Piette: »Aconitine involvement in an unusual homicide case«. In: *International Journal of Legal Medicine* 121, 3/2007, S. 214–219.

88 Thomas Y K Chan: »Aconite poisoning«. In: *Clinical Toxicology* 47, 4/1995, S. 279–285.

89 Spektrum Akademischer Verlag: »Lexikon der Biologie: Aconitumalkaloide«. Auf: *https://www.spektrum.de/lexikon/biologie/aconitumalkaloide/723*.

90 RA Hendon, AT Tu: »Biochemical characterization of the lizard toxin gilatoxin«. In: *Biochemistry* 20, 12/1981, S. 3517–3522.

91 Masaki Kita, Yasuo Nakamura, Yuushi Okumura, Satoshi D Ohdachi, Yuichi Oba, Michiyasu Yoshikuni, Hiroshi Kido, Daisuke Uemura: »Blarina toxin, a mammalian lethal venom from the short-tailed shrew Blarina brevicauda: Isolation and characterization«. In: *Proceedings of the National Academy of Sciences of the United States of America* 101, 20/2004, S. 7542–7547.

92 Krzysztof Kowalski, Paweł Marciniak, Grzegorz Rosiński, Leszek Rychlik: »Evaluation of the physiological activity of venom from the Eurasian water shrew Neomys fodiens«. In: *Frontiers in Zoology* 14, 2017, Article Number 46.

93 Dietrich Mebs: *Gifttiere: Ein Handbuch für Biologen, Toxikologen, Ärzte und Apotheker*. Stuttgart 2010, S. 401.

94 Monika Hilbe, Romana Herrsche, Jolanta Kolodziejek, Norbert Nowotny, Kati Zlinszky, Felix Ehrensperger: »Shrews as reservoir hosts of borna disease virus«. In: *Emerging Infectious Diseases* 12, 4/1995, S. 675–677.

95 esanum: »Zwei weitere Todesfälle durch Borna-Virus in Bayern im Jahr 2020«. Auf: *https://www.esanum.de/today/posts/zwei-weitere-todesfaelle-durch-borna-virus-in-bayern-im-jahr-2020*.

96 Martin Gramlich: »Warum kann eine Hummel fliegen, obwohl ihre Flügel so klein sind?« Auf: *https://www.swr.de/wissen/1000-antworten/wissenschaft-und-forschung/warum-koennen-hummeln-mit-so-kleinen-fluegeln-fliegen-100.html.*

97 E Habermann: »Bee and wasp venoms«. In: *Science* 177, 4046/1972, S. 314–322.

98 Jun Chen, Su-Min Guan, Wei Sun, Han Fu: »Melittin, the Major Pain-Producing Substance of Bee Venom«. In: *Neuroscience Bulletin* 32, 3/2016, S. 265–272.

99 Gihyun Lee, Hyunsu Bae: »Bee Venom Phospholipase A2: Yesterday's Enemy Becomes Today's Friend«. In: *Toxins* 8, 2/2016, S. 48–60.

100 Md Sakib Hossen, Ummay Mahfuza Shapla, Siew Hua Gan, Md Ibrahim Khalil: »Impact of Bee Venom Enzymes on Diseases and Immune Responses«. In: *Molecules* 22, 1/2016, S. 25–41.

101 T Katsu, M Kuroko, T Morikawa, K Sanchika, H Yamanaka, S Shinoda, Y Fujita: »Interaction of wasp venom mastoparan with biomembranes«. In: *Biochimica et Biophysica Acta* 1027, 2/1990, S. 185–190.

102 T Piek: »Neurotoxic kinins from wasp and ant venoms«. In: *Toxicon* 29, 2/1991, S. 139–149.

103 Re´jean Couture, Madelaine Harrisson, Rose Mari Vianna, Frank Cloutier: »Kinin receptors in pain and inflammation«. In: *European Journal of Pharmacology* 429, 1–3/2001, S. 161–176.

104 V Krishnakumari, R Nagaraj: »Antimicrobial and hemolytic activities of crabrolin, a 13-residue peptide from the venom of the European hornet, Vespa crabro, and its analogs«. In: *Journal of Peptide Research* 50, 2/1997, S. 88–93.

105 A Argiolas, JJ Pisano: »Bombolitins, a new class of mast cell degranulating peptides from the venom of the bumblebee Megabombus pennsylvanicus«. In: *Journal of Biological Chemistry* 260, 3/1985, S. 1437–1444.

106 Justin O. Schmidt: The Sting of the Wild. Baltimore 2016. S. 226

107   Dietrich Mebs: *Gifttiere: Ein Handbuch für Biologen, Toxikologen, Ärzte und Apotheker*. Stuttgart 2010, S. 262.

108   NABU Brandenburg: »Schüchterner Wandersbursche auf dem Vormarsch, Ammen-Dornfinger in Brandenburg«. Auf: *https://brandenburg.nabu.de/tiere-und-pflanzen/sonstige-arten/21025.html*.

109   Tanja Varl, Damjan Grenc, Rok Kostanjšek, Miran Brvar: »Yellow sac spider (Cheiracanthium punctorium) bites in Slovenia: case series and review«. In: *Wiener klinische Wochenschrift* 129, 2017, S. 630–633.

110   Alexander A Vassilevski, Irina M Fedorova, Ekaterina E Maleeva, Yuliya V Korolkova, Svetlana S Efimova, Olga V Samsonova, Ludmila V Schagina, Alexei V Feofanov, Lev G Magazanik, Eugene V Grishin: »Novel class of spider toxin: active principle from the yellow sac spider Cheiracanthium punctorium venom is a unique two-domain polypeptide«. In: *Journal of Biological Chemistry* 285, 42/1995, S. 32293–322302.

111   Sherrie J Divito, Justin M Haught, Joseph C English, Laura K Ferris: »An extensive case of dermonecrotic arachnidism«. In: *Journal of Clinical and Aesthetic Dermatology* 2, 9/2009, S. 40–43.

112   Helena Safavi-Hemami, Joanna Gajewiak, Santhosh Karanth, Samuel D Robinson, Beatrix Ueberheide, Adam D Douglass, Amnon Schlegel, Julita S Imperial, Maren Watkins, Pradip K Bandyopadhyay, Mark Yandell, Qing Li, Anthony W Purcell, Raymond S Norton, Lars Ellgaard, Baldomero M Olivera: »Specialized insulin is used for chemical warfare by fish-hunting cone snails«. In: *Proceedings of the National Academy of Sciences of the United States of America* 112, 6/2015, S. 1743–1748.

113 John G Menting, Joanna Gajewiak, Christopher A MacRaild, Danny Hung-Chieh Chou, Maria M Disotuar, Nicholas A Smith, Charleen Miller, Judit Erchegyi, Jean E Rivier, Baldomero M Olivera, Briony E Forbes, Brian J Smith, Raymond S Norton, Helena Safavi-Hemami, Michael C Lawrence:»A minimized human insulin-receptor-binding motif revealed in a Conus geographus venom insulin«. In: *Nature Structural & Molecular Biology* 23, 10/2016, S. 916–920.

114 Dietrich Mebs: *Gifttiere: Ein Handbuch für Biologen, Toxikologen. Ärzte und Apotheker*. Stuttgart 2010, S. 83–89

115 Harry Morales Duque, Simoni Campos Dias, Octávio Luiz Franco: »Structural and Functional Analyses of Cone Snail Toxins«. In: *Marine Drugs* 17, 6/2019, S. 370–395.

116 A Adams, LL Reeve: *The Zoology of the Voyage of HMS Samarang*. London 1848, S. 356.

117 LE Petrauskas: »A case of cone shell poisoning by ›bite‹ in Manus Island«. In: *Papua New Guinea Medical Journal* 1, 67/1955, S. 67–68.

118 RD Rice, BW Halstead: »Report of fatal cone shell sting by Conus geographus Linnaeus«. In: *Toxicon* 5, 3/1968, S. 223–224.

119 Urszula Czajka, Aldona Wiatrzyk, Anna Lutyńska: »Mechanism of Vipera berus venom activity and the principles of antivenom administration in treatment«. In: *Przegląd Epidemiologiczny* 67, 4/2013, S. 641–646.

120 Aleksandra Bocian, Małgorzata Urbanik, Konrad Hus, Andrzej Łyskowski, Vladimír Petrilla, Zuzana Andrejčáková, Monika Petrillová, Jaroslav Legath: »Proteome and Peptidome of Vipera berus Venom«. In: *Molecules* 21, 10/2016, S. 1398-1411.

121 Ruslan I Al-Shekhadat, Ksenia S. Lopushanskaya, Álvaro Segura, José María Gutiérrez, Juan J. Calvete, Davinia Pla: »Vipera berus berus Venom from Russia: Venomics, Bioactivities and Preclinical Assessment of Microgen Antivenom«. In: *Toxins* 11, 2/2019, S. 90–106.

122 Jürg Meier, Kurt F Stocker: »Biology and distribution of venomous snakes of medical importance and the composition of snake venoms«. In: Jürg Meier, Julian White: *Handbook of clinical toxicology of animal venoms and poisons.* Florida 1995, S. 367–412.

123 Wolfgang Weinelt, Raimund Wolfgang Sattler, Dietrich Mebs: »Persistent paresis of the facialis muscle after European adder (Vipera berus) bite on the forehead«. In: *Toxicon* 40, 11/2002, S. 1627–1629.

124 RH Guderian, CD Mackenzie, JF Williams: »High voltage shock treatment for snake bite«. In: *The Lancet* 2, 1986, S. 229.

125 EK Johnson, KV Kardong, SP Mackessy: »Electric shocks are ineffective in treatment of lethal effects of rattlesnake envenomation in mice«. In: *Toxicon* 25, 12/1987, S. 1347–1349.

126 CC Snyder, RT Murdock, GL White Jr, JR Kuitu: »Electric shock treatment for snake bite«. In: *The Lancet* 1, 1989, S. 1022.

127 Janosch Knepper, Tim Lüddecke, Kathleen Preißler, Miguel Vences, Stefan Schulz: »Isolation and Identification of Alkaloids from Poisons of Fire Salamanders (Salamandra salamandra)«. In: *Journal of Natural Products* 82, 5/2019, S. 1319–1324.

128 Dietrich Mebs: *Gifttiere: Ein Handbuch für Biologen, Toxikologen, Ärzte und Apotheker.* Stuttgart 2010, S. 279

129 Tim Lüddecke, Stefan Schulz, Sebastian Steinfartz, Miguel Vences: »A salamander's toxic arsenal: review of skin poison diversity and function in true salamanders, genus Salamandra«. In: *The Science of Nature* 105, 9-10/2018, S. 56–72.

130 Janek von Byern, Dietrich Mebs, Egon Heiss, Ursula Dicke, Oliver Wetjen, Kristin Bakkegard, Ingo Grunwald, Susanne Wolbank, Severin Mühleder, Alfred Gugerell, Heidemarie Fuchs, Sylvia Nürnberger: »Salamanders on the bench - A biocompatibility study of salamander skin secretions in cell cultures«. In: *Toxicon* 135, 2017, S. 24–32.

131 Dietrich Mebs: *Gifttiere: Ein Handbuch für Biologen, Toxikologen, Ärzte und Apotheker.* Stuttgart 2010, S. 118-120

132 Lucy M Gorman, Sarah J Judge, Myriam Fezai, Mohamed Jemaà, John B Harris, Gary S Caldwell: »The venoms of the lesser (Echiichthys vipera) and greater (Trachinus draco) weever fish- A review«. In: *Toxicon*, X 6, 2020, 100025.

133 Informationszentrale gegen Vergiftungen Bonn: »Petermännchen (Trachinus draco, Tr. vipera)« Auf: *https://gizbonn.de/giftzentrale-bonn/tiere/fische/petermaennchen*.

134 RTL.de: »Quallen-Horror in Australien: Teenager (17) stirbt nach Kontakt mit Seewespe«. Auf: *https://www.rtl.de/cms/australien-teenager-17-tot-nach-stich-von-seewespe-4716122.html*.

135 John A Williamson, Peter J Fenner, Joseph W Burnett, Jaqueline F Rifkin: Venomoud and Poisonous Marine Animals: *A Medical and Biological Handbook*. Sydney 1996, S. 262–266.

136 Dietrich Mebs: *Gifttiere: Ein Handbuch für Biologen, Toxikologen, Ärzte und Apotheker*. Stuttgart 2010, S. 70–73

137 Brinkman Konstantakopoulos McInerney Mulvenna Seymour Isbister Hodgson: »Chironex fleckeri (box jellyfish) venom proteins: expansion of a cnidarian toxin family that elicits variable cytolytic and cardiovascular effects«. In: *Journal of Biological Chemistry* 289, 8/2014, S. 4798–4812.

138 Paul M Bailey, Anthony J Bakker, Jamie E Seymour, Jacqueline A Wilce: »A functional comparison of the venom of three Australian jellyfish--Chironex fleckeri, Chiropsalmus sp., and Carybdea xaymacana--on cytosolic Ca2+, haemolysis and Artemia sp. lethality«. In: *Toxicon* 45, 2/2005, S. 233–242.

139 MR Mustafa, E White, K Hongo, I Othman, CH Orchard: »The mechanism underlying the cardiotoxic effect of the toxin from the jellyfish Chironex fleckeri«. In: *Toxicology and Applied Pharmacology* 133, 2/1995, S. 195–206.

140 Axel Hahn: *Regulatorisch – toxikologische Maßnahmen zur Minimierung von Verbraucherrisiken in Deutschland und Europa am Beispiel von Lungenschäden durch dünnflüssige Lampenöle auf Petroleumdestillat- und Paraffinbasis.* Langenfeld 2013, S. 42.

141 A Hahn, H Michalak, K Begemann, K Preußner, A Engler, W Brehmer, G Heinemeyer, U Gundert-Remy: *»Ärztliche Mitteilungen bei Vergiftungen nach § 16e Chemikaliengesetz 2003 – Bericht der ›Zentralen Erfassungsstelle für Vergiftungen, gefährliche Stoffe und Zubereitungen, Umweltmedizin‹ im Bundesinstitut für Risikobewertung für das Jahr 2003«.* Berlin 2003, S. 23.

142 Herbert Desel: »Der sichere Verbraucher? Vergiftungsmeldungen und deren Nutzen für die Risikobewertung. REACH Kongress 2016«, S. 11. Auf: *https://mobil.bfr.bund.de/cm/343/der-sichere-verbraucher-vergiftungsmeldungen-und-deren-nutzen-fuer-die-risikobewertung.pdf*

143 Aktionswoche Alkohol 2022: »Zahlen und Fakten«. Auf: *https://www.aktionswoche-alkohol.de/presse/fakten-mythen/zahlen-und-fakten.*

144 Brendan Le Daré, Vincent Lagente, Thomas Gicquel: »Ethanol and its metabolites: update on toxicity, benefits, and focus on immunomodulatory effects«. In: *Drug Metabolism Reviews* 51, 4/2019, S. 545–561.

145 K Dohmen, E Baraona, H Ishibashi, G Pozzato, M Moretti, C Matsunaga, K Fujimoto, C S Lieber: »Ethnic differences in gastric sigma-alcohol dehydrogenase activity and ethanol first-pass metabolism«. In: *Alcoholism: Clinical and Experimental Research* 20, 9/1996, S. 1569–1576.

146 Richard W Olsen: »GABA A receptor: Positive and negative allosteric modulators«. In: *Neuropharmacology* 136(Pt A) , 2018, S. 10–22.

147 Marlou Mackus, Aurora Jae van de Loo, Johan Garssen, Aletta D Kraneveld, Andrew Scholey, Joris C Verster: »The Role of Alcohol Metabolism in the Pathology of Alcohol Hangover«. In: *Journal of Clinical Medicine* 9, 11/2020, S. 3421–3435.

148 Roger F Butterworth: »Hepatic encephalopathy«. In: *Alcohol Research & Health* 27, 3/2003, S. 240–246.

149 Miroslav Pohanka: »Toxicology and the biological role of methanol and ethanol: Current view«. In: *Biomedical papers of the Medical Faculty of the University Palacky, Olomouc, Czechoslovakia* 160, 1/2016, S. 54–63.

150 Thomas C Long, Navid Saleh, Robert D Tilton, Gregory V Lowry, Bellina Veronesi: »Titanium dioxide (P25) produces reactive oxygen species in immortalized brain microglia (BV2): implications for nanoparticle neurotoxicity«. In: *Environmental Science & Technology* 40, 14/2006, S. 4346–4352.

151 Günter Oberdörster, Eva Oberdörster, Jan Oberdörster: »Nanotoxicology: an emerging discipline evolving from studies of ultrafine particles«. In: *Environmental Health Perspectives* 113, 7/2005, S. 823–839.

152 Carsten Schleh, Manuela Semmler-Behnke, Jens Lipka, Alexander Wenk, Stephanie Hirn, Martin Schäffler, Günter Schmid, Ulrich Simon, Wolfgang G Kreyling: »Size and surface charge of gold nanoparticles determine absorption across intestinal barriers and accumulation in secondary target organs after oral administration«. In: *Nanotoxicology* 6, 1/2012, S. 36–46.

153 JD Bos, MM Meinardi: »The 500 Dalton rule for the skin penetration of chemical compounds and drugs«. In: *Experimental Dermatology* 9, 3/2000, S. 165–169.

154 Hongjie An, Bo Jin: »Prospects of nanoparticle-DNA binding and its implications in medical biotechnology«. In: *Biotechnology Advances* 30, 6/2012, S. 1721–1732.

155 Craig A Poland, Rodger Duffin, Ian Kinloch, Andrew Maynard, William A H Wallace, Anthony Seaton, Vicki Stone, Simon Brown, William Macnee, Ken Donaldson: »Carbon nanotubes introduced into the abdominal cavity of mice show asbestos-like pathogenicity in a pilot study«. In: *Nature Nanotechnology* 3, 7/2008, S. 423–428.

156 R Jack, PL Rabin, TD McKinney: »Dialysis encephalopathy: a review«. In: *The International Journal of Psychiatry in Medicine* 13, 4/1983–1984, S. 309–326.

157 B Sjögren, P Gustavsson, C Hogstedt: »Neuropsychiatric symptoms among welders exposed to neurotoxic metals«. In: *British Journal of Industrial Medicine* 47, 10/1990, S. 704–707.

158 DR Crapper, SS Krishnan, AJ Dalton: »Brain aluminum distribution in Alzheimer's disease and experimental neurofibrillary degeneration«. In: *Science* 180, 4805/1995, S. 511–513.

159 Caroline Linhart, Heribert Talasz, Evi M Morandi, Christopher Exley, Herbert H Lindner, Susanne Taucher, Daniel Egle, Michael Hubalek, Nicole Concin, Hanno Ulmer: »Use of Underarm Cosmetic Products in Relation to Risk of Breast Cancer: A Case-Control Study«. In: *EBioMedicine* 21, 2017, S. 79–85.

160 K Redhead, G J Quinlan, R G Das, J M Gutteridge: »Aluminium-adjuvanted vaccines transiently increase aluminium levels in murine brain tissue«. In: *Pharmacology & Toxicology* 70, 1992, S. 278–280.

161 F Aguilar, H Autrup, S Barlow, L Castle, R Crebelli, W Dekant, KH. Engel, N Gontard, D Gott, S Grilli, R Gürtler, JC. Larsen, C Leclercq, JC Leblanc, FX Malcata, W Mennes, MR Milana, I Pratt, I Rietjens, P Tobback, F Toldrá.: »Safety of aluminium from dietary intake. Scientific Opinion of the Panel on Food Additives, Flavourings, Processing Aids and Food Contact Materials (AFC)«. In: *The EFSA Journal* 754, 2008, S. 1–34.

162 Bundesinstitut für Risikobewertung: »Neue Studien zu aluminiumhaltigen Antitranspirantien: Gesundheitliche Beeinträchtigungen durch Aluminium-Aufnahme über die Haut sind unwahrscheinlich. Stellungnahme 030/2020 des BfR vom 20. Juli 2020«. Auf: *https://www.bfr.bund.de/cm/343/neue-studien-zu-aluminiumhaltigen-antitranspirantien-gesundheitliche-beeintr%C3%A4chtigungen-durch-aluminium-aufnahme-ueber-die-haut-sind-unwahrscheinlich.pdf.*

163 AL McCall, WR Millington, RJ Wurtman: »Blood-brain barrier transport of caffeine: dose-related restriction of adenine transport«. In: *Life Sciences* 31, 24/1982, S. 2709–2715.

164 EE Tyrala and WE Dodson: »Caffeine secretion into breast milk.«. In: *Archives of Disease in Childhood* 54, 10/1979, S. 787–800–624.

165 Cynthia A Beach, Joseph R Bianchine, Nicholas Gerber: »The Excretion of Caffeine in the Semen of Men: Pharmacokinetics and Comparison of the Concentrations in Blood and Semen«. In: *Journal of Clinical Pharmacology* 24, 2-3/1984, S. 120–126.

166 R Newton, LJ. Broughton, MJ. Lind, PJ. Morrison, HJ. Rogers, ID Bradbrook: »Plasma and salivary pharmacokinetics of caffeine in man«. In: *European Journal of Clinical Pharmacology* 21, 1981, S. 45–52.

167 A Goldstein, R Warren: »Passage of caffeine into human gonadal and fetal tissue«. In: *Biochemical Pharmacology* 11, 1962, S. 166–168.

168 Rob M van Dam, Frank B Hu, Walter C Willett: »Coffee, Caffeine, and Health«. In: *New England Journal of Medicine* 383, 4/2020, S. 369–378.

169 Astrid Nehlig: »Interindividual Differences in Caffeine Metabolism and Factors Driving Caffeine Consumption«. In: *Pharmacological Reviews* 70, 2/2018, S. 384–411.

170 Zhi-Li Huang, Yoshihiro Urade, Osamu Hayaishi: »The role of adenosine in the regulation of sleep«. In: *Current Topics in Medicinal Chemistry* 11, 2011, S. 1047–1057.

171 G Fisone, A Borgkvist, A Usiello: »Caffeine as a psychomotor stimulant: mechanism of action«. In: *Cellular and Molecular Life Sciences* 61, 7-8/2004, S. 857–872.

172 JW Daly: »Caffeine analogs: biomedical impact«. In: *Cellular and Molecular Life Sciences* 64, 2007, S. 2153–2169.

173 Runo Sicard: »Die Alltagsdroge Koffein«. In: *Spektrum der Wissenschaft*. Auf: *https://www.spektrum.de/magazin/die-alltagsdroge-koffein/829892.*

174 Ling-Wei Chen, Yi Wu, Nithya Neelakantan, Mary Foong-Fong Chong, An Pan, Rob M van Dam: »Maternal caffeine intake during pregnancy and risk of pregnancy loss: a categorical and dose-response meta-analysis of prospective studies«. In: *Public Health Nutrition* 19, 7/2016, S. 1233–1244.

175 Darren C Greenwood, Natalie J Thatcher, Jin Ye, Lucy Garrard, Georgina Keogh, Laura G King, Janet E Cade: »Caffeine intake during pregnancy and adverse birth outcomes: a systematic review and dose-response meta-analysis«. In: *European Journal of Epidemiology* 29, 10/2014, S. 725–734.

176 H Nishimura, K Nakai: *Proceedings of the Society for Experimental Biology and Medicine* 104, 1960, S. 140–142.

177 Europäische Behörde für Lebensmittelsicherheit: »EFSA erklärt Risikobewertung – Koffein«. Auf: *https://www.efsa.europa.eu/sites/default/files/corporate_publications/files/efsaexplainscaffeine150527de.pdf.*